PHILOSOPHIE
DE LA CHIRURGIE
ESTHÉTIQUE

Henry Delmar
et Jean-François Mattéi

PHILOSOPHIE DE LA CHIRURGIE ESTHÉTIQUE

Une chirurgie nommée DÉSIRS

Préface de Boris Cyrulnik

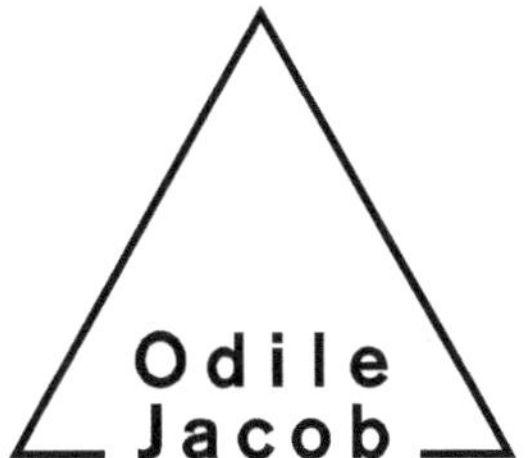

PRÉFACE

Je me suis toujours demandé d'où venait l'étonnante sensation d'évidence de la beauté. La beauté nous saute aux yeux et nous prend l'âme, comme une évidence.

Eh bien, ce n'est pas évident.

Les animaux éprouvent-ils un sentiment de beauté quand le mâle se « pare » de magnifiques couleurs, quand le paon dresse une invraisemblable corolle de plumes colorées, quand les pinsons se répondent par des chants harmonisés ? Probablement, le mot « beauté » est excessif pour désigner un tel phénomène qui pourtant déjà, n'est plus une simple réponse à une stimulation.

Nos enfants éprouvent-ils un sentiment de beauté devant un agencement de couleurs, devant des géométries de formes différentes ? Probablement, ils sont en chemin vers la beauté qui se construit lentement dans leur âme, au gré des rencontres avec les figures marquantes de leur entourage.

La beauté est-elle apparue à une époque de notre évolution culturelle, quand nous avons commencé à colorier les cailloux des sépultures, quand nous avons tressé des couronnes de coquillages sur la tête de nos morts, quand nous avons sculpté dans l'ivoire des corps de femmes avec des seins et des fesses énormes ? Était-ce un sentiment de beauté ou un besoin de contrôler ce qui se passait après la mort et n'était pas représentable ?

Quand les mimiques faciales sont apparues chez Giotto au début du XIVe siècle, elles témoignaient de l'apparition dans la culture du sentiment de « personne » : une personne n'est pas comme une autre et pourtant nous devons vivre ensemble. L'apparition du visage dans la peinture confirmait la naissance de la personne dans la culture et du sujet dans le langage. Mais cette évolution a fait naître un problème inattendu : « Qui suis-je dans le regard de l'autre ? Comment me juge-t-il avec ce qui apparaît de moi ? Puis-je agir sur mon apparence afin de modifier le jugement qu'il porte sur moi ? »

Les petits enfants éprouvent probablement très tôt une sensation de beauté devant des couleurs vives, des papiers coloriés et des ficelles dorées. Mais ce n'est que plus tard qu'ils ressentiront un sentiment de beauté quand la sensation « belle » ne sera plus provoquée par une perception mais par une représentation. C'est l'idée que je me fais de ce qu'elle est qui provoque en moi un sentiment agréable. La sensation de beauté n'exclut pas le sentiment de merveille, ce qui explique pourquoi la beauté peut être à la fois universelle et privée. Un enfant éprouve la beauté d'un dessin colorié ou d'un visage de femme, ce qui ne l'empêche pas de s'attacher à un objet douteux ou d'aimer profondément une femme pas jolie.

Cette aptitude à se décentrer de soi pour se représenter le monde des autres fait parfois naître une souffrance psychique : « Je crois qu'il me trouve laide, mais si je pouvais agir sur mon nez pour le rendre plus petit, il me trouverait belle et nous pourrions être heureux ensemble. Voilà l'explication de ma solitude et de mon malheur ! Agissons pour résoudre ce problème, allons voir un chirurgien esthétique ! »

J'ai eu l'occasion de côtoyer « Elephant man ». En fait, il s'agit d'une maladie génétique, une phacomatose où le massif crânio-facial est incroyablement chaotique, un œil près d'une oreille, l'autre sur le front avec des tubercules et des déformations sur la face et le crâne. Ces hommes n'osent pas sortir tant ils voient, dans le regard des autres, à quel point ils inspirent l'horreur.

Parfois le visage est porteur d'idéologie. Le « nez juif » invite beaucoup de juifs à demander l'aide d'un chirurgien. « Un petit coup de rabot sur mon nez et je ne serai plus en danger », pensent-ils souvent. Si on ne me regarde plus comme juif, je pourrai devenir normal, « comme tout le monde », se disent-ils. Dans le réel, il y a probablement moins de « nez juif » parmi les juifs que parmi les Arméniens ou les Corses, mais dans l'histoire de ce petit peuple, le nez a pris la signification d'un stigmate qui condamnait à mort. Un chirurgien rabotant un grand nez pouvait donc redonner l'espoir de vivre. C'est peut-être ce qui explique que ceux qui voulaient changer de nez voulaient aussi changer de nom puisque, dans un tel contexte culturel, le nez et le nom étaient les représentants sociaux de soi, qui mettaient en danger le porteur de ces stigmates.

Henry Delmar nous explique tout ça, et nous dit comment sa technique de chirurgien et son expérience de praticien doivent tenir compte de la signification psychologique pour le sujet et des récits des contextes culturels. Au Brésil, à cause des plages, on demande au chirurgien d'intervenir sur les seins et les fesses plutôt que sur le nez. Et au Japon les paupières asiatiques doivent être agrandies pour « dire » son désir de devenir occidental. Jean-François Mattéi, comme à son habitude, fait des gammes philosophiques avec ces données de praticien. Il demande conseil à ses aînés, Platon ou Nietzsche, qui confirment la distinction entre le « monde sensible » de la perception et le « monde intelligible » de la représentation.

Et tout ça fait un livre surprenant, instructif et agréable à lire.

Boris Cyrulnik

Le désir de beauté

La beauté a toujours été pour chaque civilisation un signe d'élection. Selon les époques, ce sont des phénomènes étrangers à l'homme, les dieux, le hasard ou les gènes qui en sont les responsables, alors qu'aujourd'hui la médecine a pris le relais. La beauté est à la fois la manifestation biologique de notre fonction de reproduction, l'effet de la construction intellectuelle de notre apparence et la manifestation de la santé de notre corps. Les sociétés ont en effet besoin d'hommes et de femmes robustes pour se reproduire et pour se protéger : la beauté de la femme annonce la procréation de la mère et la beauté de l'homme la vaillance du soldat. Toutes deux témoignent de la reconnaissance sociale manifestée par le regard que l'on porte sur la personne qualifiée de belle. L'apparence du corps est initialement attachée aux rites de fécondité, comme le montrent les statues préhistoriques des déesses mères, au visage minimisé par rapport aux seins et aux hanches démesurés, comme la Vénus de Willendorf (23 000 ans avant J.-C.). Avec l'apparition du monothéisme, le corps est dissimulé par vertu pour que le visage puisse assurer la dignité de l'être humain. Ce visage évoque en effet la beauté supérieure qu'on accorde à la divinité, à l'âme ou au monde. On louera la beauté d'une déesse, la beauté du diable, ou la beauté d'une étoile, c'est-à-dire d'une *star*, pour exprimer ce qu'elle a d'unique, d'exceptionnel et qui relève bien d'une élection.

Sur l'Olympe, la première élection mit aux prises les hommes et les dieux dans la mythologie grecque. Pâris, le plus beau des mortels, fut choisi par Zeus pour décider entre les trois déesses, Héra, Athéna ou Aphrodite, qui aurait pour trophée la pomme d'or, sur lequel était écrit : « À la plus belle. » Aphrodite fut choisie parce qu'elle avait promis à Pâris l'amour d'Hélène, la plus belle des femmes, alors qu'Héra lui avait offert un empire et Athéna la sagesse. La beauté ne pouvait s'associer qu'à l'amour : Pâris enleva donc Hélène qui délaissa son époux et déclencha ainsi la guerre de Troie. On comprend que la pomme d'or, remise à la plus belle, ait été nommée la « pomme de discorde ». Le mythe montre que tout jugement sur la beauté est une source de conflits car la beauté est inégalement répartie entre les êtres. Il en résulte que les regards que chacun accorde aux autres seront à leur tour inégalement répartis. Quand Pâris a posé les yeux sur Aphrodite, la déesse de l'amour a dirigé son désir sur Hélène : dans les deux cas, la beauté a été un signe de reconnaissance et de rivalité.

L'image de soi

Qu'attendre alors du regard des autres quand la beauté n'est pas au rendez-vous ou se fane ? Le maquillage est un trompe-l'œil qui ne dure qu'un moment et qui souligne bientôt les ravages du temps comme on le voit chez les vieilles de Goya ou les prostituées de Toulouse-Lautrec. Et le fard ne peut rien contre les injures de la vie qui altèrent un visage ou déforment un corps. En Égypte et en Inde, la chirurgie avait déjà tenté, non seulement de réparer les malformations et les accidents, mais d'embellir un visage quand il était disgracié. Devons-nous limiter son pouvoir à la modification des traits physiques de l'individu ? Ne faut-il pas tenir compte de l'image qui provient du regard d'autrui pour en tirer notre considération morale ? Ne risque-t-on pas lorsqu'on ne se trouve pas beau, d'être moins heureux, et par voie de conséquence, d'avoir moins confiance en soi ? Christophe André et François Lelord ont justement montré, dans *L'Estime de soi*, que les patients qu'ils rencontrent, dans leur pratique quotidienne de psychiatre, ne parviennent pas à assumer positivement leur identité. Quels que soient leurs qualités et leurs défauts effectifs, ils ont un bas niveau d'estime de soi et ne réussissent pas à « s'aimer pour mieux vivre avec les autres[1] ». Sans cet amour de soi qui permet à un être de se reconnaître dans son apparence, les déformations du corps entraînent les dégradations de l'être. Que dire alors des personnes, en particulier des femmes, qui découvrent dans leur propre miroir et dans un regard étranger leur absence de beauté ? Elles parviendront difficilement à s'accorder l'amour qu'elles recherchent en vain chez les autres.

Notre apparence physique est, dès la naissance, la médiation nécessaire de notre relation affective à l'autre. Le nouveau-né est le plus bel enfant du monde pour sa mère. Et le regard d'amour que nous portons à celui qui nous fait face, et qui est, au sens propre, notre *vis-à-vis* parce qu'il offre la nudité de son *visage*, aura des retentissements durables pour l'amour qu'il se porte à lui-même. C'est cette altérité qui va construire notre identité. En dépit de la grammaire, « je » n'est jamais la première personne dans la relation authentique à ce qui n'est pas soi. C'est la deuxième personne, « tu », qui est à l'origine de la constitution plus tardive du « je ». Martin Buber l'a établi dans le dialogue initial *je-tu* qui précède la sphère du *je*, et après lui Emmanuel Levinas quand il montre que l'humanité se manifeste avec travers le visage d'autrui[2]. L'*ego* ne se conquiert comme *ego* que par la médiation de l'*alter* qui est le détour naturel et indispensable de l'interlocution. La parole d'autrui accompagnant son regard me permet de conquérir, avec mon propre regard, la parole qui est mienne. On connaît l'expérience prêtée à l'empereur allemand Frédéric II de Hohenstaufen. Il cherchait à savoir en quelle langue primitive – l'hébreu, le grec ou le latin – s'exprimeraient des enfants élevés en dehors de tout langage. Il demanda à des servantes masquées de s'occuper de nourrissons enlevés à leurs mères, mais sans jamais leur adresser la parole. Tous les enfants moururent, écrit le moine franciscain qui rapporte l'anecdote, sans avoir prononcé un mot. « En effet ils ne pouvaient survivre sans les visages souriants, les caresses et les paroles pleines d'amour de leurs nourrices[3]. » Seule la nourriture affective de l'autre permet à chacun de construire l'estime de soi. La chirurgie esthétique moderne a redécouvert, dans ses efforts d'embellissement du visage et de la silhouette, cette très ancienne vérité. Ses techniques nouvelles ont-elles alors la vertu d'améliorer l'estime de chacun de nous, ou, comme le soutiennent ses adversaires, le vice d'idéaliser artificiellement son apparence ?

La chirurgie et la philosophie

On pourra s'étonner qu'un ouvrage sur la chirurgie esthétique et le désir de beauté soit signé d'un chirurgien plasticien et d'un philosophe. Une réflexion commune nous a pourtant paru nécessaire dans la mesure où le déficit de beauté ou sa perte lors du vieillissement entraîne un déficit de reconnaissance pour les personnes qui ont perdu leur propre estime. Qu'est-ce qu'un chirurgien plasticien ? C'est un médecin dont l'expérience clinique est confrontée à la demande de patients atteints de malformation physique congénitale, accidentelle, ou encore d'un défaut esthétique. Sa discipline est une spécialité médicale enseignée à la faculté de médecine et dans les centres hospitalo-universitaires. Après un tronc commun de six années d'études, le chirurgien plasticien fait cinq ans d'internat de spécialisation, dont deux années de chirurgie générale, avant de suivre deux années supplémentaires de clinicat dans une unité de chirurgie plastique. Ce n'est qu'à la suite de treize années, parfois davantage, après le début de ses études, que le choix se fera entre une carrière hospitalière dont l'exercice est dirigé vers la chirurgie réparatrice, et une carrière libérale dont l'exercice prend, souvent, une orientation esthétique. Il devra suivre plus tard une formation continue du fait des progrès constants de la chirurgie esthétique. Dans sa pratique quotidienne, le chirurgien plasticien prend conscience de l'implication psychologique de ses actes et cherche à travers l'éthique le sens philosophique de sa démarche.

Quant au philosophe, c'est un chercheur et un homme de réflexion qui obtient ses diplômes après une dizaine d'années d'études jusqu'à l'obtention d'une thèse susceptible de le conduire à une carrière universitaire. Sa réflexion sur la condition humaine et le sens de l'existence lui permet de porter un regard critique sur ce phénomène social qu'est devenue aujourd'hui la chirurgie esthétique et qui présente d'emblée un caractère éthique. Le chirurgien et le philosophe ne pouvaient éviter de s'interroger sur la légitimité des demandes des patients qui souffrent de leur apparence et sur le bien-fondé des réponses que leur apporte la chirurgie plastique. Dans le présent ouvrage, le chirurgien et le philosophe utiliseront le « nous » rédactionnel quand ils écriront d'une même plume. Le « je » sera employé lorsque chacun d'eux prendra la parole en son nom propre.

Le sociologue Jean-François Amadieu, directeur de l'Observatoire des discriminations, a consacré un ouvrage à ce qu'il nomme « le poids des apparences[4] ». Son enquête souligne à quel point la beauté tient une place essentielle dans la réussite personnelle, en dépit des normes égalitaires des sociétés démocratiques, dans la vie scolaire d'abord, puis dans la vie professionnelle, sociale et politique. Il va de soi qu'elle joue un rôle majeur dans le domaine affectif et que beaucoup de ceux qui en sont privés risquent d'échouer dans leur vie amoureuse. L'apparence physique des individus, dans un monde d'esthétisation voué à la *pub*, au *look* et au *design*, est un facteur de discrimination humaine à connotation sexuelle aussi décisive que la discrimination économique. Une femme au physique ingrat aura les plus grandes difficultés à réussir dans sa vie professionnelle et personnelle. Les personnes en manque de nourriture affective du fait de leur déficit de beauté peuvent, certes, reprendre le dessus dans leur existence. Mais la chirurgie esthétique est susceptible d'avoir un pouvoir de résilience supérieur en corrigeant de façon positive l'image du corps.

La beauté est ainsi le témoignage le plus sûr de l'inégalité naturelle qui régit les sociétés humaines. On connaît les études de Pierre Bourdieu sur les facteurs économiques de la reproduction sociale et de la distinction culturelle ; Jean-François Amadieu montre que ces dernières dépendent également d'un facteur esthétique. Qu'on le veuille ou non, on juge le plus souvent les gens sur leur mine à un point tel que c'est l'habit qui fait le moine et l'apparence qui définit l'être. Quant au délit de « sale gueule », s'il est sanctionné par la loi du fait de ses connotations raciales, il joue le rôle de marqueur social et opère une discrimination, celle de la beauté, qui entraîne celle de la reconnaissance. Le monde de l'entreprise, avec ses conseillers en images, utilise des méthodes de recrutement sensibles à la présentation physique du personnel, au code vestimentaire imposé, et à la séduction potentielle du candidat. Il sera difficile à une femme en surcharge pondérale, pour ne pas dire obèse, d'obtenir un poste d'hôtesse de l'air, ou, plus généralement, de remplir une fonction de médiation qui la mette en contact avec la clientèle d'une entreprise commerciale. Le mot d'ordre de nos sociétés, dans la publicité, la presse et la télévision, mais aussi dans le domaine de l'économie et le monde de la politique est : séduire à tout prix !

S'il est vrai que certaines personnes que l'on juge laides, et qui ont intériorisé ce jugement, arrivent à construire une personnalité forte, par une réaction de défense contre le regard des autres, le cas le plus général est celui d'une conduite d'échec, les normes esthétiques se révélant plus impitoyables que les normes morales. Plus exactement, elles ont tendance à déterminer la normalité morale, c'est-à-dire la considération de la personne, et la normalité sociale, c'est-à-dire la fonction du travailleur. Une personne jugée belle, et cela de façon immédiate lors d'une rencontre ou d'un recrutement, sera jugée plus séduisante, plus intelligente, et finalement *meilleure* que les autres. Parallèlement, la personne dont l'apparence physique ne satisfait pas aux normes reçues, qu'elle soit très grosse ou anormalement maigre – pensons aux anorexiques –, trop petite ou trop grande, aura peu de chances d'obtenir le poste convoité. Les sociétés traditionnelles ont toujours imposé un standard de beauté physique, en particulier pour les femmes, comme le montre l'histoire de la peinture et de la sculpture. Les sociétés modernes ont renforcé cette prime à la beauté qui entraîne dans le monde professionnel, à diplômes égaux, une rémunération supérieure.

Il faut rappeler l'origine de cette esthétisation de l'existence qu'aucune société n'a connue avant l'époque actuelle. Le terme d'« esthétique », sous sa forme grecque *aisthesis*, évoque la « sensation », le terme d'*anesthésie* signifiant, comme on sait, l'absence de sensation. *Æsthetica* est un néologisme latin créé en 1750 par le philosophe allemand Alexander Baumgarten. Il entendait par ce terme la discipline philosophique qui s'occupe de la connaissance *sensible* du beau et qui se trouve soumise à l'autorité de la Logique qui traite de la connaissance *intellectuelle* du vrai. Cette science nouvelle de l'*Æsthetica* étudiait donc le type de connaissance sensuelle qui conduit à la beauté. Sa manifestation, qui prend naissance dans le désir des hommes, est exposée dans les formes sensibles d'un être ou d'une œuvre quand ils intègrent harmonieusement leurs divers composants.

Or, les sociétés contemporaines se sont vouées de façon systématique à l'*esthétisation* de la réalité. Heidegger signale que l'un des traits majeurs des Temps modernes est « le processus de l'entrée de l'art dans l'horizon de l'esthétique[5] ». Lorsque Michel-Ange peignait le plafond de la chapelle Sixtine à la demande du pape Jules II, l'art était dans l'horizon du sacré, et non dans celui de l'esthétique : on ne cherchait pas dans les fresques une « sensation », mais un recueillement. Aujourd'hui, c'est la société tout entière, et non l'art seul, qui est entrée de plain-pied dans l'horizon de l'esthétisme. La réalité doit être considérée sous l'angle de sa médiatisation par l'image, et donc de l'esthétisation des comportements humains. La médecine s'est trouvée concernée au même titre que les autres pratiques sociales. Dès lors, la chirurgie réparatrice, qui opère le rétablissement de l'intégrité corporelle, a donné naissance à la chirurgie esthétique, qui effectue l'embellissement de l'apparence physique. En dépit des critiques qu'on lui adresse et sur lesquelles nous reviendrons, elle est devenue une pratique reconnue et même exigée par la société : celle de la libération d'une apparence contestée au profit d'une apparence espérée. Ce jeu des apparences et de la réalité ne peut manquer de provoquer la réflexion chez le philosophe, qui en étudie l'aspect théorique, et chez le médecin, qui en explore l'aspect pratique. Il concerne un patient qui est prêt à supporter une opération parfois lourde et d'un coût souvent élevé pour retrouver l'estime de lui-même.

La dimension éthique de la chirurgie esthétique

Quelle est alors la fin véritable de la chirurgie « esthétique » qui a emprunté à la philosophie l'adjectif qui la définit ? A-t-elle pour but de réaliser une beauté idéale à l'image des *beautiful people* qui semblent affirmer un droit au bonheur ? Tel n'est pas son objectif. Elle répond plutôt à la sentence de Stendhal : « La beauté est une promesse de bonheur. » Comment pourrait-on en effet instaurer un droit au bonheur ? La chirurgie esthétique peut seulement contribuer à améliorer les conditions physiques et psychologiques qui permettent de le rechercher. Il est d'ailleurs frappant de voir que, souvent, des gens très beaux et à qui tout semblait réussir ont connu de graves échecs dans leur vie personnelle comme si le privilège de la beauté n'était pas un gage de réussite du bonheur.

Au sommet de sa carrière à Hollywood, et après avoir été l'épouse d'Ali Khan, l'une des plus riches fortunes du monde, Rita Hayworth sombra dans l'alcool et l'oubli. On connaît sa réflexion amère après son triomphe dans *Gilda* qui faisait d'elle le *sex-symbol* associé à la bombe atomique larguée sur l'atoll de Bikini : « Les hommes couchent le soir avec Gilda et se retrouvent le matin avec Rita ! » Quant à Louise Brooks, la plus belle actrice du cinéma muet, elle se décrivait comme un « ruisseau stérile », *a barren brook*. Beaucoup des plus grandes stars vampirisées par le cinéma ont été poussées au suicide : Pier Angeli, Jean Seberg ou Marilyn Monroe ont eu leur vie brisée en dépit de leur plastique et de leur succès. Être beau est, certes, un avantage, mais son excès peut être parfois un handicap. Les suicides d'un *top model* comme Rousiana Korchunova, en juin 2008, ou d'une comédienne comme Lucy Gordon, en mai 2009, attestent que si la beauté est une promesse de bonheur, rien ne permet de dire que le destin est forcé de la tenir.

Il a bien fallu que les hommes se substituent à ce destin. Selon le mot de Saint-Just, « le bonheur est une idée neuve en Europe ». Effectivement, les sociétés européennes, fortes de leur héritage chrétien, ont cherché pendant plus de quinze cents ans à préparer leur salut céleste jusqu'à la mise en cause de l'autorité religieuse au siècle des Lumières[6]. Faute d'être assurés du sort de leur âme, les hommes se sont intéressés à celui de leur corps. Ils se sont lancés à la poursuite d'un bonheur terrestre qui s'incarnerait dans la santé et la beauté d'un organisme soumis aux effets de la maladie, de la vieillesse et de la mort. Pour être risqué, le pari n'était pas absurde. En ce qui concerne l'apparence physique et le bien-être moral, l'opération de chirurgie esthétique ne relève pas du caprice d'un individu ou de l'influence d'une mode, mais bien de la demande, parfois de la détresse, d'une personne en souffrance d'elle-même. Au nom de quoi la chirurgie lui refuserait-elle, en s'appuyant sur les progrès de la médecine et de la technique, d'accéder à l'amélioration d'un corps qui est comme le miroir d'une âme ?

Nous avons cherché à mettre en évidence la dimension éthique de l'acte chirurgical. Il peut redonner au patient l'estime de soi qu'il a perdue ou, dans les cas les plus graves, qu'il n'a pas connue du fait de la dysharmonie de son apparence. La première partie de notre ouvrage est consacrée à la nature de la chirurgie esthétique. Elle consiste à modifier les traits du visage et de certaines parties du corps afin de les rendre plus harmonieux ou de ralentir leur vieillissement. Nous rappelons les étapes historiques qui ont conduit à son développement à partir des opérations traditionnelles de la chirurgie réparatrice. En faisant le point sur sa situation actuelle, nous avons pris en compte les progrès qu'elle a accomplis à l'aide de techniques invasives (chirurgicales) et non invasives (médicales) en fonction des demandes très diverses, et parfois excessives, des patients. L'objet véritable de la chirurgie esthétique se dégage alors progressivement à partir de la distinction entre l'image corporelle du patient, son image ressentie, son image idéalisée et finalement la représentation optimale de soi qui le conduira à recouvrer sa propre estime.

La deuxième partie porte sur la pratique médicale de la chirurgie esthétique. Elle analyse les relations du praticien et du patient à partir des modes de compréhension qu'elle met en œuvre, la sympathie, l'empathie et la compassion. C'est sur le fond de ces tonalités affectives que la relation asymétrique du médecin et de la personne en demande de correction d'un défaut permet de réaliser le phénomène de transfert dans de bonnes conditions. Nous envisageons alors les six étapes de la méthode DÉSIRS que le chirurgien plasticien de cet ouvrage a développée depuis plusieurs années. Le praticien envisage en premier lieu le Défaut à corriger en fonction de la Demande du patient avant d'explorer ensuite le monde Émotionnel produit par cette disgrâce. Un troisième moment, d'ordre technique, évalue la Situation clinique du patient afin de déterminer le diagnostic qui mettra le médecin sur la voie d'un traitement adéquat. Il est nécessaire pour cela de confronter le patient à l'Imaginaire qui s'est constitué autour d'une image corporelle et psychique dévalorisée. Cette analyse objective du défaut amène le patient, dans une cinquième étape, au temps soutenu d'une Réflexion sur le sens profond de sa démarche. À la fin des entretiens avec son médecin, il sera en mesure de prendre la décision qui offrira une Solution satisfaisante à son problème esthétique. Nous présenterons quelques témoignages remarquables de patients dont l'opération a été un succès dans l'ordre physique comme dans celui, plus décisif à leurs yeux et aux nôtres, dans l'ordre moral.

La dernière partie, consacrée à l'éthique de la chirurgie esthétique, donne son plein sens à l'ouvrage. Le succès d'un praticien ne se mesure pas en effet à la réussite d'une opération technique, mais à la constitution chez son patient de l'image optimale de soi que nous avons appelée l'*imago*. Tendue entre la permanence de l'être et l'instabilité de l'apparence, l'*imago* véritable du sujet ne peut se constituer, avec l'aide du médecin, qu'à travers une maïeutique qui dévoile le sens de la chirurgie esthétique. En libérant la personne de ses illusions, elle lui permet d'acquérir une identité réelle et de redonner un sens à une histoire qui est toujours singulière. En même temps, la vocation de la chirurgie esthétique révèle qu'elle est universelle et qu'elle concerne tous ceux qui veulent retrouver une harmonie intérieure. La beauté, il est vrai, n'est pas la chose du monde la mieux partagée. Au même titre que la santé, elle choisit avec un hasard aveugle ceux qu'elle a élus en se désintéressant des autres. Nietzsche l'avait reconnu quand, citant le vers du poète Horace : « La beauté n'appartient qu'au petit nombre », *pulchrum est paucorum hominum*, il écrivait que « toutes les choses grandes et belles ne peuvent jamais être un bien commun[7] ».

Il revient au chirurgien plastique de faire mentir le poète et le philosophe en façonnant une nouvelle apparence qui, semblable à l'écrin qui protège un objet précieux, sera le bien propre de son patient.

PREMIÈRE PARTIE

La nature
de la chirurgie esthétique

CHAPITRE PREMIER

L'évolution de la chirurgie esthétique

On considère généralement que la chirurgie esthétique est une innovation du XXe siècle. Les sociétés occidentales l'auraient développée en raison des progrès de leurs connaissances médicales et de leurs techniques opératoires. Ce n'est pas tout à fait exact, car les opérations chirurgicales pour supprimer une anomalie ou une disgrâce physiques sont mentionnées par les textes de la plus haute Antiquité. Il est vrai que l'ignorance de l'anesthésie et le manque d'asepsie ont longtemps limité les possibilités de la chirurgie dont les opérations entraînaient souvent la mort des patients. La littérature spécialisée attribue à William Thomas Green Morton (1819-1868), un dentiste de Boston, l'invention de l'anesthésie. Il essaya d'abord, comme certains de ses confrères, le protoxyde d'azote, puis s'intéressa aux effets anesthésiants de l'éther pour traiter une dent douloureuse. Après avoir réalisé dans son cabinet une première extraction dentaire, Morton accepta de faire une démonstration publique de son invention. Le 16 octobre 1846, il réussit une anesthésie générale par inhalation d'éther sulfurique sur le patient du chirurgien John Collins Warren, un imprimeur nommé Edward Gilbert Abbott, qui souffrait d'une tumeur du cou. L'intervention se déroula parfaitement, le patient ne ressentant aucune souffrance, ce qui conduisit le chirurgien à dire : « Nous venons d'assister à un événement capital dans les annales de la chirurgie ; notre métier est délivré pour toujours de son horreur. »

Histoire de la chirurgie plastique

Il est malaisé de distinguer au cours de l'histoire les deux composantes de la chirurgie plastique, la chirurgie réparatrice, qui tente de reconstruire une partie du corps détruite, et la chirurgie esthétique, qui cherche à améliorer la beauté du visage et de la silhouette. Il semble pourtant que toutes deux aient eu le même souci, en réparant un dommage visible du corps, de lui redonner son aspect naturel. Les textes égyptiens font état, trois mille ans avant J.-C., d'une remarquable spécialisation des médecins qui pratiquaient la chirurgie et qui savaient, comme le montre l'art des embaumeurs, recoudre les plaies avec une étroite lanière d'intestin ou suturer les blessures par de minces bandes de tissu. Pour traiter les amputations du nez, les chirurgiens réalisaient des reconstructions du nez, ou rhinopoïèses, et tentaient parfois de reconstituer des visages ou des parties de corps abîmés. Considérons un papyrus célèbre de 1600 avant J.-C., le papyrus Edwin Smith, découvert à Thèbes en 1862 et publié en 1930, qui serait la copie d'un papyrus de 3000 avant J.-C. Il fait état des différents traumatismes avec les actes chirurgicaux correspondants, et décrit les sutures des os du crâne, les méninges, la surface du cortex, le liquide céphalorachidien et la pulsation intracrânienne. Il donne quarante-huit instructions de soins pour traiter les fractures ainsi que les plaies de la bouche et des mâchoires. En outre, le papyrus révèle une connaissance avancée du cœur, du foie, de la rate, des reins, des uretères, de la vessie et établit que les vaisseaux sanguins sont reliés au cœur. Il donne également les instructions pour réduire une luxation du maxillaire inférieur et une luxation des vertèbres du cou. Les dentistes égyptiens, pour leur part, savaient obstruer les caries avec de l'or, tailler des dents artificielles sur un pivot en bois ou sculpter des dents en ivoire avec des crochets de fixation en or.

Nous avons plus de renseignements sur les connaissances médicales et chirurgicales des Hindous grâce à l'*Ayurveda*, « la connaissance pour la longévité », dont l'origine remonte aux *Vedas*, la « connaissance » révélée. Il est composé de deux ensembles de textes comptant trois livres. Leur vision harmonieuse de la santé humaine couvre l'ensemble des disciplines médicales. L'*Ayurveda* était enseigné dans deux écoles distinctes, l'*Atreya*, l'école des médecins, et le *Dhanvantari*, l'école des chirurgiens. Dhanvantari, considéré comme une réincarnation de Vishnu, était la source d'inspiration de l'*Ayurveda*. L'ouvrage fondateur, le *Sushruta Samhitâ*, attribué au chirurgien Sushruta, est un traité remarquable pour la chirurgie prothétique, la chirurgie cosmétique, les césariennes et la chirurgie du cerveau. Il décrit les opérations d'ablation de la cataracte, d'incisions pour extraire les calculs, ou de dissections anatomiques.

Quand la chirurgie de Sushruta fut connue en Occident à la fin du XVIIIe siècle, elle donna le coup d'envoi de la chirurgie plastique. Pendant le conflit franco-anglais de 1792 en Inde du Sud, dans le royaume de Mysore, un soldat de l'armée anglaise nommé Cowasjee eut le nez et la main coupés. Il se rendit l'année suivante à Puna pour se faire réparer le visage chez un homme de la caste des briquetiers. Deux chirurgiens anglais, Thomas Cruso et James Trindlay, assistèrent à l'opération et la couchèrent par écrit, avec le portrait du patient et le détail de la procédure de greffe cutanée. Le chirurgien, un simple briquetier qui avait appliqué les recommandations de Sushruta, avait réalisé un lambeau de peau parfait lié à la reconstruction du nez. Cette technique fut importée ensuite en Europe sous le nom de « méthode hindoue » ou, de façon plus technique, de « lambeau pédiculé frontal ».

L'ouvrage de Sushruta, que l'on considère comme le premier traité théorique et pratique de chirurgie, assorti de la description de nombreux instruments, insiste sur la reconstruction du nez à l'aide de cette méthode. Toujours d'actualité, la technique se décomposait de la façon suivante : on découpait une zone de la peau du front en la laissant attachée à l'intersection du nez et de l'œil, puis on déplaçait ce lambeau sur la partie manquante du nez afin d'obstruer le trou facial. Les Hindous utilisaient pour cette opération des aiguilles de forme et de taille diverses, des fibres végétales et des tendons animaux. Le *Sushruta Samhitâ* faisait appel à une feuille d'arbre, de même taille que le nez, à des roseaux et à divers produits naturels comme le bois de santal, la réglisse et l'huile de graine de sésame. Après l'opération, le médecin surveillait de près la cicatrisation et supprimait les lambeaux de chair superflus[1].

La Grèce et Rome

La Grèce nous a laissé les traités d'Hippocrate, au ve siècle avant J.-C., qui fondent la médecine rationnelle et l'éthique du médecin en les arrachant aux conduites magiques et aux pratiques empiriques. Mais la collection hippocratique ne comporte qu'un seul traité de chirurgie consacré à l'étude des *Fractures, Articulations et Plaies de la tête*. Rome s'est montrée plus audacieuse avec Celse qui, dans le *De re medica*, consacre l'un des huit livres aux « maladies qui demandent les secours de la main et de l'opération ». Rappelons en effet que le terme de « chirurgie », en grec *kheirourgia*, signifie le « travail », *ergon*, de la « main », *kheir*. La mythologie n'enseignait pas autre chose puisque Kheirôn, le plus sage des Centaures, qui avait la main heureuse comme son nom le laisse entendre (*Kheir*), était le maître d'Asclépios et l'ancêtre d'Hippocrate. Lorsque Achille, enfant, eut la cheville brûlée, Kheirôn remplaça l'os manquant par un os prélevé sur le squelette d'un géant : c'est là sans doute la greffe osseuse la plus ancienne dont la littérature fait état.

Celse, le premier auteur à classer les maladies en introduisant en médecine la notion de syndrome, décrit plusieurs interventions chirurgicales dont l'opération de la hernie, l'abaissement de la cataracte à l'aide d'aiguilles et l'extraction des calculs de la vessie avec des dilatateurs. Il traite longuement des fistules thoraciques et des fistules abdominales, des interventions sur le scrotum, de l'incision des abcès, de l'extraction des flèches, de l'amygdalectomie, ainsi que de la réduction des fractures avec des gouttières. La trépanation crânienne est présente ainsi que la chirurgie des yeux qui fait état de vingt et une interventions dont l'opération de la cataracte et la reconstruction des paupières. En ce qui concerne la chirurgie du nez, des oreilles et des lèvres, Celse mentionne les déplacements de lambeaux voisins, le traitement des becs-de-lièvre et décrit la ligature et la séparation des vaisseaux sanguins. La description qu'il donne du chirurgien est la première que nous connaissions :

« Le chirurgien doit être relativement jeune ; sa main ferme agit posément, ne tremble pas ; sa main gauche est aussi habile que sa droite ; son regard est aigu et pénétrant ; il est intrépide et cependant humain ; il cherche à guérir le malade ; les cris ne le troublent pas, il ne doit pas se hâter ni couper moins qu'il ne faut, mais agir comme s'il n'entendait pas les gémissements de son patient. Il doit enfin se faire toujours assister par des aides[2]. »

Les Temps modernes

On ne s'attardera pas sur les progrès de la médecine et de la chirurgie au Moyen Âge et à la Renaissance, de Galien à Ambroise Paré. Tout au long des siècles, on constate que les praticiens ont cherché à réparer les dégâts infligés au corps humain par les accidents, les maladies ou les guerres, et à rétablir son intégrité et sa beauté. La chirurgie *esthétique* ne peut pas encore se distinguer de la chirurgie *réparatrice*, d'une part parce que la nécessité fonctionnelle de reconstruction des parties détruites améliore l'apparence du patient, d'autre part parce que les médecins n'ont pas encore de souci esthétique avant la création du mot au milieu du

XVIIIe siècle. Mais des opérations que nous qualifierions aujourd'hui d'« esthétiques » étaient déjà effectuées en l'absence du terme correspondant. Les chirurgiens cherchent seulement, avec les connaissances anatomiques et physiologiques de leur temps, et à l'aide de leur habileté technique, à conserver la santé plus qu'à donner de la beauté. Mais l'apparence qui s'attache au visage humain est si décisive pour l'image que se fait chaque individu de lui-même qu'elle devait conduire les chirurgiens à améliorer cette apparence.

L'histoire rapporte ainsi que l'empereur byzantin Justinien II, renversé par le général Léonce II en 695, eut le nez coupé par ses soldats rebelles, la *rhinokopia*. La coutume byzantine voulait en effet qu'un homme soumis à cette mutilation ne puisse plus accéder au pouvoir. Exilé en Crimée, l'empereur déchu se fit implanter une prothèse nasale en or sous un lambeau frontal. Elle semble avoir été effective puisque les historiens ont décelé sur ses statues et ses portraits des irrégularités de matière entre le front et le nez qui témoignent des cicatrices de l'opération. Le nez étant la partie la plus visible du visage humain, il était naturel que la chirurgie plastique fût dès l'origine liée à la rhinoplastie, comme en témoigne l'apparition de la chirurgie esthétique aux États-Unis dans le premier tiers du XXe siècle. Entre-temps, les progrès de la chirurgie après les premières dissections du corps humain permirent à la médecine de mieux connaître l'anatomie et la physiologie. Guy de Chauliac, médecin de trois papes en Avignon, écrit ainsi dans sa *Chirurgia Magna* en 1363 : « Il est nécessaire aux chirurgiens de bien connaître l'anatomie parce que, sans l'anatomie, on ne peut rien faire en chirurgie. [...] Elle est acquise par deux moyens : l'un est par la doctrine des livres, l'autre par l'expérience en des corps morts. » Il discernait dans la chirurgie trois impératifs convergents : « séparer ce qui est relié » (*solvit continuum*), « joindre ce qui est séparé » (*iungit separatum*), et « extirper ce qui est superflu » (*exstirpat superfluum*).

La chirurgie réparatrice, du fait de l'urgence des blessures à soigner et de la difficulté des opérations, ne permit pas à la chirurgie esthétique de se développer avant le XXe siècle. Certains praticiens eurent cependant recours, dès la Renaissance, à des techniques d'amélioration du visage, surtout sous l'angle de la rhinoplastie. Gaspare Tagliacozzi Trigambe (1545-1599) fut l'inventeur de la chirurgie faciale, ce qui lui valut le surnom de « chirurgien des miracles ». Sa technique, longue et complexe, était pourtant efficace. Après avoir massé la peau du bras du patient avec de l'eau vinaigrée pour limiter le flot de sang, il découpait un triangle de peau qu'il laissait attaché au bras par sa base. Il suturait ensuite ce lambeau cutané au nez et le protégeait par un pansement. Le bras restait lié au visage dans une camisole spéciale pendant plusieurs semaines jusqu'à la cicatrisation complète du lambeau de peau au nez.

Ce n'est qu'au bout de vingt jours que le chirurgien coupait la base du lambeau en libérant le bras de son appareil de contention. Il était temps de le modeler sur le nez en lui donnant la forme voulue. La reconstruction nasale était ainsi réalisée par cette greffe de peau dans laquelle on perçait pour finir deux trous pour former les narines. Tagliacozzi décrit sa méthode, ainsi que sa technique de réparation des oreilles et des lèvres, dans sa *Chirurgia nova de nasium, aurium, labiorumque defectu per insitionem cutis ex humero*. Il avait songé à développer sa technique parce que les personnes privées de nez étaient, selon lui, « malheureuses », car elles se trouvaient stigmatisées par la société. Le chirurgien avait compris qu'un défaut physique a toujours un retentissement psychique et social, lequel, à son tour, risque d'entraîner un désordre corporel.

Il n'est pas bon d'être un précurseur, surtout dans le domaine chirurgical où la peur de la mort et la crainte d'offenser Dieu en modifiant le corps de sa créature soulevèrent des oppositions violentes. Tagliacozzi subit les attaques des médecins et de l'Église ; à sa mort, on l'accusa de sorcellerie et son corps fut jeté dans une fosse commune. Au XVIIIe siècle, Voltaire crut bon de trousser un méchant poème contre le chirurgien italien au nom latinisé en Taliacotus. Il témoigne des résistances que la chirurgie plastique inspire, encore aujourd'hui, à ceux qui refusent que l'homme se substitue à Dieu ou à la Nature en modifiant le visage et le corps :

« Ainsi Taliacotus,
Grand Esculape d'Étrurie,
Répara tous les nez perdus
Par une nouvelle industrie :
Il vous prenait adroitement
Un morceau de cul d'un pauvre homme,
L'appliquait au nez proprement.
Par justice et par bon accord,
On remettait au gré du mort,
Le nez auprès de son derrière[3]. »

Pour en rester à la reconstruction du nez, décidément en pointe dans les progrès de la chirurgie, on rappellera qu'Ambroise Paré, le plus grand chirurgien du XVIᵉ siècle, avait développé une technique avancée de prothèses (œil, palais, dent et nez artificiels). Quant à l'astronome Tycho Brahé, qui inspira le personnage d'Hamlet à Shakespeare, il eut le nez coupé lors d'un duel à propos d'un désaccord mathématique portant sur Pythagore. Il se façonna alors un nez postiche d'argent et d'or qui lui valut le surnom de « L'homme au nez d'or[4] ».

À la suite des guerres napoléoniennes, les progrès de la chirurgie ne concernent plus seulement les soldats dont les praticiens tentent de conserver la vie sur les champs de bataille, mais les civils avec la réparation des troubles fonctionnels, comme la suture des becs-de-lièvre ou fentes labiales. La révolution de l'anesthésie permit de supprimer les douleurs opératoires des malades qui inspiraient de l'éther. Elle s'accompagna bientôt d'une révolution de l'hygiène hospitalière : le médecin viennois Ignace Semmelweis établit le premier, en 1844, la nécessité du lavage des mains pour ses étudiants après une dissection avant d'effectuer un accouchement. Il montra également que cette pratique de propreté, avec de l'eau chlorée, diminuait le nombre des décès par fièvre puerpérale des femmes après leur accouchement. Les chirurgiens en vinrent à généraliser l'usage de l'antisepsie, depuis Joseph Lord Lister en 1867, pour prévenir les infections microbiennes, et de l'asepsie, pour éviter l'apport exogène de micro-organismes. La chirurgie moderne, qu'elle soit réparatrice ou esthétique, va désormais se fonder sur ce qu'on a appelé le mythe des trois « A » : l'anesthésie, l'antisepsie et l'asepsie.

Johann Friedrich Dieffenbach (1792-1847) va perfectionner à Berlin les techniques de rhinopoïèse pour reconstituer les nez détruits par la syphilis en améliorant la technique des lambeaux de peau. Il avait compris le drame social des individus privés d'appendice nasal : « Un homme sans nez suscite l'horreur et la haine, car les gens tendent à voir sa difformité comme le juste châtiment de ses péchés[5]. » En France, à la même époque, les chirurgiens développent, en dehors des rhinoplasties, des ana-plasties qui réparent la perte de substance par autogreffe, avec des reconstructions de lèvres, de joues, de paupières (blépharo-plasties), et de menton (génioplastie). En France, Philippe Frédé-ric Blandin (1798-1849) ose la première opération de chirurgie esthétique à la demande d'un patient dont le nez disgracieux était la cause de son échec auprès d'une jeune fille. Ouvrant la peau pour ôter la bosse, le chirurgien laissa une cicatrice sur le nez, ce qui limita le développement de la technique mais permit cepen-dant à l'homme de conquérir sa belle. Blandin généralisa son expérience la même année dans son *Autoplastie ou Restauration des parties du corps qui ont été détruites à la faveur d'un emprunt fait à d'autres parties plus ou moins éloignées*.

Le grand tournant de l'époque moderne dans le domaine de la chirurgie est celui de la Première Guerre mondiale. Il y avait déjà eu des tentatives pour supprimer les disgrâces esthétiques, ou dysrythmies, aux États-Unis avec Charles Conrad Miller et son texte fondateur, « La correction des imperfections des traits du visage », dans sa *Chirurgie cosmétique du visage* en 1907, ou en Allemagne avec Jacques Joseph et son *Manuel de Cosmétique* en 1912. Joseph avait opéré en 1896 un adolescent aux oreilles décol-lées, puis réalisé en 1896 la résection d'une bosse du nez, avant de proposer en 1904 une technique endonasale de rhinoplastie qui ne laissait aucune cicatrice. Il apporta une révolution en rabotant le cartilage et l'os de l'intérieur et en dissimulant la cicatrice dans les narines. Ce n'étaient là que des essais qui n'engageaient pas le monde chirurgical dans sa totalité.

Mais les blessures importantes de la guerre en Europe, en particulier les délabrements faciaux de ceux qu'on appela les « gueules cassées », contraignirent les chirurgiens à se regrouper dans des unités de chirurgie maxillo-faciale. Ils développèrent des techniques audacieuses qui soulignaient la proximité de la chirurgie réparatrice et de la chirurgie esthétique. On parlera alors de chirurgie « cosmétique » aux États-Unis, en souvenir du terme de « cosmos » qui signifiait, en grec, non pas le « monde », mais l'« ordre » et la « beauté », alors que la France préférera le terme de chirurgie « esthétique ». L'expression la plus usitée sera celle de « chirurgie plastique et esthétique », dans la mesure où cette pratique se présente comme une chirurgie des formes visibles, à ce titre superficielles. Le terme anglo-saxon de « cosmétique » ne s'applique aujourd'hui qu'aux chirurgiens non plasticiens.

À la fin de la guerre, les chirurgiens américains créent des sociétés savantes pour valoriser l'importance de la chirurgie plastique et se distinguer des charlatans qui commencent à hanter les cliniques. La demande ne sera bientôt plus celle des hommes dont le visage a été mutilé à la guerre, mais celle des femmes pour des raisons qui ne sont plus médicales, mais ethniques. La chirurgie réparatrice s'était consacrée au nez parce qu'il est la partie saillante du visage dont il constitue l'axe : il est l'élément le plus exposé et, quand il est affecté par une malformation ou un accident, le plus visible. Tout le monde connaît l'échec de Cyrano auprès de Roxane du fait de l'« oblongue capsule » qui l'éloigne de sa bien-aimée. Il était donc naturel que la chirurgie ancienne puis moderne s'intéressât au premier chef au nez. Le grand Jacques Joseph, fils de rabbin à Berlin, avait centré sa chirurgie sur les rhinoplasties au point que certains se demandaient s'il n'y avait pas là, pour les juifs, la possibilité de modifier leur trait sémitique. Le chirurgien américain Maxwell Maltz, dans *Nouveaux Visages, nouvelles perspectives. Reconstruire la personnalité grâce à la chirurgie plastique*[6], n'hésita pas ainsi à écrire : « Le chirurgien s'efforce de libérer l'âme […] en modifiant l'apparence de manière à ce qu'elle corresponde parfaitement à la normalité[7]. »

C'est ce qui se passa aux États-Unis avec le cas de Fanny Brice, de son vrai nom Fania Borach. La grande chanteuse et comédienne des Ziegfeld Follies à Broadway[8] fit scandale en 1923 en faisant redresser son nez parce qu'il soulignait son origine juive. Cela conduisit la redoutable Dorothy Parker, elle-même juive – elle était née Dorothy Rothschild[9] – à prononcer le mot célèbre : « *Fanny Brice cut off her nose to spite her race* », « Fanny Brice a fait couper son nez pour dénigrer sa race ». Il était en effet courant que les juifs américains tentent de dissimuler leur judéité apparente, ce que l'on appelait *the facial stigmata*, avec l'aide de la chirurgie esthétique pour répondre aux normes anglo-saxonnes de normalité faciale. Cela devint encore plus courant à la fin de la Seconde Guerre mondiale après le massacre des juifs. Pour sa part, Fanny Brice s'était résolue à l'opération pour jouer d'autres rôles que des rôles ethniquement marqués, du moins à son époque. En revanche, Barbra Streisand, qui interpréta précisément le rôle de Fanny Brice dans *Funny Girl* en 1968, puis dans *Funny Lady* en 1975, a toujours refusé de modifier la forme de son nez afin d'assumer aussi bien sa personnalité que son origine juive.

Quoi que l'on pense de ces choix, la chirurgie esthétique a permis à certains patients de dissimuler les traits physiques de leur origine ethnique, par exemple les Japonaises qui se font débrider les yeux. Mais s'il ne peut y avoir d'excès dans l'exigence médicale, il peut y avoir un excès de demande sociale comme le montre l'exemple caricatural de Michael Jackson, opéré à de nombreuses reprises par le chirurgien de Santa Monica Steven Hoefflin. C'est sans doute avec une pointe d'humour que la chaîne de télévision NBC diffusa en février 2003 une émission spéciale intitulée : « *Unmasked !* » [Michael Jackson à visage découvert].

La chirurgie réparatrice et la chirurgie esthétique

Il faut insister sur le fait que la chirurgie esthétique, sous l'angle historique, hospitalier et universitaire, est l'enfant légitime de la chirurgie plastique, et non pas une fille non reconnue abandonnée à des charlatans. Comme nous l'avons vu, elle est née au XXe siècle de la réparation des malformations accidentelles ou congénitales dont la demande s'est développée du fait de l'accès d'un nombre croissant de personnes aux soins médicaux. En dehors des nécessités réparatrices, les patients ont cherché en outre à améliorer leur apparence. Ce qui relevait autrefois de l'exception chirurgicale est devenu un geste courant qui s'applique à différents défauts physiques, accompagne diverses périodes de la vie et concerne tous les milieux sociaux.

Les interventions en chirurgie esthétique concernent, non pas des malformations qui mettent en danger la santé du patient, mais des formes considérées comme inesthétiques par rapport aux normes reçues. On peut discuter de l'universalité ou de la relativité de la beauté humaine, alors que personne ne met en doute la beauté des formes animales et des paysages naturels. Mais il est difficile de ne pas admettre un ensemble de normes pour la beauté de l'homme et de la femme telle qu'elle apparaît dans une culture donnée. Tout le monde n'a pas le nez grec dont témoigne la sculpture antique : une verticale dans l'axe du visage sans angle marqué entre le nez et le front. Mais chacun est en mesure d'apprécier la régularité d'un visage et l'harmonie d'un corps. Les arts plastiques, la photographie et le cinéma en témoignent : il y a bien un modèle implicite du corps humain que chaque homme et chaque femme portent en eux. Ils le reconnaissent au premier coup d'œil comme ils ressentent aussitôt les atteintes à cette apparence. Ceux qui mettent en doute l'universalité d'une belle apparence n'hésitent pourtant pas à admettre celle de l'apparence contraire, qu'on la nomme difformité, disgrâce ou laideur. Tout l'enjeu de la chirurgie esthétique tient dans la modification d'une apparence qui se révèle insupportable pour la personne qui en est affectée.

Où se tient alors la frontière qui sépare la chirurgie réparatrice qui corrige un défaut physique, acquis ou inné, de la chirurgie esthétique qui améliore une apparence défectueuse pour lui substituer une apparence considérée comme normale ? Quelle est la limite corporelle qui justifie le recours à l'une ou à l'autre ? La question du choix d'un acte chirurgical pour affiner la beauté d'un visage ou l'élégance d'une silhouette relève-t-elle de la collectivité ou de l'individu ? La frontière entre les deux pratiques médicales s'avère mobile en fonction des points de vue du patient, du médecin, de l'assurance-maladie, ou du sociologue qui ne sont pas toujours convergents. Le curseur matérialisant le passage d'une chirurgie à l'autre nous incite d'abord à définir la normalité en fonction des critères objectifs retenus qu'il faut hiérarchiser.

Il va de soi que le point de vue du patient qui vient consulter un médecin s'avère primordial. L'offre médicale n'a de sens véritable que si elle répond à une demande sociale. Certes, cette offre est amplifiée, et parfois déformée, par la publicité qui met en évidence les succès de la chirurgie plastique : le nez de Juliette Gréco, les seins de Pamela Anderson ou la silhouette de Sharon Stone déclenchent chez bien des gens le désir de modifier leur apparence. Mais la demande constitue l'élément décisif qui conduit une personne à consulter un chirurgien, quel que soit le coût de l'intervention, parce que cette personne souffre de l'image qu'elle a d'elle-même et qui lui est insupportable. Ce manque de reconnaissance de soi s'accompagne de la perte de la reconnaissance d'autrui. Les témoignages dont les médecins disposent vont dans ce sens, comme ceux que l'on trouve sur divers sites d'Internet où beaucoup de personnes qui se trouvent « moches » ou « laides », selon leurs propres termes, éprouvent le besoin de se confier à des lecteurs virtuels à défaut d'aller consulter un chirurgien réel.

Quand quelqu'un n'est pas satisfait de son visage ou de son corps, il se voit sans cesse confronté à son miroir et à ses photographies, c'est-à-dire à une apparence d'autant plus pénible qu'elle est objectivée sur un support matériel. Le regard de l'autre est impitoyable car il accuse, non seulement les défauts de la personne, mais son manque de confiance en elle. Prenons le cas de cet internaute dont nous avons lu la confidence sur un forum médical. Il critique les propos de ces actrices et de ces *top models* qui font mine de ne pas être belles pour qu'on redouble de compliments à leur égard. Lui déclare avec amertume qu'il est un « vrai moche » qui se trouve moche parce que son physique est « catastrophique » par rapport à son critère subjectif de beauté comme par rapport aux critères objectifs que lui renvoient les images des publicités et les regards des gens.

« Pourquoi devrais-je me mentir à moi-même, écrit-il, en disant que je suis beau alors que je ne le pense pas une seconde ? Que l'on ne me dise pas que la beauté est une chose subjective : les goûts de l'écrasante majorité des gens sont influencés par la société dans laquelle ils vivent, le contexte historique et les médias. Si certaines de mes connaissances me disent : "Tu peux améliorer ton physique, prendre soin de ton apparence, faire du sport, etc.", c'est peut-être vrai dans certains cas. Mais, dans le mien, il n'y a rien à faire : c'est la structure même de mes os, l'agencement des diverses parties de mon visage et de mon corps, la répartition des volumes de ma silhouette qui font que je suis laid et que je me sens laid. » Et il conclut ainsi son témoignage : « Bref, à moins de passer les dix prochaines années dans un bloc opératoire et d'être endetté jusqu'au cou pour les trente ans suivants, je dois faire avec[10]. »

L'apparence évoquée par cette personne souligne la frontière fluctuante du normal et du pathologique. Cet homme ne présente aucune malformation physique qui pourrait entraîner des troubles fonctionnels. Mais il est victime d'un décalage esthétique par rapport à une norme collective qui le marginalise d'autant plus qu'il l'a intériorisée, et peut-être exagérée, en la rapportant à la laideur qui est, aux yeux de chacun, la négation de la beauté.

Pour le médecin, la chirurgie réparatrice vise à restaurer la forme, l'aspect ou la fonction d'un organe, voire d'une partie du corps. Elle est destinée à rétablir ce que la nature, la maladie ou le traumatisme ont déformé ou détruit. Ainsi la correction de la fente labiale d'un nouveau-né ou la pose d'une prothèse mammaire après l'ablation d'un sein du fait d'un cancer constituent une intervention de chirurgie réparatrice. La chirurgie esthétique vise pour sa part à améliorer l'apparence du corps humain et à restaurer le schéma corporel d'un patient. Elle n'est pas fonctionnelle, mais *formelle* puisqu'elle est en mesure de corriger les anomalies morphologiques ou les imperfections du corps quand elles sont mal acceptées. La correction de lèvres trop fines par des produits injectables ou la pose de prothèses mammaires dans une poitrine qui n'a pas le volume désiré peuvent justifier une intervention de chirurgie esthétique.

De nos jours, les techniques chirurgicales permettent de remodeler la quasi-totalité des parties du corps. En France, le Syndicat national de chirurgie plastique, reconstructrice et esthétique (SNCPRE) a défini la chirurgie réparatrice comme celle qui apporte une transformation du patient allant de ce qui paraît « anormal » ou « pathologique » vers ce qui est admis comme « normal ». Telles sont les malformations congénitales, les brûlures de la peau, ou les séquelles d'accidents et de chirurgie du cancer. Il s'agit de réparer un défaut et de tendre vers la plus grande amélioration possible, tout en laissant parfois en contrepartie des cicatrices et en imposant des opérations répétées. Mais tout acte réparateur se doit de respecter l'intégrité esthétique de l'individu. La puissance de l'opération chirurgicale se trouve aussi bien dans la restitution de la fonction que dans l'amélioration de l'apparence permettant au patient de retrouver son intégrité psychologique.

La chirurgie esthétique fait donc passer d'une apparence normale, que la personne ressent comme défectueuse, vers une apparence plus harmonieuse en dehors de tout contexte de maladie. Alors que pour la chirurgie réparatrice, la limite de la normalité est la pathologie, pour la chirurgie esthétique, c'est l'existence d'un défaut qui rend le visage ou le corps disgracieux. Si la définition de la disgrâce est souvent subjective, celle de la maladie est toujours objective : c'est une altération des fonctions ou de la santé d'un organisme, ou encore un état de déséquilibre physiologique ou psychologique pouvant conduire à la destruction du corps et à l'aliénation de l'esprit. Dans le préambule à la constitution de l'Organisation mondiale de la santé, adoptée à New York en juin 1946, l'état de santé idéal est défini en ces termes : « La santé est un état de bien-être total physique, social et mental de la personne. » Il s'agit là d'une image positive de la santé qui se distingue de l'image négative traditionnelle qui la considérait comme une absence de maladie ou d'infirmité. Bien que la médecine arrive assez facilement à définir l'état de maladie, la frontière avec l'état de santé est plus complexe. Peut-on dire que l'internaute dont nous citions le témoignage est dans un état de bonne santé alors qu'il n'est pas dans un état de bien-être ? C'est l'une des raisons de l'attachement des chirurgiens plasticiens esthétiques au corps médical et au respect de son code déontologique. On peut avancer que le chirurgien plasticien ne souhaite pas être considéré comme le praticien d'un univers commercial. Le thème du congrès 2008 de la Société française des chirurgiens esthétiques plasticiens (SOFCEP), sous la présidence du Dr Alain Bzowski, était à ce propos révélateur : « La chirurgie esthétique : une thérapeutique au service des autres. »

Enfin la chirurgie plastique ne saurait négliger le point de vue de l'assurance-maladie. Pour des raisons d'équilibre financier, la Sécurité sociale a une approche comptable de la maladie qui définit *a priori* une cotation en relation avec le traitement du patient, et distingue clairement ce qui relève de l'ordre de la réparation et de l'ordre de l'esthétique. Après une entente préalable, la CNAM peut accepter certaines interventions lorsque l'aspect inesthétique du patient est reconnu comme un handicap psychologique ou social grave. Mais cette notion de handicap concerne des dossiers exceptionnels qui sont traités au cas par cas et qui ne font pas l'objet d'un accord systématique.

Nous ajouterons pour finir aux points de vue du patient, du médecin et de l'assurance-maladie celui du philosophe. Deux raisons nous ont conduits à le faire. En premier lieu, la chirurgie esthétique a souffert d'une réputation douteuse due à la soif du gain de certains praticiens, aux scandales de quelques imposteurs dont la presse s'est fait l'écho, et à une image d'immoralité liée au monde artificiel des *people*. Si l'on veut porter un regard critique sur cette forme de chirurgie, il faut dépasser ces clichés qui occultent, outre la maîtrise médicale nécessaire à une pratique difficile, sa dimension morale. Dans l'expression « chirurgie esthétique », qui nous paraît moins juste que celle de « chirurgie plastique », l'accent ne doit pas être mis sur l'adjectif « esthétique », qui prête à malentendu du fait de sa proximité avec les soins corporels dispensés dans les instituts, mais sur le substantif « chirurgie ». Il s'agit en effet d'un acte chirurgical, et non cosmétique, qui est pratiqué par un médecin pour servir les patients en s'abstenant de tout mal comme l'exige le serment d'Hippocrate : *primum non nocere*, « d'abord ne pas nuire ».

En second lieu, la chirurgie esthétique ne se contente pas de s'abstenir de mettre en péril la santé des patients. Elle cherche à améliorer leur apparence physique afin de redresser l'image psychologique qu'ils ont d'eux-mêmes. Cette pratique peut sembler étrangère à l'objet traditionnel de la médecine puisqu'elle ne concerne pas la santé des personnes concernées. Pourtant, et nous suivrons ici la définition de l'OMS, s'il est vrai que la santé est un « état de bien-être total » qui concerne la réalité physique de l'individu, mais aussi son équilibre mental et son insertion sociale, c'est-à-dire son existence entière, la chirurgie esthétique peut venir en aide à ceux qui supportent mal leur apparence et leur redonner l'estime d'eux-mêmes. La dimension holistique de l'homme, qui n'est pas une simple somme d'organes et de tissus, nous paraît particulièrement présente dans un acte chirurgical à visée esthétique. En réconciliant un homme avec son corps et un être avec son apparence, il considère effectivement la personne comme un tout.

En outre, le public est souvent mal à l'aise devant des opérations techniques qui semblent défier la nature et outrepasser les limites de la médecine. Changer de visage et d'aspect physique est ressenti obscurément comme une transgression même si cette modification ne concerne que l'apparence. Husserl disait que toute conscience est conscience de *quelque chose* pour souligner l'intentionnalité de l'esprit humain dans son rapport au monde. De même, toute apparence est apparence de *quelqu'un*, ce qui souligne cette fois l'intentionnalité du corps humain dans son rapport à l'autre. Le corps, moins encore le visage, n'est pas innocent et ne se comporte pas à la manière d'un vêtement ou d'un masque : nul n'est en droit d'en changer arbitrairement pour modifier, avec ses traits ou sa silhouette, tous deux offerts à la vue d'autrui, la réalité invisible de la personne qui demeure sous l'apparence.

Tout tient à cette question de l'apparence. Le théâtre et le cinéma nous ont accoutumés aux masques des acteurs, à leurs maquillages, à leurs personnalités changeantes et, en définitive, à ce beau mensonge qui est un effet de l'art. Nous rêvons d'habiter ces personnalités éclatantes en changeant à notre tour de corps et de visage. Mais nous sentons bien qu'il s'agit d'un fantasme et que nous ne voulons pas modifier notre apparence dans la mesure où elle est intimement liée à notre être même. Changer de visage serait modifier l'être, et comment, sans disparaître totalement, changer notre être en un autre être ? Nous ne saurions plus qui nous sommes parce que la nouvelle apparence ne serait tout simplement plus « nous ». Cette inquiétude ontologique devant la toute-puissance du chirurgien qui nous transformerait en un autre être n'a pas lieu de nous inquiéter. Le chirurgien n'est pas comparable à Pygmalion dont la déesse avait transformé la statue en femme et le marbre en chair. Il n'a pas pour but de changer notre être pas plus que notre apparence, mais il a la possibilité de modifier celle-ci pour la réconcilier avec celui-là.

En rétablissant son intégrité physique, la chirurgie réparatrice réconciliait le malade avec un être affaibli par la maladie ou l'infirmité. On pourrait dire qu'elle sauve le corps de la mort. La chirurgie plastique, en modifiant l'apparence déplaisante du corps, bien que sa vie ne soit pas en danger, poursuit cette même intention d'unité. On dira cette fois qu'elle sauve l'âme de la dépression, ou bien encore que la réconciliation psychologique continue la réconciliation physique. Dans les deux cas, l'opération chirurgicale, précédée et suivie d'entretiens avec le médecin, possède une triple signification physique, psychique et morale. Physique, puisqu'il s'agit de rétablir l'intégrité ou de corriger l'apparence d'un corps humain. Psychique, puisqu'il y va de la conscience nouvelle que le patient va prendre de lui-même. Morale, enfin, puisqu'un acte de chirurgie plastique réussie, qu'il soit réparateur ou esthétique, constitue une renaissance pour un être diminué qui avait perdu, avec l'image de son corps, l'estime de lui-même. Et cette estime n'est pas autre chose que la reconnaissance de la dignité de la personne quand elle retrouve sa place dans le concert des autres personnes. La chirurgie plastique ne fait pas de miracles, car son opération ne transgresse pas les lois de la nature : elle se contente d'unir la technique de la médecine et l'art des patients dans leur humanité.

Les progrès de la chirurgie esthétique

La chirurgie esthétique est en pleine mutation médicale : les actes chirurgicaux sont de moins en moins agressifs, et les actes médicaux en constante évolution. L'évolution des techniques progresse régulièrement, mais cette discipline sera façonnée par les avancées des sciences dites fondamentales comme la chimie, la biochimie, la génétique ou la physique. Dès aujourd'hui, elles apportent leurs lots d'innovation qui ouvrent sur des perspectives insoupçonnées. Il n'en reste pas moins vrai que la pratique de la chirurgie et de la médecine esthétiques ne doit pas se prêter à une quête effrénée des dernières découvertes comme le suggèrent les médias. Il n'est pas une interview de journalistes qui ne commence par : « Docteur, quelles sont les dernières trouvailles en chirurgie esthétique ? » La vocation du médecin est de se consacrer à une activité quotidienne avérée dans la sécurité et la qualité. Les patients ne sont pas des sujets d'expérimentation et les techniques proposées devraient avoir une évaluation technique, clinique et médicale. Cette dernière permet une prédictibilité de la qualité des résultats, notion essentielle de notre discipline. Il faut noter qu'un projet de loi sur l'encadrement de la médecine esthétique et des technologies à visée esthétique est en cours d'élaboration.

Dans les paragraphes qui suivent, un état des lieux de la médecine et de la chirurgie esthétiques est déployé, dans lequel nous envisagerons en premier lieu les concepts médico-chirurgicaux concernant le visage et le cou et leur processus du vieillissement, puis ceux de la poitrine et de la silhouette.

LE VISAGE ET LE COU

L'analyse du vieillissement du visage et du cou est difficile car les mécanismes cellulaires sont complexes. Il est toutefois possible d'approcher facilement la physiologie macroscopique. Le constat que nous faisons tous facilement est que nous sommes inégaux devant le vieillissement ; il dépend de l'héritage génétique, du mode de vie et de l'énergie vitale. Le vieillissement du visage et du cou n'est pas dû, comme on serait tenté de le croire, à la pesanteur ; si l'attraction de la Terre tire vers le bas des tissus relâchés, elle n'est pas la cause du relâchement. La transformation que nous observons est due au vieillissement intrinsèque des cellules et des tissus, réglé par une horloge biologique inscrite dans notre génome. Sans cette information génétique, le vieillissement du visage et du corps n'existerait pas ; il ne serait soumis qu'aux mécanismes qui ne bénéficient pas de l'autorégulation cellulaire comme les structures minérales : l'usure dentaire et les modelages osseux dus à l'activité musculaire. Si la médecine peut ralentir le vieillissement cellulaire et tissulaire d'un sujet, elle ne peut le rajeunir.

Le vieillissement cellulaire génétiquement programmé est influencé par des facteurs environnementaux auxquels l'organisme est soumis tout au long de sa vie. La diminution, voire la perte, des compétences cellulaires, et l'apoptose, ou mort cellulaire, insuffisamment compensée par la régénération cellulaire, entraînent des modifications tissulaires qui s'accélèrent fatalement avec le temps. À ce phénomène local, se surajoutent les syndromes généraux du vieillissement dont les tissus sont la cible : modification du climat hormonal, inflammation, oxydation, glycation, méthylation.

Le constat du vieillissement de la peau est une déshydratation, un affinement, un dessèchement séborrhéique et un relâchement. Sa couleur et son grain vont se modifier. *L'orient de la peau*, dénomination que l'un des auteurs a proposée, est la conséquence de la lumière réfractée à l'intérieur de la peau et réfléchie sur ses couches successives qui lui confère une certaine irisation. L'orient prend, ainsi, une couleur rouge par la néovascularisation (couperose), brune par les taches pigmentaires, grisâtre à cause du tabac, orangée du fait d'une alimentation végétarienne.

Le vieillissement tissulaire est un phénomène préprogrammé qui entraîne au niveau de la peau du visage et du cou des modifications prédictives. Les rides superficielles des joues répondent, essentiellement, au vieillissement propre de la peau, alors que les rides autour de la bouche et des yeux sont secondaires à la modification de la tonicité des muscles et des structures plus profondes. On considère que les propositions thérapeutiques de l'amélioration de la peau se déploient selon quatre axes : la nutrition (alimentation, compléments alimentaires et cosmétique) ; la médecine anti-âge ; la dermatologie esthétique (injections, mésothérapie, lampe-flash, radiofréquence, peelings, laser) ; la chirurgie esthétique (liftings, lipostructure, ou greffes de tissus graisseux).

Sous la peau, il y a des muscles qui sont dénommés muscles de la mimique. Au nombre de 27, ils sont situés autour des orifices du visage (lèvres, paupières, narines). Leur fonction est la mobilité orificielle qui obéit à plusieurs fonctions différentes. Ainsi, les lèvres permettent la préhension d'aliments, l'articulation des sons et donc du langage, l'expression, le réglage du débit ventilatoire. Les paupières répartissent le film lacrymal, protègent l'œil des agressions extérieures et commandent l'accommodation oculaire et l'expression. Les narines permettent le réchauffement de l'air et la respiration en variant leur dilatation. Les muscles ont un tonus de base, ce qui signifie que, même au repos complet du corps, son activité n'est pas nulle et varie selon l'activité musculaire.

Le vieillissement du visage est la conséquence d'un processus en cascade. Tout commence par le vieillissement des tissus (peau, graisse, os, dent) ; leur modification structurelle est la cause de leur affaissement et de leur déplacement. Ceci a pour effet une augmentation progressive du tonus musculaire, ce phénomène physiologique étant contrôlé automatiquement par le système nerveux central ; l'augmentation du tonus musculaire est la cause de l'apparition des rides autour des yeux et des lèvres, tel un accordéon qui referme ses soufflets. Ainsi, l'usure des dents et des structures alvéolaires osseuses adjacentes modifie la compétence labiale ; le tonus musculaire périlabial, qui augmente alors pour la récupérer, est responsable de la formation des rides périlabiales, aggravées par le vieillissement cutané. La formation des rides de la patte-d'oie et du front s'explique de la même façon. L'expression du regard est un véritable jeu de balance musculaire qui est modifié par le vieillissement tissulaire. Ainsi, les modifications de la graisse qui entoure le globe oculaire dans son cône orbitaire osseux entraînent une modification de leur relation par le recul de l'œil. Cette modification produit une succession d'effets en cascade : le recul de l'œil entraîne un abaissement millimétrique de la paupière supérieure et, par voie de conséquence, une diminution du champ visuel. Une telle situation déclenche des processus compensateurs comme l'augmentation du tonus du muscle frontal (élévateur du sourcil) et des muscles corrugateurs (abaisseurs des sourcils) pour corriger la perte du champ visuel, ce qui entraîne l'apparition de rides.

L'analyse des modifications morphologiques du visage, par la synthèse des divers processus physiologiques, permet une classification dont la première communication a eu lieu en 1999[11]. Elle permet de modéliser le vieillissement en trois groupes : l'affaissement (ptôse, chute de la pommette, affaissement du cou), le creusement (squelettisation, creusement du visage) et l'empattement (dysharmonie des traits, surcharge pondérale). Selon le mode de vieillissement, les traits du visage sont différents et nécessitent une approche thérapeutique spécifique. Cette modélisation prend en compte le volume global du visage et ne correspond pas à un vieillissement intrinsèque des tissus. C'est une aide à la décision thérapeutique. Ce que l'on nomme *lifting* est un terme générique qui ne correspond plus à grand-chose aujourd'hui. Une chirurgie de rajeunissement du visage et du cou comporte un programme de plusieurs techniques chirurgicales permettant d'adapter le traitement au désir du patient. Il n'existe pas de techniques supérieures à d'autres ; le rôle du chirurgien plasticien est d'établir, à travers une écoute attentive, le programme qui correspond au plus proche des besoins du patient.

Une mise au point sur les différentes techniques permet d'avoir une vision d'ensemble. Nous aborderons d'abord celles qui repositionnent les tissus dont l'emplacement a été modifié ; puis les techniques qui restaurent les volumes ; enfin nous envisagerons les techniques qui ont pour cible la peau.

En premier lieu, le cou perd progressivement de sa définition. Une raison de ce phénomène est la perte de la hauteur du rachis cervical qui entraîne une série d'événements en cascade. Si la médecine ne propose pas de solution au vieillissement osseux et cartilagineux, nous voyons là une perspective de recherche. Le Dr Val Lambros a démontré dans un travail scientifique original sur des photos de personnes à des âges différents que la peau ne se déplace presque pas [12] ; un grain de beauté se retrouve quelques décennies plus tard plus ou moins au même endroit. Il faut garder en mémoire que la peau est maintenue à l'os par des ligaments de fixation qui n'autorisent pas de grands déplacements.

Le cou, l'ovale et la joue sont pris en charge par le lifting cervico-facial qui l'a emporté sur le classique lifting facial complet fait d'un seul tenant. En effet, la chirurgie esthétique se propose d'évaluer et de réaliser des techniques aux actions spécifiques et pertinentes répondant au vieillissement régional. Le lifting cervico-facial traite l'affaissement du bas du visage et du cou et la perte de définition des contours de l'ovale par une tension sur la peau, la graisse superficielle et les structures profondes, notamment sur le muscle platysma qui est une nappe musculaire recouvrant le cou. Il permet de restaurer l'angle du cou, de traiter la bajoue et le double menton. Les cicatrices sont de plus en plus courtes et pratiquement invisibles le long des contours naturels devant et derrière l'oreille.

Le vieillissement de la paupière supérieure combine deux processus, celui du vieillissement intrinsèque de l'œil et celui proprement dit de la peau ; cette dernière, fine et élastique, amortit le clignement palpébral plusieurs centaines de fois tous les jours. Cette répétition crée progressivement un excès de peau, aggravé par la chute latérale du sourcil. Il est donc naturel d'envisager l'analyse du complexe paupière-sourcil-front avant toute chirurgie des paupières. Appelée blépharoplastie, cette dernière se propose de traiter l'excès de peau des paupières. Son principe est d'ôter le surplus de peau, et éventuellement de graisse, par une cicatrice dans le pli naturel de la paupière supérieure et par une cicatrice au raz des cils à la paupière inférieure. Cette dernière peut être limitée à un abord « transconjonctival » à l'intérieur de la paupière inférieure sans cicatrice sur la peau pour enlever les poches.

Le vieillissement du regard est en intime relation avec celui du front, du sourcil et de la tempe. Il change le dessin du sourcil par la tonicité musculaire qui l'anime, sa densité et la qualité de la peau. Le traitement de la balance musculaire se réalise grâce à la toxine botulique qui, par des dosages subtils, permet une balance musculaire équilibrée, un repositionnement du sourcil adapté et l'amélioration des rides du front, de la glabelle et de la patte-d'oie. Cette toxine a entraîné une révolution dans le monde de la chirurgie esthétique en annonçant la médicalisation de cette discipline. Aux États-Unis, les interventions esthétiques, avec ou sans chirurgie, ont augmenté de 8 % en 2007 et de 457 % en dix ans, selon les statistiques de la Société américaine de chirurgie plastique et esthétique (ASAPS). Le Botox® a vu sa consommation exploser avec plus 2,77 millions d'injections en 2007. La médecine esthétique, moins invasive que la chirurgie, est ainsi en forte hausse. Sur un marché de 12,2 milliards de dollars, 4,5 milliards de dollars ont été consacrés à la seule médecine esthétique, et 7,6 milliards aux opérations chirurgicales. L'attrait pour la médecine esthétique se vérifie également en France où le marché des injectables est en forte hausse, comme en témoigne le congrès annuel 2009 de la SOFCEP à Cannes, sous la présidence du Dr Henry Delmar, dont le thème était « Le chirurgien plasticien : l'expert médico-chirurgical ». La toxine botulique, grâce à son action précise, non invasive et répétitive, a détrôné les techniques chirurgicales au niveau du front, comme l'endoscopie frontale qui consiste, par de courtes incisions, à repositionner le sourcil et à réaliser un traitement sur la balance musculaire. Celle-là même qui avait déjà, il y a seize ans, rangé au rang des techniques ancestrales le lifting frontal à grande cicatrice. Il reste cependant des indications de la chirurgie du front, comme le lifting temporal, qui permet la position de la queue du sourcil.

La pommette, unité esthétique essentielle, est une région centrale du visage. Tel un mille-feuille, elle est composée de peau, de muscles et de beaucoup de graisse, celle-là même qui représente la plénitude de la jeunesse et le regret des aînés. Dans la station debout, la pesanteur entraîne la pommette vers bas, ce qui lui confère un aspect affaissé. Cette perte de droit de site de la pommette est la cause indirecte des rides des pattes-d'oie par l'augmentation du tonus des muscles de la paupière en compensation de son affaissement. Étant considérée comme le pilier de la paupière inférieure, la pommette affaissée est en situation d'échec et n'assume plus son rôle de soutien de la paupière inférieure, ce qui explique la formation de l'œil rond. Son traitement dépend de son mode de vieillissement : une pommette affaissée est replacée dans sa position d'origine, une pommette creuse est rehaussée en ajoutant son volume.

Les techniques chirurgicales de repositionnement ont plusieurs dénominations selon les auteurs (suspension de pommette, lifting du tiers moyen, lifting concentrique, etc.). Elles ont en commun de réaliser une élévation de toute l'épaisseur de la pommette, et pas seulement de la peau, pour obtenir l'effet que l'on recherche en remontant la pommette au niveau du coin de l'œil. Réalisée soit par la paupière inférieure, soit par la gencive, la technique diffère selon l'effet recherché, combinant la restauration du pilier de la paupière inférieure et de l'œil rond[13]. Pour mémoire, nous citerons les « fils russes » qui sont des fils tracteurs mis en place sans incision ; le principe de cette technique, imaginée en 1999 par un médecin géorgien, le Dr Marlene Zulamanizde, consiste à suspendre verticalement la pommette grâce à des fils d'accroches. Les indications restent encore à définir et sont circonscrites aux quadragénaires dont l'effet dépasse rarement les deux ans.

La technique de restauration du volume de la pommette, et plus globalement du visage, est chirurgicale (*lipofilling*) ou médicale (*injectable*). Le *lipofilling*, dénommé *lipostructure*, a été optimisé par le Dr Sydney Coleman de New York en 1986 en réalisant des greffes de tissus graisseux selon une méthode permettant la prédictibilité des résultats. Des auteurs français, comme le Dr Yves-Gérard Illouz, avaient préalablement décrit des transferts de tissus graisseux, mais sans en préciser la technique qui fait son succès aujourd'hui. Son principe consiste en la mise en place de greffes de tissus graisseux au niveau du visage. Ces dépôts de greffons graisseux sont définitifs puisqu'il s'agit d'une greffe autologue. Accompagnée par une étude préalable, faite sur des photographies du patient à différents âges de sa vie, cette greffe ne cherche pas nécessairement la réalisation d'un volume, mais celle de courbures harmonieuses. Elle efface les creux et les ombres en effectuant une véritable sculpture du visage dont le résultat est intermédiaire entre ce que l'on est et ce que l'on a été. D'autre part, la lipostructure améliore la texture de la peau en raison des cellules souches que l'on retrouve dans les greffons (autour de 6 % du capital du tissu graisseux prélevé). En biologie, une cellule souche est une cellule « mère », productrice des cellules spécialisées qui composent l'ensemble des tissus de notre corps. Indifférenciées dans l'embryon, elles se différencient en cellules plus spécialisées à la naissance. Elles ont la capacité de se renouveler indéfiniment et de se transformer en n'importe quelle cellule. De manière générale, les cellules souches se trouvent chez tous les êtres vivants pluricellulaires et jouent un rôle important dans le développement des organismes ainsi que dans leur maintien. Présentes dans la lipostructure, on leur confère le rôle de « booster » les tissus environnants dont la peau.

Les injectables, ou produits de comblement, sont des macromolécules plus ou moins complexes, biocompatibles, injectées dans ou sous la peau en fonction de leur taille. Ces produits inertes peuvent entraîner des réactions inflammatoires de l'organisme qui posent le problème de leur encadrement par les autorités administratives que nous appelons de nos vœux. Nous observons toujours avec regret les déformations des lèvres et des visages causées par des injections de silicone ou autres produits non évalués. En dépit d'une tentative de normalisation, ces produits, qui ne sont pas des médicaments, ne sont soumis qu'à une norme CE à l'inverse de la toxine botulique qui est encadrée par une autorisation de mise sur le marché (AMM). Or les évaluations scientifiques de l'AMM sont beaucoup plus contraignantes que celles de la norme CE. C'est la raison pour laquelle la communauté médicale reste prudente vis-à-vis de la sortie de nouveaux produits de comblement dont le choix se limite aux produits résorbables digérés totalement à terme par l'organisme tels que l'acide hyaluronique (AHA) ou l'acide hydroxyapatite (HA). Ces produits injectables sont utilisés pour le comblement des rides ou comme un implant volumateur selon l'effet recherché. Toutes les unités esthétiques du visage et toutes les rides peuvent faire l'objet d'une injection, mais attention aux excès, d'une part du fait de leur aspect inesthétique et, d'autre part, du fait de la rigidité qu'ils confèrent aux visages.

Le traitement dermatologique de la peau bénéficie de plusieurs technologies souvent associées pour optimiser leur efficacité. Elles font appel à la chimie, comme le peeling, la mésothérapie, la carboxythérapie ; à la lumière, comme les lasers, la lampe-flash, les diodes ; au courant électrique, comme la radiofréquence ; à la mécanique, comme le palper-rouler, la dermabrasion. La recherche actuelle est riche en innovations d'autant que la pression commerciale est forte. Les médecins imposent aux fabricants des données scientifiques garantissant la sécurité et la qualité des résultats.

LE NEZ

La rhinoplastie est la technique chirurgicale qui rectifie le profil du nez par le modelage des os et des cartilages. Elle vise à embellir le nez en supprimant les disgrâces, qu'elles soient congénitales, consécutives à un traumatisme, ou dues au vieillissement, et à corriger les problèmes respiratoires à partir d'incisions dissimulées dans les narines. La peau recouvrant le nez devra se réadapter et se redraper grâce à son élasticité sur sa nouvelle charpente ostéocartilagineuse. D'où la notion essentielle de la qualité de la peau qui influence la qualité du résultat final. L'existence d'une déviation de la cloison ou d'une hypertrophie des cornets (formations osseuses présentes dans les fosses nasales) gênant la respiration sera traitée dans le même temps opératoire[14].

L'évolution de la rhinoplastie a été progressive. Dans les années 1970, le chirurgien new-yorkais Jack Sheen[15] a proposé une normalisation de cette technique en lui apportant une vision très esthétique qui permet d'éviter les résultats standardisés de l'époque : des nez trop petits et relevés appelés à tort « nez parisiens ». Grâce à la diversité des méthodes chirurgicales, ils sont désormais plus conformes aux souhaits du patient. Au traditionnel discours : « Un nez adapté au visage », il faut rajouter : « Un nez équilibré et fonctionnel. » Certes, le nez doit s'intégrer dans le visage, mais il doit avoir un équilibre interne qui lui donne sa réelle dimension : la racine agit sur l'arête qui, elle-même, agit sur la pointe et réciproquement. Certains chirurgiens n'hésitent pas à utiliser le nombre d'or pour la construction du projet. Ce choix soulève la question de l'idéalisation de la beauté avec ses normes sur lesquelles nous reviendrons. La beauté et l'équilibre d'un visage ne résultent pas du seul calcul, mais d'une construction complexe et instinctive de l'harmonie du visage, ce qui souligne l'importance de la singularité avec ses défauts. D'autre part, l'étude du nez se prolonge avec l'étude du profil du patient. Elle permet de confirmer l'adéquation entre le nez, l'articulé dentaire et le menton. Si la première est du ressort de l'orthodontie, la seconde peut être améliorée soit par la pose d'un implant ou des os et cartilages enlevés dans le nez (greffes), soit par son avancée chirurgicale en découpant l'os de la mandibule. D'autre part, le nez se modifie avec le temps et ses défauts deviennent plus visibles. Cette modification est aggravée par le creusement des traits du visage dû à l'âge. Dans le cadre d'une opération de rajeunissement, le chirurgien plasticien peut proposer une touche sur le nez si ce dernier est vécu avec un complexe.

Il est fréquent de s'aider d'une simulation informatique ou graphique du nez de profil pour projeter le futur résultat. Cette étape ramène souvent le patient du mythe à la réalité dès lors qu'on lui propose une image cohérente et adaptée aux contraintes techniques. La discussion peut alors s'engager. Très vite, on réalise que la taille du nez a, en fait, peu d'importance. Même si la réalité ne ressemble pas toujours à la virtualité, les résultats restent naturels. Il est important de souligner que la rhinoplastie ne doit pas être réalisée avant la fin de la croissance du nez, soit en fin de puberté.

Nous assistons aujourd'hui au développement de la rhinoplastie dite « médicale ». Elle consiste à rétablir l'harmonie du nez par de simples injections de produits de comblement comme les acides hyaluronique ou hydroxyapatite. Par définition, elle ne traite que les dépressions, mais le comblement d'une dépression atténue la bosse qui lui est adjacente. Le médecin proposera ainsi une injection sur la pointe, l'arête ou la racine.

Le nez est trop souvent la source d'un complexe que la personne garde comme une gêne depuis l'adolescence. Le secret d'une rhinoplastie réussie réside dans la disparition de cette douleur psychologique qui permettra d'atteindre une meilleure image de soi-même.

LES OREILLES

La chirurgie des oreilles décollées, ou *otoplastie*, se propose de modeler les cartilages du pavillon de l'oreille afin de les rendre plus discrets. On distingue trois types de défauts très souvent associés entre eux : la conque n'est pas plaquée au crâne (*hélix valgus*), la taille excessive de la conque, projetant l'oreille vers l'avant, donne un aspect décollé (hypertrophie de la conque), le défaut de formation de reliefs du cartilage du pavillon de l'oreille (défaut de plicature de l'*anthélix*). La correction chirurgicale est définitive. Cette intervention est parfois recommandée et pratiquée sur des enfants de 7 ans qui ressentent douloureusement les moqueries de la cour de récréation.

LA GREFFE DE CHEVEUX

La greffe de cheveux consiste à prélever des bulbes chevelus au niveau de la couronne et à les transplanter au niveau des zones chauves. C'est un médecin américain, le Dr Norman Orentreich, qui a introduit cette technique aux États-Unis en 1959. À cette époque, l'implantation des cheveux se faisait sous la forme de greffons cylindriques de diamètre important contenant 10 à 20 bulbes pileux, ce qui donnait l'aspect dit « en champs de poireaux ». Les premières améliorations, apportées dans les années 1970, ont permis la miniaturisation des greffons de manière à les rendre moins visibles, ces minigreffes comportant de 5 à 8 bulbes chevelus. Toutefois, les résultats étaient encore insuffisants car les cheveux poussent par petits paquets en prenant l'aspect de « cheveux de poupée ». Ces greffons vont encore se miniaturiser avec l'apparition des microgreffes de 3 à 4 bulbes chevelus. Il ne fallait qu'un pas de plus pour voir l'apparition des greffes folliculaires (1 à 2 bulbes). Il existe cependant une limite en quantité de transplantations de greffes de cheveux qui dépend de la taille de la couronne et de la densité des cheveux.

LA POITRINE

La chirurgie de la poitrine garde une haute valeur symbolique pour la femme. En Occident, le sein a cette particularité de porter les valeurs de la féminité au niveau du groupe et celles du statut de la femme au niveau de l'individu. Il n'est pas rare d'entendre en consultation une patiente qui, grâce à une plus jolie poitrine, souhaite accéder à son statut de femme ou le reconquérir, comme nous le verrons dans un chapitre ultérieur.

La chirurgie de la poitrine comporte trois volets : la chirurgie d'augmentation, la correction de la chute du sein, ou ptôse, et la correction de l'hypertrophie du sein. Cette dernière a une connotation réparatrice forte du fait du handicap que pose une poitrine trop lourde, alors que les deux autres ont une tonalité esthétique plus visible, identifiée par l'exigence plus élevée que celles qui ont bénéficié d'une augmentation. La taille des cicatrices est différente selon le problème traité : courte, de 3 à 5 cm, pour l'augmentation mammaire, et plus longue, allant d'une périaréolaire à des cicatrices en T inversé, pour les deux autres cas de figure.

La chirurgie d'augmentation mammaire par prothèses intéresse l'hypoplasie mammaire, ou poitrine de faible importance, et la ptôse mammaire, ou chute du sein. L'hypoplasie mammaire est la conséquence, soit d'un développement glandulaire insuffisant, soit d'une perte de volume consécutive à une perte de poids, à des grossesses ou au vieillissement. La correction du volume mammaire est réalisée par l'implantation de prothèses constituées d'une enveloppe en silicone et d'un liquide de remplissage en gel de silicone ou en sérum physiologique. En Europe, les prothèses mammaires remplies de gel de silicone ont la préférence des chirurgiens et des patientes pour leur côté souple et résistant au temps.

À la suite d'un moratoire interdisant les prothèses en silicone jusqu'en 2001, en raison d'un gel de silicone trop liquide, les fabricants, sous la pression de l'Agence française de sécurité sanitaire des produits de santé (Afssaps), ont proposé des améliorations.

Ces implants offrent une enveloppe plus épaisse étanche au gel de silicone et des gels de silicone « cohésifs », de consistance plus dense, qui évitent l'extravasation du gel en dehors de l'enveloppe en cas de rupture. Notons qu'au cours de l'année 2010, une usine française de fabrication d'implants mammaires a vu sa production et sa commercialisation suspendues du fait du non-respect de son cahier des charges.

Le catalogue des prothèses est riche de plusieurs formes avec des implants ronds incluant les prothèses plates, et avec des implants anatomiques en forme de goutte. Les premières offrent la possibilité d'une augmentation modérée d'une poitrine possédant déjà une forme, les secondes la création d'une forme pour combler une projection absente ou pour corriger une poitrine tombante. Cette variété de prothèses mammaires permet de faire des seins « sur mesure » en fonction de la morphologie et des attentes de la patiente.

La mise en place des implants doit se faire par une cicatrice dont la localisation dépend des attentes de la patiente et du choix du chirurgien. La voie aréolaire est une « voie d'abord » passant par une incision dans le segment inférieur du pourtour de l'aréole ; la voie sous-mammaire laisse une cicatrice de quatre centimètres placée dans le futur sillon sous-mammaire, choix de prédilection des chirurgiens anglo-saxons ; enfin la voie axillaire est placée dans le creux et dans le pli cutané de l'aisselle qui vit une nouvelle jeunesse par l'apport de la chirurgie endoscopique[16]. La mise en place des prothèses peut se situer devant ou derrière le muscle pectoral, et toujours derrière la glande mammaire. C'est une affaire d'école, mais, de façon générale, l'implantation dans la loge prémusculaire est proposée si la glande mammaire est ferme et d'épaisseur suffisante (au moins un centimètre). Sinon, la loge rétromusculaire sera préférée. La complication la plus fréquente est la « coque périprothétique » qui est une réaction de l'organisme contre un corps étranger représenté par la prothèse, sorte de fibrose rétractile de survenue aléatoire.

Des techniques alternatives à la prothèse ont récemment émergé comme la lipostructure du sein qui consiste, comme pour le visage, à greffer du tissu graisseux. Les bénéfices sont aussi évidents en termes de naturel, de souplesse et d'aspect qu'en termes d'effet secondaire en raison de l'absence de complication due à un corps étranger. Cependant les limites sont nombreuses. Du point de vue technique, il faut pouvoir prélever de la graisse en quantité suffisante, ce qui est loin d'être le cas chez des patientes en général minces. Mais surtout les chirurgiens restent dans l'attente d'une réponse au problème posé par les cellules souches injectées avec la graisse : ont-elles un effet protecteur ou favorisant le cancer du sein ? Il est trop tôt pour trancher et la prudence est de mise. Une autre technique apparue en 2007 est l'injection d'acide hyaluronique dans le sein, un produit que les médecins utilisent déjà pour le visage. Les effets secondaires restent encore à évaluer avant d'en faire une technique de référence.

La ptôse mammaire est un affaissement de la glande accompagnée d'un relâchement de la peau du sein. L'aréole et la glande mammaire sont plus basses qu'elles ne l'étaient ou ne devraient l'être. La perte de volume de la partie supérieure du sein donne un aspect vide au thorax. Elle survient le plus souvent après un amaigrissement ou au décours d'une grossesse avec allaitement, plus rarement à l'adolescence. Le volume de la glande mammaire est variable soit en excès (hypertrophie mammaire), soit en défaut (hypotrophie mammaire), soit encore en volume normal.

La correction de la ptôse implique une résection de la peau excédentaire, un modelage du cône mammaire et une ascension de l'aréole. La résection de la peau est responsable de cicatrices sur le sein dont la longueur est influencée par le travail de l'enveloppe cutanée et de la glande mammaire. Trois types de cicatrices seront proposés en fonction de l'importance du volume mammaire à ôter : une simple cicatrice périaréolaire (autour de l'aréole) si la chute du sein est peu importante ; une cicatrice verticale associée à la précédente, dans le cas le plus fréquent ; et une cicatrice en forme de T inversé si le sein est important. Les techniques de modelage du sein sont nombreuses et affaires d'école, mais toutes ont la même préoccupation : la vascularisation du sein opéré afin d'éviter la nécrose de l'aréole. Quand la ptôse mammaire est associée à un manque de volume mammaire, l'association d'une prothèse permettra d'obtenir un galbe mammaire, une fermeté du sein et un habillage du pôle supérieur de la poitrine.

L'hypertrophie mammaire ou volume de la glande importante est souvent associée à un certain degré de ptôse mammaire. Elle peut dans nombre de cas survenir au moment de l'adolescence avec une gêne fonctionnelle et esthétique. La correction de l'hypertrophie mammaire est identique à la ptôse associée à une hypertrophie, avec la même rançon cicatricielle.

LA SILHOUETTE

La silhouette doit son apparence et ses courbures à la forme de la charpente osseuse et musculaire et de la couverture cutanéo-graisseuse. Si la première ne peut être modifiée médicalement, la seconde, dépendante du poids et de l'activité sportive, l'est. L'anatomie de la couverture cutanéo-graisseuse est identique dans toutes les régions du corps. De la superficie à la profondeur, nous retrouvons la peau ayant des caractéristiques différentes en fonction de la localisation sur le corps, la graisse superficielle séparée du profond par le *fascia superficialis*. Le *fascia superficialis* qui est une nappe fibreuse envoie des travées fibreuses au derme de la peau créant des lobules graisseux à l'origine de la cellulite. La liposuccion agit sur la graisse profonde, mais peu sur la graisse superficielle qui est plutôt sensible à des techniques non invasives.

La liposuccion

Il y a trente ans, le Dr Yves-Gérard Illouz créait une technique qui allait modifier la chirurgie esthétique de la silhouette : la liposuccion. Elle a marqué la transition d'une chirurgie du corps mutilante, compliquée et peu esthétique, à une ère où la chirurgie devient moins agressive, plus esthétique. Cette technique a bénéficié de nombreuses évolutions tout en conservant son principe initial : l'introduction d'une canule sous la peau pour aspirer la graisse de certaines localisations qui ne disparaît pas malgré une discipline alimentaire et sportive. La liposuccion n'est donc pas une technique d'amaigrissement. Le nombre d'adipocytes détermine la masse graisseuse de l'adulte et reste constant quel que soit le poids du sujet, même après une perte de poids marquée. Ce qui implique que le nombre des adipocytes est défini dès l'enfance. L'équipe de Spalding[17] a mesuré le renouvellement des adipocytes en analysant l'intégration du carbone 14 dans l'ADN génomique. Environ 10 % des cellules graisseuses sont renouvelées chaque année quel que soit l'âge adulte et quel que soit le niveau d'indice de masse corporelle. Est-ce que la liposuccion soustrait définitivement, comme on a pu le penser, le capital de cellules graisseuses ? Cette étude sur le *turnover* cellulaire démontrerait le contraire.

En pratique, la liposuccion traite toutes les régions de la silhouette : la « culotte de cheval », les hanches, l'abdomen, les cuisses, les genoux, les mollets, les chevilles, les bras, le visage et le cou (double menton, ovale du visage). Active sur la graisse profonde, beaucoup moins sur la graisse superficielle, elle est soumise à un certain nombre de contraintes comme l'incapacité de rétraction d'une peau de qualité médiocre. En effet, la peau possède une capacité d'expansion et de rétraction en fonction de ses caractéristiques d'élasticité. Plus elle sera élastique, plus elle se rétractera après un amaigrissement ou une liposuccion, comme la peau du ventre après l'accouchement. Plus elle sera relâchée, moins elle pourra se rétracter. Or, si la peau a perdu une partie de ses caractéristiques d'élasticité, le chirurgien aura dans ce cas un facteur limitant à la liposuccion. Ce problème de la fermeté des tissus demeure actuel et suscite de nombreuses recherches. Différentes techniques associées à la liposuccion, comme le laser ou la radiofréquence, se proposent de résoudre cette difficulté. Leur principe est l'échauffement de la peau qui, en réaction, va se rétracter. Toutefois, leur évaluation à terme reste à faire.

Les techniques chirurgicales

Quand la liposuccion est insuffisante pour régler le problème de la silhouette par excès de la peau, il faut envisager son ablation par la chirurgie. Au niveau du ventre, cette technique est appelée abdominoplastie ou plastie de la région abdominale. Plus ou moins importante, elle prend les noms d'abdominoplastie étendue lorsque l'ablation de la peau est conséquente, parfois de façon circulaire, et d'abdominoplastie localisée ou minilifting abdominal lorsque son ablation est mineure. Ces techniques sont souvent associées à une liposuccion. Le principe de l'intervention est de retirer l'excès cutané en réalisant un décollement plus ou moins important de la région. La cicatrice qui en découle sera plus ou moins longue. Le chirurgien prend toujours en compte l'ombilic dans l'abdominoplastie. Le plus souvent, cette cicatrice est située au bord supérieur des poils pubiens et déborde plus ou moins loin dans les plis de l'aine. Sa longueur, prévisible avant l'intervention, est discutée avec le patient.

Le lissage des bras intéresse le relâchement de la peau sollicitée par la gestuelle et soumise à des variations de poids. Avec l'âge, la peau est excédentaire et se fripe. Ce lissage consiste en l'ablation de l'excès de peau à la face interne du bras d'où le nom générique de cette intervention : le lifting de la face interne des bras. Le positionnement de la cicatrice brachiale est affaire d'école, mais, en gros, plus l'excès de peau est important, plus la cicatrice sera longue. Il est erroné de penser qu'une petite cicatrice cachée dans l'aisselle pourra enlever un excédent cutané autour du bras. Les enjeux de la chirurgie de la silhouette sont ici les mêmes que ceux de la couture. La longueur d'une manche ou d'un pantalon ne se règle pas de la même façon que sa largeur.

La face interne de la cuisse est recouverte d'une peau fragile qui se relâche facilement. Il n'y a alors pas d'autre choix que le lifting de la face interne de la cuisse pour en améliorer l'aspect. La cicatrice, située entre la cuisse et le périnée, se trouve parfois associée à une cicatrice verticale quand l'excès de la peau est très important.

Les techniques non invasives

La liposuccion enlève l'excès de graisse, mais n'a pas d'action positive sur la cellulite et le relâchement de la peau, pas plus que sur les vergetures qui sont de véritables fractures cutanées. La cellulite est un engorgement de graisse cellulaire dans les lobules graisseux superficiels créant l'aspect de peau d'orange. Il existe plusieurs variantes de cette graisse superficielle en fonction de l'origine des problèmes : vasculaire ou œdémateuse, la cellulite évolue vers la fibrose.

Les vergetures sont la conséquence d'un étirement brutal et important de la peau de l'abdomen, des hanches, des cuisses et des fesses. Contrairement à la croyance populaire, elles surviennent essentiellement à l'adolescence et chez les jeunes femmes dont la peau épaisse a pour caractéristique une rupture tissulaire basse à l'inverse d'une peau plus fine qui se laisse déformer.

Les techniques non invasives de la silhouette sont aujour-d'hui en pleine expansion en raison des progrès de la technologie. Elles ont pour cible la peau, la graisse superficielle et la graisse profonde. Certaines techniques, telles que les appareils de radio-fréquence (RF), utilisent l'échauffement plus ou moins profond des tissus avec la création d'énergie thermique par le flux électro-magnétique. Les courants de RF sont utilisés en chirurgie et en médecine depuis plusieurs décennies. L'échauffement créé par RF aurait un effet tenseur sur la peau et lipolytique sur la graisse superficielle.

La carboxythérapie, en infusant du CO_2 sous la surface de la peau, déclenche une réaction qui augmente le flux san-guin. L'affluence d'oxygène et de nutriments qui en découle améliore la circulation et le renouvellement cellulaire pour aboutir à une peau plus élastique, tout en fragilisant les cellules graisseuses. Les ultrasons focalisés transforment l'énergie ondulatoire en énergie cavitaire et thermique qui entraîne l'explosion des cellules graisseuses à son point focal. En fonction de la localisation du ou des points focaux, on aura une lyse graisseuse.

L'endermologie est fondée sur le principe bien connu des kinésithérapeutes du « palper-rouler » qui permet une amélioration de la peau et de la graisse superficielle. La technologie photonique, par l'utilisation de la lumière cohérente (laser) ou non cohérente, propose régulièrement des appareils à tropisme cutané ou graisseux. Si les actions de ces appareils sur la peau sont codifiées, l'évaluation de ces techniques reste à faire pour la graisse. Leur efficacité est difficile à apprécier, mais leur association optimise les résultats ; peut-être est-ce l'une des raisons de l'apparition des centres médicaux avec un environnement de confort qui ont débuté aux États-Unis et qui apparaissent en Europe. Le principe de ces centres, appelés abusivement « Spa médicalisés », est d'offrir un espace qui permet d'avoir une concentration de médecins de spécialités différentes et d'offrir des programmes de soins non invasifs.

LA CHIRURGIE ESTHÉTIQUE SEXUELLE
OU CHIRURGIE INTIME

Elle concerne les sexes masculin et féminin. Bien évidemment, chez l'homme, l'objectif de cette chirurgie est l'augmentation du pénis en longueur et en largeur. Deux méthodes se disputent la préférence des chirurgiens, la lipostructure qui augmente le diamètre du pénis, plutôt au repos (syndrome des vestiaires), et la section du ligament suspenseur de la verge pour l'allonger.

Pour le sexe féminin, nous retiendrons les techniques qui diminuent la taille des petites lèvres par leur résection partielle, la taille du fourreau vaginal et la liposuccion du mont-de-Vénus. Nous passerons sous silence les injections du point G à l'acide hyaluronique, car nous ne pouvons trancher sur leur efficacité réelle.

Pour compléter les informations sur la chirurgie et la médecine esthétiques, notamment pour connaître leurs risques, nous invitons le lecteur à la visite du site Internet de la Société française de chirurgie plastique, reconstructrice et esthétique (http://www.plasticiens.org) et de la Société française des chirurgiens esthétiques plasticiens (http://www.sofcep.org).

CHAPITRE II

La place de la chirurgie esthétique dans notre société

Si d'aucuns s'en félicitent, beaucoup aujourd'hui s'en inquiètent. Il est de fait que la chirurgie esthétique est devenue un phénomène de société qui concerne les pays avancés économiquement, mais aussi, de plus en plus, les pays émergents. Au même titre que les manipulations génétiques ou les techniques de procréation *in vitro*, les opérations de chirurgie plastique participent de cette tendance irrésistible à la médicalisation de l'individu qui, non content d'être socialement assisté, demande maintenant, si son bonheur l'exige, d'être esthétiquement assisté. Nous avons déjà vu que, selon Stendhal, la beauté était une promesse de bonheur. Cette promesse était depuis longtemps prévue, à défaut d'être tenue, puisque la Déclaration américaine de 1776 inscrivait déjà la « recherche du bonheur » parmi les droits inaliénables des hommes, au même titre que « la vie et la liberté », ces droits étant garantis par le Créateur. Aujourd'hui, c'est le chirurgien, avec le médecin et le généticien, qui devra prendre en charge un bonheur de vivre qui n'est plus de l'ordre de l'attente, mais de l'exigence. La beauté est désormais considérée comme une condition essentielle du bonheur au même titre que la santé.

Certaines personnes n'hésiteront pas ainsi à mettre en danger leur vie par des opérations extrêmes de chirurgie esthétique pour parvenir à ce qu'elles pensent être leur idéal de beauté. Elles ne réussissent qu'à la détruire comme le montre cruellement, parmi d'autres exemples, celui de l'actrice Lolo Ferrari. Soumise à vingt-cinq opérations chirurgicales, la jeune femme avait fait porter son tour de poitrine à 180 cm, chacun de ses seins pesant trois kilos et contenant trois litres de sérum. Elle ne pouvait dormir ni sur le ventre ni sur le dos, et elle ne prenait pas l'avion de crainte que sa poitrine n'explose durant le vol. Son état mental déclina d'autant plus vite qu'elle ne pouvait plus assumer la fausse conscience qu'elle avait d'elle-même. Sa fin tragique fut attribuée à un suicide par l'ingestion de médicaments. Ce n'est pas seulement l'image de l'être humain qui s'est trouvée ici dévoyée, mais celle de la chirurgie plastique qui n'a pas respecté le commandement majeur de la médecine : « *primum non nocere* », d'abord ne pas nuire.

Une réussite économique, idéologique et technique

En dépit de ces excès, qui restent heureusement marginaux, la chirurgie esthétique a pris une place importante dans la pratique médicale ainsi que dans la vie sociale. Nous pouvons la considérer sous trois aspects principaux, celui du marché économique qu'elle constitue, celui de l'idéologie hédoniste qui l'habite et celui des progrès techniques qu'elle développe.

UN MARCHÉ ÉCONOMIQUE

Un double impératif commande actuellement l'économie mondiale. D'une part, toute la réalité, qu'il s'agisse des sources d'énergie ou des objets matériels, est transformée en *produit* commercial. Quant à l'homme qui effectue cette transformation, il se considère comme un *producteur* économique, et non plus comme un croyant, un guerrier ou un artiste. D'autre part, cette image de l'homme ne s'exprime plus sur le modèle de l'âme, comme dans les sociétés traditionnelles, mais sur le modèle du corps. La matérialité des facteurs de production et la matérialité des objets produits ont conduit l'homme contemporain à reconnaître son identité à partir de son corps. Je n'*ai* pas un corps, je *suis* mon corps. Or, ce corps ne se contente pas de reproduire d'autres corps, par la sexualité, il se produit lui-même, par le travail ou le loisir, pour parvenir à plus de résistance, de santé ou de beauté. D'autres civilisations s'étaient attachées à la beauté de l'âme et ne voyaient dans celle du corps que son reflet ; Victor Hugo disait ainsi que « la beauté de l'âme se répand comme une lumière mystérieuse sur la beauté du corps[1] ». La nôtre pense au contraire que la beauté du corps est initiale et que notre âme, c'est-à-dire la conscience que nous prenons de nous-même, ne tire sa beauté que de notre apparence physique.

Il en résulte qu'on a vu apparaître un véritable marché du corps qui l'emporte largement sur le marché de l'âme. Ce dernier concerne les pratiques psychologiques et psychanalytiques, les sagesses orientales et les religions qui ont toujours eu leurs marchands du temple. Mais ce n'est plus un marché porteur et les confidences ou les prières ont de la peine à créer de la valeur ajoutée. En revanche, le marché du corps est en expansion continuelle, qu'il concerne l'homme ou la femme. On entretient son corps pour le rendre plus tonique, plus jeune et plus beau par l'hygiène, les cosmétiques, la gymnastique, les techniques corporelles et les sports, mais aussi par les vêtements, les chaussures, les machines d'entraînement, du vélo d'appartement aux appareils de musculation et des plates-formes vibrantes aux *steppers* et aux rameurs pour perdre du poids ou gagner du muscle. La chirurgie esthétique prend le relais de ces techniques en proposant des interventions plus radicales, mais aussi plus sûres, puisqu'elles reposent sur des connaissances médicales et des techniques scientifiques. La demande sociale, qui est une demande de beauté en première instance, a ainsi fusionné avec l'offre médicale, qui est une réponse de santé en dernière instance. Quand il est conforme à la déontologie professionnelle, l'acte chirurgical n'a plus à se justifier puisque son geste technique réussit à mettre fin à un désarroi psychologique.

On comprend le succès grandissant de la chirurgie esthétique dans un monde qui, plus que jamais, se soucie de l'apparence physique. La beauté ne doit plus se limiter aux êtres de la nature, aux œuvres de l'art et aux produits de l'industrie ; elle doit être l'apanage de tous les individus qui ont droit, avec une santé durable, à une apparence séduisante. En 2004, les interventions de chirurgie esthétique aux États-Unis ont atteint près de douze millions d'actes selon l'American Society for Æsthetic Plastic Surgery, soit une augmentation de 44 % par rapport à 2003. Elles concernaient en premier lieu la liposuccion, puis l'augmentation de la poitrine, la chirurgie des paupières, la rhinoplastie, et enfin le lifting du visage. Quant aux actes non chirurgicaux de médecine esthétique, ils concernaient les injections de Botox®, très à la mode, l'épilation au laser, le peeling chimique, et les traitements à l'acide hyaluronique qui ont démodé les injections de collagène[2]. On sait qu'il en est de même au Brésil, terre d'élection de la chirurgie esthétique. Elle est destinée aux classes les plus diverses de la population grâce à Ivo Pitanguy qui reste le maître incontesté de sa discipline depuis la fondation en 1963 de sa clinique « Núcleo de Saúde e Beleza » [Le centre de santé et beauté]. On compte ainsi plus de 600 chirurgiens esthétiques pour la seule ville de Rio de Janeiro qui permettent aux Cariocas, comme aux touristes, d'apprécier la tonicité des fesses des jolies baigneuses sur la plage de Copacabana.

Le monde de la chirurgie plastique est donc aussi important que celui du monde médical, en général, ou celui du monde des loisirs et des sports. Il a conquis une universalité médiatique par l'intermédiaire de la publicité et de l'informatique. Les sites Internet sont innombrables, avec des photographies et des illustrations de toutes les parties du corps, comme les publicités de cliniques privées dans la plupart des pays. Il existe même des séries télévisées aux États-Unis, sous la forme désormais traditionnelle de téléréalité, comme *Extreme Makeover*, sur la chaîne ABC, ou *The Swan*, sur la chaîne Fox. Cette dernière émission met en scène diverses femmes qui ont subi des opérations chirurgicales afin de leur redonner une estime de soi qu'elles avaient perdue. Ce jeu théâtral, et parfois dramatique, met en lumière l'ambiguïté d'une transformation physique qui est le signe indirect d'une transformation psychique. Au terme des épreuves télévisées, un concours de beauté couronne Miss Swan, c'est-à-dire Mademoiselle Cygne, qui a réussi la meilleure transformation esthétique. Il est vrai que, dans la mythologie grecque, Hélène, la plus belle des mortelles, avait été engendrée des amours de Zeus, transformé en cygne, et de Léda, la reine de Sparte. Pour accéder à la beauté, c'est maintenant aux hommes qu'il revient d'effectuer des opérations qui, autrefois, n'appartenaient qu'aux dieux.

UNE IDÉOLOGIE HÉDONISTE

L'offre économique ne suffit pas à expliquer le développement mondial de la chirurgie esthétique. Elle coïncide en effet avec une demande sociale guidée par une idéologie hédoniste qui a pris le pas sur les autres vertus. La morale du devoir, pourtant présente dans la pensée moderne des droits de l'homme, n'a pas résisté aux assauts des morales du plaisir, et la loi de Kant, qui était à ses yeux la seule chose moralement bonne, a cédé la place au plaisir d'Épicure qui était pour lui le souverain bien. Or, c'est l'image, ou, en termes freudiens, le *fantasme*, qui peut susciter l'apparition du plaisir. Depuis l'invention de la photographie, les inventions se sont multipliées pour assurer cette domination de l'image. Le visage et le corps de la femme ont été sublimés, après le pinceau du peintre et le crayon de l'affichiste, par l'objectif de la caméra. La photographie et l'affiche ont été relayées par le cinématographe, amplifiées par la télévision, la publicité et l'ensemble des médias. On croyait naïvement, depuis l'invention de l'imprimerie, que le texte avait mis fin au règne de l'image : « Ceci tuera cela », prédisait Victor Hugo en montrant, dans *Notre-Dame de Paris*, comment le livre vaincrait la cathédrale, et la typographie la peinture d'icônes. Nous assistons aujourd'hui à la revanche de l'image sur le texte et à l'instauration d'une souveraineté plus absolue encore.

C'est après la Première Guerre mondiale que l'on constate l'apparition d'une norme idéale de beauté féminine, avec Louise Brooks et Greta Garbo, et accessoirement masculine, avec Rudolph Valentino et Douglas Fairbanks, par le biais du cinéma qui s'installe à Hollywood. La ville du « bois de houx » était en effet la terre d'élection de la douceur de vivre, et donc du plaisir, à l'opposé de New York, le pôle rigoureux de la finance, et donc du travail. La beauté artificielle de la femme, bientôt comparée à l'éclat nocturne d'une star, va s'imposer dans le monde entier alors que se développent, d'une part, la chirurgie esthétique, essentiellement vouée aux femmes, et d'autre part, l'industrie des loisirs, l'*entertainment*, qui ne connaît qu'un seul principe : le plaisir. À Broadway, l'empereur du *musical* Florent Ziegfeld invente, sur le modèle des Folies-Bergère, un nouveau type de femme, la *Ziegfeld Girl* des *Ziegfeld Follies*, à la plastique superbe et aux jambes métronomiques que les jeunes Américaines s'efforcent d'imiter comme elles imitent les stars d'Hollywood[3]. À la même époque, le premier concours de beauté, Miss America, est créé en 1921 à Atlantic City et sera suivi par une foule d'autres, aux États-Unis comme à l'étranger.

Le XXe siècle occidental voit dès lors la rapide montée d'une conception hédoniste de l'existence, centrée sur l'image érotisée de la femme couplée avec l'image victorieuse de la jeunesse. Cette prégnance du désir est renforcée par les réseaux médiatiques qui offrent des modèles parfaits de visages et de corps féminins ; ils renforcent le désir d'identification de la femme ordinaire à ces icônes sublimées et, comme les étoiles, inaccessibles. L'hédonisme dominant associe au culte de l'image celui de la sexualité qui se voit renforcé, sur le plan médical, par les succès de la psychanalyse, et sur le plan social, par la libéralisation des mœurs. Si l'apparence corporelle joue un rôle de plus en plus important dans un monde voué aux images, et si la beauté est une promesse de plaisir, sinon toujours de bonheur, beaucoup de femmes se sentent pénalisées par un visage ou une silhouette qui ne correspondent pas aux modèles régnants. La chirurgie esthétique trouve sa légitimation dans le désir de luxe des sociétés qui déborde les besoins d'une existence désormais assurés : l'alimentation, l'hébergement, l'éducation et la santé.

Nos contemporains se situent ainsi dans une démarche intellectuelle du type « pourquoi pas moi ? » qui revient à exiger pour soi les bénéfices des découvertes médicales et techniques. Cette approche, que l'on peut qualifier de démocratique, considère la chirurgie esthétique comme un bien commun auquel chacun doit accéder. Elle devient peu à peu un produit de consommation courant qui fait l'objet d'une mise en marché et d'une mise en discours dans l'espace public. Élisabeth Mercier a montré, dans l'article précédemment cité, que la chirurgie esthétique s'inscrivait dans un contexte où différents jeux de pouvoir interfèrent, le marché médical, le marché médiatique, le marché économique, tous trois étant régulés par différents types de discours, le discours médical, le discours médiatique et le discours économique. Cette mise en perspective, que l'on constate dans les publicités, présente la chirurgie esthétique comme un besoin psychologique, un droit juridique et un mode de vie social, tous trois accomplissant l'exigence hédoniste d'une vie plus désirable. Elle est tendue entre deux pôles, la modification de l'apparence physique, qui renvoie à l'image que l'on présente aux autres, et l'amélioration de sa propre estime, qui renvoie au regard que l'on porte sur soi.

Ainsi, la femme, réelle ou idéalisée, incarne la séduction dont les caractéristiques changent en fonction des cultures et des sociétés. Sa silhouette n'a pas la même résonance pour les Européens, les Américains du Nord et du Sud, les Africains ou les Asiatiques. Mais son empreinte culturelle conduit à considérer le naturel sous des angles différents, que l'on s'adresse à des patientes françaises, russes ou américaines. On constate que l'image « caucasienne », qui est largement diffusée dans le monde par le cinéma, la télévision et la publicité, gagne du terrain dans l'ensemble des cultures. Le maintien de l'esthétique corporelle et le refus de la vieillesse sont renforcés par l'idée que la femme se fait d'elle-même : elle se concrétise par la perception de son image confrontée aux modèles de mannequins jeunes et minces, à la poitrine parfaite dans sa forme, son galbe et son volume. Les techniques médico-chirurgicales peuvent alors réussir le remodelage du corps qui gardera une jeunesse que notre société refuse de perdre. Il va de soi que le regard masculin a un effet de renforcement positif sur cette quête féminine d'un corps jeune et beau où se profilent la séduction et sa promesse de sexualité.

LES TECHNIQUES ACTUELLES

Les tendances présentes de la chirurgie esthétique s'inscrivent dans l'obtention de résultats naturels, l'usage de techniques moins invasives, et la diminution de l'éviction sociale. Si cette orientation est confirmée par l'ensemble des acteurs de la pratique médicale, chirurgiens, patients et industriels, force est de constater que les actes chirurgicaux gardent une prédominance sur ce marché. Certes, la chirurgie plastique évolue avec la demande des patients et l'évolution des techniques, mais elle affiche sa puissance dans sa capacité à produire des résultats « naturels ». Qu'entend-on par un résultat *naturel* ? Qu'une opération n'aura laissé sur le patient aucune trace de chirurgie ? Le terme oppose-t-il ce qui est acquis à ce qui est héréditaire ? Que signifie alors son contraire : un résultat *artificiel*, avec tous les fards que les femmes utilisent pour s'embellir ? En outre, la notion de « naturel » n'a pas la même signification pour une Américaine, une Africaine, une Européenne ou une Asiatique. Certaines cultures voient dans l'usage de la chirurgie esthétique un outil de promotion sociale, comme aux États-Unis et en Russie. D'autres y reconnaissent une démarche personnelle du patient, comme en France. D'autres encore entendent par là l'effacement de l'appartenance raciale : les Chinois pour les paupières et le nez, les Afro-Américains pour le blanchiment de la peau.

L'exemple américain est éloquent en la matière, car son modèle humain est fortement idéalisé par l'empreinte judéo-chrétienne. C'est la culture, et non la nature, qui a imposé le modèle de la poupée Barbie. Le retentissement aux États-Unis d'une ride du visage féminin n'a pas la même signification qu'en Europe et notamment en France. C'est la raison pour laquelle les actes chirurgicaux sont plus agressifs outre-Atlantique. Les peelings profonds sont mieux admis et les liftings tendus plus désirés, les traces « non naturelles » laissées par la chirurgie ou la médecine seront camouflées par un maquillage plus opaque. On observera sans étonnement que les Américaines affichent leur lifting ou leur poitrine généreusement remplie par la chirurgie pour mieux exposer leur niveau social.

D'ailleurs, la patientèle des chirurgiens américains est plus segmentée par niveau social que celle des Français où les praticiens sont en relation avec toute la population. Dans le même ordre d'idée, la poitrine des Américaines est plus généreuse que celle des Françaises, et leur silhouette plus fine se conforme au standard de la bien nommée « poupée Barbie ». Les Miss USA ressemblent comme deux gouttes d'eau à la poupée modèle qui hante les petites filles depuis plus de cinquante ans. De leur côté, les Françaises témoignent d'une démarche personnelle qui est moins sensible aux images imposées par les médias. Leurs demandes sont plus proches d'une image construite par elles-mêmes, certes alimentée par celles-ci, mais compensée par la mise en œuvre d'une histoire personnelle. Dans d'autres pays, comme le Brésil, le culte du corps entraîne une consommation élevée de chirurgie esthétique. Il en résulte que leurs standards thérapeutiques ne sont pas semblables aux nôtres. On constate que les individus des sociétés en cours d'émancipation sociale et culturelle font appel à la chirurgie ethnique pour se conformer au modèle occidental : il en va ainsi du débridage des paupières asiatiques, de l'affinement du nez et du blanchiment de la peau africains. La chirurgie esthétique possède, ainsi, un pouvoir de promotion sociale qui est renforcé par le modèle d'une star.

Enfin, le naturel possède une signification singulière pour chacun d'entre nous. Dans une même société, une personne médiatisée aura une demande différente d'une personne inconnue qui n'a pas le même souhait du fait de son absence de notoriété. D'autre part, il est de la compétence du médecin de décoder le caractère naturel d'un résultat. Nous faisons ici référence au système de reconnaissance des visages par le système nerveux central qui permet d'identifier un visage de face en 200 m/sec[4]. Cette reconnaissance est faite de façon holistique, le regard de l'observateur fixant un point fixe au-dessus du nez. Chacun de nous peut ainsi percevoir l'ensemble des traits d'une personne comme un tout intégré. Le cerveau possède la faculté de reconnaître un individu en moins de quelques secondes et de mémoriser des centaines de visages sans le moindre effort. Ce système de reconnaissance permet la détermination précise du sexe, de l'âge et de l'humeur de l'individu. Contrairement à l'idée reçue, c'est la forme du bas du visage qui permet l'identification du visage de la personne. Si l'on modifie sur plusieurs photographies un bas de visage, le haut demeurant identique, on a l'impression que le visage est différent. Cependant certaines modifications du regard sont immédiatement remarquées si son expression est transformée. Ainsi, le chirurgien a les outils qui lui permettent de respecter la physionomie des visages.

En France, quelle est la demande générale des personnes qui consultent un praticien ? Concernant le visage, elles recherchent un embellissement progressif de façon que le résultat ne puisse pas se remarquer ; elles souhaitent donner à leur entourage une impression de « bonne mine » et de « fraîcheur » afin de gagner quelques années sur un vieillissement inexorable. L'opération plastique ne doit pas modifier les traits de reconnaissance du visage que le patient veut sauvegarder : après l'acte chirurgical, il sera satisfait de retrouver son regard d'autrefois même s'il doit garder quelques rides autour des yeux. L'objectif n'est pas la transformation, mais l'embellissement autour des traits qui ont façonné leur personnalité au fil des années.

Quant à la chirurgie de la poitrine, elle se veut également plus discrète. Les patientes demandent presque unanimement « une poitrine de femme, mais pas des seins de *bimbo* ». Lors de leurs consultations, les médecins entendent souvent cette demande qui est symptomatique de la mesure attendue : « Faites ce qui va le mieux à mon corps, mais que l'on continue à me regarder dans les yeux ! » C'est dans cet esprit que la chirurgie esthétique actuelle, en conquérant la confiance de ses patients, montre son véritable visage qui est celui de l'harmonie, de la discrétion et de la singularité.

Les motivations des patients

En dépit du processus d'égalisation démocratique qui régit nos sociétés, la beauté et la force continuent d'être saluées comme des valeurs suprêmes pour les hommes et pour les femmes. Or, la beauté, qui est traditionnellement l'apanage des femmes pour des raisons de séduction, c'est-à-dire de reproduction de l'espèce, et la force, qui est parallèlement celui des hommes pour des raisons de sécurité, c'est-à-dire de protection de la société, sont les facteurs les plus importants d'inégalité parmi les êtres humains. Si la beauté, en particulier, reste toujours une injustice sans recours, en dépit de toutes les hypocrisies rhétoriques, c'est parce qu'elle évoque, Platon le montrait dans *Le Banquet*, une dimension supérieure et, pour tout dire, divine. Que les plus belles femmes du cinéma aient été qualifiées de *stars* pour évoquer, avec la lumière qui éclaire nos nuits, leur éloignement cosmique des êtres ordinaires, en dit long sur la transcendance de la beauté.

LE DÉSIR DE BEAUTÉ

Le culte de Vénus, divinité latine de la végétation, identifiée à la déesse grecque Aphrodite, incarne durablement cette fusion de la beauté et de la fécondité. On rappellera ici que la plus belle des déesses, élue par Pâris, était née des organes sexuels du dieu Ouranos, le Ciel ou le Monde, tranchés par son fils Cronos et tombés dans la mer pour former son écume. Si la beauté est née du sperme du dieu, comment ne serait-elle pas l'image d'une supériorité sans mesure ?

Le culte d'Adonis, qui lui est lié, ne le cède en rien en terme de fascination. Né de l'arbre à myrrhe, l'enfant fut recueilli par Aphrodite, déesse de l'amour, qui disputa sa possession à Perséphone, déesse de la mort. Aphrodite pleura autant de larmes qu'Adonis, blessé par un sanglier, répandait de gouttes de sang : de chaque larme naissait une rose, et de chaque goutte de sang une anémone. Le dieu incarne donc à la fois la mort et le renouvellement de la nature, mais sa beauté se révèle aussi fugace que sa vie. Aussi, en Grèce, les jardins cultivés en son honneur étaient-ils des cultures stériles qui ne parvenaient pas à maturité. Ce jardinage de fête dont les semences ne donnaient aucun fruit symbolisait l'existence éphémère du dieu ; l'expression courante « jardins d'Adonis » caractérisait tout ce qui, dans le monde, relève d'une existence passagère. Qu'un grand nombre d'instituts d'esthétique porte aujourd'hui le nom d'*Adonis* révèle à quel point la beauté, qui se sait vouée à disparaître, désire retarder l'échéance même si elle ne donne aucun fruit durable.

Tous les patients demandent à la chirurgie esthétique de réduire, sinon d'effacer, le déficit dont ils souffrent et qui témoigne de l'inégalité de la beauté. Leurs demandes sont conditionnées par la pression des modèles sociaux. Qu'elle fasse appel à la publicité, au cinéma, à la télévision ou aux magazines, la diffusion universelle d'images d'hommes et de femmes au sourire éclatant et à la plastique impeccable dont l'apparence exprime la joie de vivre répond aux contraintes de la mode. Dès qu'il y a *modèle*, il y a *mode*, c'est-à-dire soumission volontaire, mais le plus souvent inconsciente, aux impératifs de la société à laquelle on appartient. Et la mode, c'est-à-dire la façon habituelle de se comporter, concerne autant le corps que les vêtements qui le dissimulent, et aussi bien le visage que le maquillage qui l'exprime.

On pourrait croire que l'imitation, qui est un phénomène de culture, n'affecte pas les formes de la nature. Ce serait oublier que notre corps, bien que sa constitution dépende d'une base biologique, prend vite des dispositions culturelles à base sociologique. Marcel Mauss a montré dans un article célèbre que le corps humain ne se réduit pas à un ensemble d'expressions naturelles issues des instincts[5]. Il est au contraire, de part en part, une manifestation de la société dans laquelle vivent les individus. Qu'il s'agisse de la marche, de la course, de la nage, mais aussi d'une action aussi naturelle que la respiration – pensons aux techniques du yoga –, les comportements des hommes associent toujours aux éléments physiologiques qui leur permettent de vivre, deux autres éléments, psychologique et sociologique qui leur commandent de s'adapter à leur monde. Il en résulte que ce que nous appelons le « naturel », dans un visage et un corps humains, est le résultat d'une construction sociale à travers l'histoire. Et cette construction, qui impose aux hommes de s'imiter les uns les autres pour être reconnus, prend la forme d'une modélisation qui s'impose à tous. Le corps humain est ainsi un *artifice*, sinon encore un *artefact*, et la chirurgie plastique s'inscrit logiquement dans cette longue chaîne de façonnage des apparences qui est la condition de la culture.

La motivation essentielle de nos patients est celle de retrouver l'estime de soi. Cette dernière a pu être affectée, soit par un défaut esthétique ou un handicap dont une personne souffre depuis la naissance, soit par une déformation acquise après une maladie, un accident ou un mode de vie inadapté. Le patient ne se reconnaît plus dans l'image que lui renvoie son miroir, dans le regard des autres qui le juge, mais aussi dans les images que les photographies et les films lui offrent à tout moment. On sait à quel point l'objectivation de l'image est impitoyable. S'il prend alors la décision de consulter un chirurgien plasticien et, par la suite, de s'engager dans une opération chirurgicale, c'est avant tout pour retrouver une adéquation avec l'image intérieure qu'il conserve de lui-même.

De nombreuses études ont démontré le retentissement positif de la chirurgie esthétique sur l'estime de soi. Tel est le cas de l'enquête effectuée par le psychologue Bruno Trussart sur les patientes du Dr de Mortillet et portant sur l'image du corps, l'estime de soi et la pratique sexuelle d'un groupe de femmes désireuses d'effectuer une mammoplastie. Les patientes étaient invitées à remplir une première série de questionnaires avant l'opération et une seconde série de questionnaires six mois après l'opération. Pour l'image du corps, les opérées devaient choisir entre cinq motifs :

1. « Je ne supportais plus mon apparence. »
2. « J'ai fait cette opération pour mon plaisir. »
3. « J'ai pris ma décision pour les deux raisons précédentes. »
4. « Je me suis fait opérer pour faire plaisir à mon partenaire. »
5. « J'ai décidé de mon opération pour d'autres raisons. »

Le questionnaire sur l'estime de soi portait sur vingt-cinq propositions du type « Quand je suis avec d'autres gens, ils sont heureux que je sois avec eux », ou « Je sens que si je ressemblais plus aux autres, ça irait mieux pour moi ». Quant à la relation sexuelle après l'opération, elle était appréciée à travers le test classique *GSSI (Global Sexual Satisfaction Index)*. Les résultats des femmes opérées ont été comparés à celles d'une population-témoin de femmes non opérées.

Après une mammoplastie, on constate une diminution significative de la dépression chez les femmes opérées par rapport aux femmes non opérées. En ce qui concerne l'image du corps, les femmes après une opération obtiennent un meilleur score que la population-témoin. Concernant l'estime de soi, l'étude ne montre pas une différence statistiquement significative entre les patientes avant et après une mammoplastie, ce qui contredit les résultats de l'étude de Foustanos[6], de Klassen[7] et de l'évaluation clinique réalisée auprès de nos patients. En effet, nos propres recherches sur les modifications de comportements de patients avant et après une ou plusieurs interventions chirurgicales révèlent que l'amélioration de l'apparence vécue par nos patients renforce l'amour de soi et la confiance en soi qui sont les piliers de l'estime de soi. Elle dynamise la relation du couple quand elle est positive, et la qualité des relations sexuelles. Si l'on peut généraliser les conclusions de l'enquête de Trussart, on notera que la mammoplastie produit une amélioration de l'état dépressif et une amélioration de l'image du corps. On peut supposer que cette dernière obéit à des critères plus profonds qu'une simple opération de chirurgie plastique.

LE DÉSIR DE JEUNESSE

Le désir de jeunesse, que les contes de fées satisfaisaient avec leurs élixirs magiques, au même effet placebo que les antioxydants des crèmes de soin, semble devenir réalisable du fait des progrès de la biologie et de la médecine. En moins d'un siècle, ils ont permis un recul des maladies, une maîtrise des épidémies, et une augmentation de la longévité humaine avec son corollaire la prévention. Selon l'Insee, l'espérance de vie à la naissance en France est passée de 55 ans en moyenne dans les années 1880 à 84,3 ans pour les femmes et 77,5 ans pour les hommes en 2008. Les projections statistiques font état d'une progression de trois nouvelles années dans les vingt-cinq ans à venir, puis de deux ans supplémentaires en 2050. On table ainsi sur un nombre de centenaires qui passera de 8 500 à 120 000, dont 15 000 hommes et 105 000 femmes. Dès lors, les spécialistes du vieillissement n'hésitent plus à pronostiquer une vie humaine longue de 120 ou de 150 ans au XXIe siècle, sinon une vie éternelle permise par la convergence de ces quatre voies de recherches que les Américains ont nommées *NBIC : Nanoscience, Biotechnology, Information Technology and Cognitive Science.*

C'est bien ce qu'affirment les militants de l'idéologie « transhumaniste » ou « posthumaniste ». Jean-Didier Vincent, de l'Académie des sciences et de l'Académie de médecine, souligne comment la science contemporaine a renforcé l'utopie de la plasticité infinie de l'homme : « Le transhumanisme prend acte des imperfections de l'espèce humaine et se propose d'y remédier, premièrement en augmentant ses capacités (l'homme augmenté), deuxièmement en supprimant la mort, l'arrachant ainsi à l'animalité (l'homme immortel). » S'il est vrai que, dans notre société technicienne, « le concept de l'amélioration a succédé à celui de réparation[8] », on comprend que la chirurgie esthétique participe à ce mouvement de fond qui conduit l'homme à rechercher une transcorporation de son organisme qui est une transfiguration de son identité. Dans cette perspective radicale, Bernard Andrieux montre que les technosciences considèrent le corps « comme "un brouillon à rectifier" par les techniques de sélection, d'eugénisme, de tri et de biodesign[9] ». Réussira-t-on à en faire un dessin parfait ?

Les conséquences de ce désir de transgression sont multiples sur les plans individuel et collectif. La médecine agit sur la longévité grâce au dépistage des maladies qui ont un effet sur le vieillissement, et à la prévention qui évite l'émergence de pathologies. Depuis quelques années, l'espérance de santé, et non seulement de vie, fait également l'objet de prévisions. Depuis 2001, l'Organisation mondiale de la santé publie une statistique appelée *Espérance de vie corrigée en fonction de la santé (EVCS)*, qui ne tient pas compte des années de vie durant lesquelles les individus souffrent de maladies incurables. Parallèlement, depuis 2004, Eurostat développe son modèle de l'*Healthy Life Years (HLY)* qui est fondée sur les limitations d'activité des individus. Les États-Unis utilisent des indicateurs de même type dans leur programme national de promotion de la santé et de prévention des maladies *Healthy People 2010*. Les progrès attendus du vieillissement concerneront le troisième âge des seniors, de sorte que, progressivement la proportion des « vieux/vieux » (âgés de 75 ans et plus) dépassera celle des « jeunes/vieux » (de 60 à 74 ans). Il en résulte qu'au milieu du siècle, les villes françaises ressembleront beaucoup plus à un hospice de vieillards qu'à un gymnase de jeunes athlètes sans que, pour autant, le désir de jeunesse ait été satisfait.

L'humanité a toujours été hantée par la représentation de la mort et, depuis l'homme de Néandertal, elle est la seule espèce animale à enterrer les défunts, la poussière retournant à la terre dont elle provient selon l'Ecclésiaste. Mais si la mort, à défaut d'être vaincue, a pu être justifiée par les religions et les philosophies qui en ont fait une porte ouverte sur l'éternité, elle angoisse à un degré inconnu l'homme contemporain. L'affaiblissement de l'espérance chrétienne dans l'au-delà, en dépit du cri de Rimbaud, « La vraie vie est ailleurs ! », et la perte des idéaux transcendants ont forcé les hommes à se contenter d'un monde immanent et passager. Si nous ne pouvons pas sortir de la caverne platonicienne où nous sommes nés et où nous serons inhumés, si nous croyons que l'existence est refermée sur elle-même, seuls les fantasmes corporels peuvent nous satisfaire et, en premier lieu, celui de la beauté d'un corps condamné à périr. Quand la vie n'a pas d'autre issue que la mort, il ne faut plus sauver notre âme, mais sauver notre corps de la vieillesse et de la maladie en lui offrant une nouvelle jeunesse.

L'angoisse devant la mort ne désarme pourtant pas. Nous n'avons jamais été aussi démunis devant ce qui vient, apparemment sans raison, nous arracher à la vie. Philippe Ariès a établi comment nos sociétés sont passées d'une « mort apprivoisée » à une « mort sauvage[10]. » Dans les temps anciens, la mort faisait partie intégrante de la vie publique, à la campagne, au village ou à la ville, parce qu'elle était familière à ceux qui, sachant qu'ils allaient mourir, préparaient leur fin. Aujourd'hui, la mort fait si peur que nous n'osons plus la regarder en face, ni la nommer : le défunt ne *meurt* plus, il *part* ou *nous quitte*, il *s'éteint* encore et *disparaît*. La mort est devenue d'autant plus incongrue que rien ne vient la sauver ni la justifier ; c'est une transgression sauvage qui nous arrache à ce que nous avons de plus cher, notre corps, un corps qui s'affaiblit pourtant et qui vieillit sans cesse. Elle est aussi, paradoxalement, la source la plus brutale d'égalité, puisque tous, riches ou pauvres, jeunes ou vieux, beaux ou laids, nous y sommes voués. Mais nous ne voulons plus de cette égalité de cadavre qui transparaît dans les premières rides que le temps laboure sur notre visage. L'angoisse de la mort est déjà présente dans ce que nous livre, toujours trop tôt, notre *miroir*, ce *beau miroir*.

Contre ce déni de la mort, qui est un appel à la jeunesse, les hommes se sont protégés par des récits archaïques qui mettent en scène des personnages sur lesquels le temps n'a pas de prise. Il est remarquable que le mythe de l'éternelle jeunesse soit toujours vivace dans le monde moderne. Platon imaginait déjà un monde inversé dans lequel les hommes naîtraient à l'état de vieillards et rajeuniraient jusqu'à la naissance avant de disparaître, la mort se confondant alors avec la génération[11]. L'idée sera reprise en 1920 par Scott Fitzgerald dans sa nouvelle, *L'Étrange Histoire de*

Benjamin Button, qui sera adaptée à l'écran par David Fincher en 2008. Mais le cinéma avait souvent évoqué la jeunesse qui triomphe de la mort, que ce soit avec Ernst Lubitsch, dans *Le Ciel peut attendre (Heaven Can Wait)* en 1943, ou, plus récemment, avec *L'Homme sans âge (Youth without Youth)* de Francis Ford Coppola en 2007. On n'oubliera pas *Le Portrait de Dorian Gray* d'Oscar Wilde qui voit le héros tout sacrifier pour garder sa beauté au détriment du portrait que son ami a fait de lui : « Je suis jaloux du portrait que tu as peint de moi. Pourquoi gardera-t-il ce que je dois perdre ? Chaque instant qui passe me prend quelque chose pour le lui donner. Oh ! si seulement c'était le contraire ! Si le tableau pouvait changer tandis que je resterais ce que je suis ! » Mais, gagné par la perversité et poursuivi par le remords, Dorian Gray mourra comme un vieillard hideux aux pieds du portrait qui a gardé sa beauté initiale.

Ces variations sur un désir de vie qui triomphe de la mort jouent sur le mythe de la nymphe Juventa, transformée par Jupiter en source d'éternelle jeunesse. Elle a donné son nom à la fontaine de Jouvence qui offre l'immortalité à celui qui s'y baigne. La mythologie nordique connaît également ce thème avec Idunn, l'épouse du dieu de la Poésie qui est la déesse Asyne de l'éternelle jeunesse : elle possède des pommes merveilleuses qui font rajeunir celui qui les goûte. Sous une autre forme, les alchimistes du Moyen Âge cherchaient le secret de la vie immortelle avec la pierre philosophale qui transformerait le plomb en or et la vieillesse en jeunesse éternelle. Aujourd'hui, nos sociétés rationnelles, possédées par la technique, ont réactualisé la figure de Prométhée, qui incarne la puissance de métamorphose du médecin, et, conjointement, celle de Faust, qui personnifie le désir de jeunesse du patient. Le docteur Faust n'avait pas hésité à vendre son âme au Diable pour obtenir l'amour de Marguerite. Goethe a magnifiquement chanté ce désir invincible qui pousse les hommes à immobiliser l'instant pour arrêter la marche du temps :

« Alors je pourrais dire à cet instant qui passe :
Arrête-toi, tu es si beau !

Car de mes jours mortels au grand jamais la trace
Ne pourra sombrer au tombeau.
Dans le pressentiment de mon bonheur extrême,
Je jouis maintenant de cet instant suprême. »

LE DÉSIR DE BIEN-ÊTRE

Le désir de beauté et le désir de jeunesse se confondent dans le désir permanent de bien-être qui caractérise les sociétés modernes. Nous avons déjà indiqué que, rompant avec les morales du bien et celles du devoir, notre morale s'est engagée sur la voie de l'hédonisme. Les Anciens appelaient ainsi la doctrine qui voyait dans le plaisir le souverain bien de l'existence, soit dans la recherche incessante d'un plaisir « en mouvement » chez Aristippe de Cyrène, soit dans la maîtrise harmonieuse d'un plaisir « en repos » chez Épicure. Nos intérêts, renforcés par la multiplication des produits qui aiguisent nos désirs pour attiser nos plaisirs, nous orientent du côté d'Aristippe plutôt que de celui d'Épicure. Bien que l'hédonisme antique ait été une philosophie qui associait la tranquillité de l'âme à la satisfaction du corps, notre hédonisme moderne, plus décisif, ne compte plus que sur la libération des corps. Raoul Vaneigem, dans ses textes situationnistes qui annonçaient le mouvement de mai 1968, réclamait l'abandon de « toutes les valeurs héroïques pour adopter un hédonisme radical résumé dans le mot d'ordre : "jouir sans entrave"[12] ». Si cette exigence de rupture n'a pas été suivie jusqu'au bout, elle témoigne pourtant de cette fascination de la *jouissance* qui est moins une critique de la société marchande que son accomplissement.

Les sociologues ont mis en évidence la fascination parallèle des individus pour le corps et pour la marchandise dans le monde contemporain. Mike Featherstone, professeur à la Nottingham Trent University, a souligné à quel point les discours sur le corps, dans notre culture de consommation inassouvie, se sont focalisés sur un mode de vie purement hédoniste. En produisant sans cesse de nouveaux objets qui deviennent rapidement indispensables à la vie quotidienne, les iPhones et autres iPods en sont l'exemple type, nos sociétés créent chez les individus une insatisfaction permanente qui ne sera comblée qu'avec l'amélioration de leur apparence physique. Le corps humain devra être aussi parfait, et aussi séduisant, que les objets de grande consommation qu'il utilise pour se mettre en valeur. Featherstone note ainsi avec perspicacité que « les individus doivent être persuadés d'adopter une attitude critique envers leur corps, leur moi et leur style de vie[13] ».

Une société qui centre tout sur le plaisir des individus, lesquels passent leur temps à s'imiter les uns les autres, est une société non pas hédoniste, mais narcissique. À force de ne pouvoir détacher le regard de son image dans le reflet de la source, Narcisse, amoureux de sa propre beauté, mourut sur place en donnant naissance à la fleur qui porte son nom. Freud s'est inspiré de ce mythe pour développer son concept de « narcissisme » qui évoque l'investissement libidinal du moi au détriment de son investissement dans l'objet. Le terme a été repris par de nombreux penseurs, philosophes et sociologues, pour décrire un *narcissisme social*, et non simplement psychologique. Il met en évidence à quel point les individus, de plus en plus déstructurés dans une société qui a aboli tout recours à la limitation des désirs, ne sont plus centrés que sur eux-mêmes. Et leur moi narcissique, réduit à la satisfaction de leur corps, devient le terrain d'élection des discours qui le mettent en valeur et des pratiques qui peuvent l'améliorer. Le corps modélisé, en fonction des normes imposées par la mode dominante, se modifie par le *jogging*, le *footing* ou le *running*, les salles de sport, les appareils de musculation, et, bien entendu, les produits cosmétiques, les vêtements ou les bijoux qui concourent à développer les valeurs sociales de réussite.

Christopher Lasch a étudié l'« obsession narcissique de l'individu par lui-même » qui, dans une culture individualiste de compétition effrénée, fragilise le « nouveau Narcisse qui est hanté, non par la culpabilité, mais par l'anxiété[14] ». Cette invasion de la société par un moi dominateur, et pourtant angoissé, se manifeste par une surévaluation du corps qui doit être conforme aux modèles médiatiques pour sa jeunesse, sa beauté et sa sexualité, afin de lui offrir le maximum de séduction. La recherche de la perfection corporelle, si elle n'est pas suffisamment satisfaite par l'exercice physique ou l'utilisation de cosmétiques, permet alors à la chirurgie esthétique de développer un nouveau et lucratif marché. On ne s'en étonnera pas. Les patientes vont attendre de l'acte chirurgical, avec l'augmentation de la valeur marchande de leur corps, un soulagement à leur angoisse de ne pas être ce qu'elles devraient paraître pour identifier leur image à la représentation idéalisée de la femme.

Cette idéalisation ne se manifeste jamais aussi parfaitement que dans la fascination esthétique du modèle *people*, qu'il soit à décliner au féminin ou au masculin. « La folie de la chirurgie esthétique », comme l'ont baptisée les centaines de sites *topic* et *forum people* d'Internet qui présentent les photographies des stars avant et après leur opération, concerne les personnalités qui font la vie des médias. Il faut avoir un *look de star* quoi qu'il puisse en coûter aux stars en question. Angelina Jolie, Catherine Zeta-Jones, Salma Hayek, Meg Ryan, Liz Hurley, Emmanuelle Béart, Catherine Deneuve, Victoria Beckham ou Latoya Jackson, parmi beaucoup d'autres, ont fait rectifier, souvent à plusieurs reprises, leur visage, leur nez, leurs lèvres, leur poitrine, leurs fesses, leurs jambes et leur silhouette, mais pas toujours à leur avantage. Certaines opérations, en raison sans doute de l'exagération des demandes des patientes et des patients, ont été ratées au point de déformer les corps au lieu de les sublimer.

Le plus surprenant, dans cette surenchère de bistouri, de laser et de Botox®, tient au divorce entre l'idéalisation du visage et du corps, qui exalte la beauté de l'*idée* d'homme, et sa *réalisation* effective qui aboutit à un échec. L'idée d'émeraude dégénère en idole de strass, et l'admiration recherchée en déception éprouvée. Comme les propositions chirurgicales se font toujours plus alléchantes sur le plan technique et que la demande des *people* s'avère toujours plus exigeante sur le plan médiatique, les personnalités en vogue ont tendance à se livrer à des excès chirurgicaux. La démesure de l'image à produire, la plus lisse, la plus régulière et la plus harmonieuse possible, comme il résulte d'un logiciel tel

Photoshop®, est l'effet de la démesure de la reconnaissance du public. Les *people* incarnent, sinon à la perfection, du moins à l'excès, le respect exagéré que nos sociétés vouent à l'apparence. Pour sauvegarder cette apparence, qui est en somme une illusion, certains sont prêts à sacrifier leur être. Trop d'image tue l'image, trop de beauté tue la beauté, et trop de reconnaissance tue la reconnaissance. On devrait se souvenir que, selon l'oracle du devin Tirésias à la naissance de Narcisse, l'enfant vivrait vieux s'il ne se regardait pas ! La chirurgie esthétique ne dit pas autre chose : il faut laisser l'humanité vieillir dans l'homme comme dans la femme même si la médecine peut les aider à supporter le temps qui passe.

L'image de la chirurgie esthétique

Les mythes, les religions et les arts ont toujours parié sur la duplicité de l'image que les théories psychologiques modernes ont établie à nouveaux frais. La chirurgie esthétique, en posant de façon nouvelle la question des rapports du psychisme et du corps, se soumet à son tour à cette ambivalence. Son image fait l'objet dans la société d'un regard admiratif puisqu'elle peut offrir la beauté à qui en est dépourvu, mais aussi d'un regard inquiet dans la mesure où le public et parfois les patients se montrent rétifs à ses possibilités de transformation. Il y a là quelque chose de magique qui tient du désir éternel de beauté et du rêve immortel de jeunesse. Dans l'*Odyssée*, Athéna redonnait d'un geste cette jeunesse et cette beauté à Ulysse revenu sur son île après vingt ans d'épreuves. Les fées, à leur tour, d'un coup de baguette, faisaient d'une citrouille un carrosse et d'une souillon vêtue d'une peau d'âne une magnifique princesse. La chirurgie plastique a hérité de ce pouvoir effrayant, pour ceux qui en ignorent les causes mais en voient les effets, de modifier l'apparence d'un être humain en fonction de ses désirs qui peuvent être légitimes ou non. Mais cette fois, et l'on comprend l'inquiétude du public, la science a remplacé le conte et la baguette a cédé la place au bistouri.

LES DEMANDES LÉGITIMES

La chirurgie esthétique est l'une des réponses au besoin humain de s'accomplir selon le cinquième et dernier niveau de la « pyramide de Maslow ». Cette théorie a été élaborée dans un article de 1943, *A Theory of Human Motivation*, par le psychologue Abraham Maslow pour ordonner les besoins humains selon une classification hiérarchique de la base au sommet[15]. Elle les stratifie en cinq catégories de plus en plus étroites en partant de l'hypothèse que chaque individu se consacre à un besoin d'ordre supérieur quand le besoin de niveau immédiatement inférieur se trouve satisfait :

1. Les besoins physiologiques : la faim, la soif, la sexualité et la survie de l'individu.
2. Le besoin de sécurité : la protection de l'individu et de l'espèce.
3. Le besoin d'appartenance : la dimension sociale de l'individu.
4. Le besoin d'estime de soi : la dimension identitaire de l'individu.
5. Le besoin de s'accomplir : selon Maslow, c'est le sommet des aspirations de l'être humain dans son épanouissement individuel.

Cette conception hiérarchique est aujourd'hui contestée du fait de ses limites dans les cultures autres qu'occidentales. Le besoin d'éternité, d'immortalité ou, simplement, de longévité, n'a pas été décrit par Maslow ; c'est pourtant un besoin de plus en plus exprimé dans notre société. Il se traduit par l'attirance envers les produits cosmétiques ou médicaux qui promettent une jeunesse plus longue ou même un rajeunissement, ce que propose, tout au moins dans l'imaginaire collectif, la chirurgie esthétique.

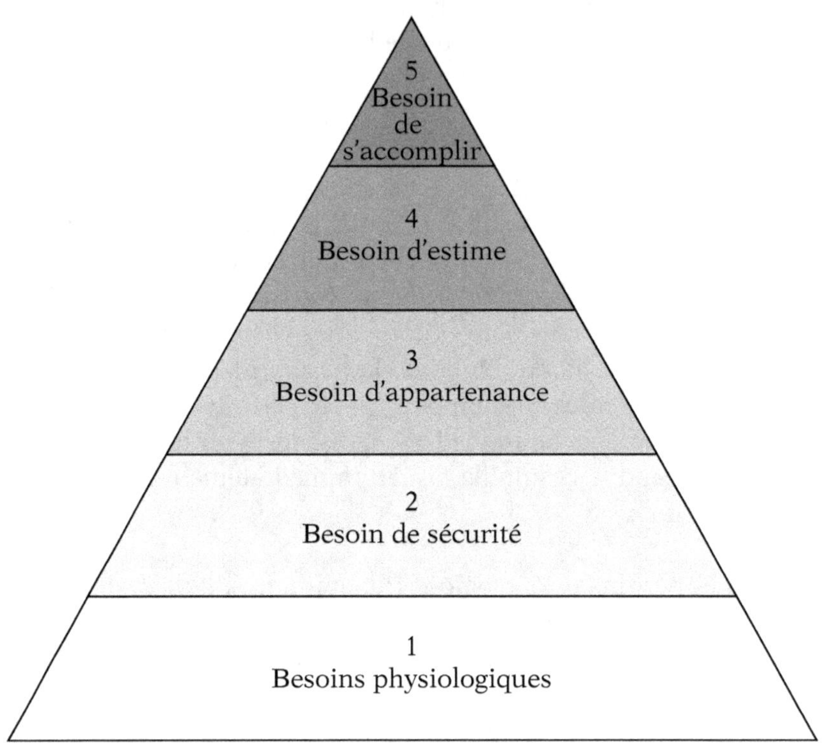

En ce qui concerne la satisfaction du besoin de s'accomplir, ou besoin d'autoréalisation, la chirurgie esthétique, en tant que pratique sociale et produit de consommation, apporte une réponse concrète, pragmatique et efficace. C'est la raison pour laquelle elle fait l'objet d'une mise en marché et d'une mise en discours dans l'espace public. Elle a construit son image autour de cette double capacité de parole et d'échange qui, dans notre contexte économique, sert de support à sa promotion, à sa signification et à son existence. Freud soutenait que tout organe est doué d'érogénéité puisqu'il est susceptible d'une augmentation ou d'une diminution de volume. La demande de modification d'une zone corporelle, voire le fantasme de changer une partie de son corps jugée dérangeante, puise son origine dans la reconnaissance de soi et l'élaboration du sentiment esthétique. Ce désir fait référence au processus d'identification de l'individu depuis la naissance : le narcissisme, la relation à la mère, la différence des sexes et l'altérité en sont les enjeux. La transformation physique d'une zone du corps humain a donc un rapport effectif avec la sensibilité érogène de cette zone.

La chirurgie esthétique possède, cependant, des limites précises, définies par les acteurs qui l'animent, les fantasmes que le public lui associe et les possibilités thérapeutiques qu'elle promeut. Le franchissement de ces limites dessine la cartographie de ses erreurs et de ses échecs. Tous deux, par l'éclairage particulier que lui confère sa mise en scène dans le monde médiatique, participent à former une image que le public juge parfois avec sévérité. On observe en effet, sur le plan collectif et sur le plan individuel, une forte ambivalence à l'égard de la chirurgie esthétique du fait du divorce entre sa capacité à répondre au désir de réussite des patients et les erreurs ou les échecs des praticiens. Nous entendons par « échecs » les complications qui peuvent survenir lors d'un acte médical, les défaillances de l'opération, les insuffisances du résultat et finalement les déceptions des patients. Pour leur part, les « erreurs » regroupent l'ensemble des résultats inadaptés, excessifs ou stéréotypés que l'on rencontre à la suite d'un acte de chirurgie et de médecine esthétique.

Si une partie des échecs de la chirurgie esthétique trouve son explication dans l'aléa thérapeutique, ses erreurs conduisent à des situations que le chirurgien plasticien combat de toutes ses forces car il ne retrouve pas le sens profond que lui inspire sa profession médicale. Ces échecs et ces erreurs ont en outre un retentissement psychologique important qui fait écho à la triple polarité offerte par la pyramide de Maslow dans les domaines de l'estime de soi, de l'accomplissement de la personne et de son besoin de jeunesse. Si nous les comparons, nous verrons que l'échec comporte une double dimension individuelle et médicale, alors que l'erreur possède une double dimension individuelle et sociale.

LES ÉCHECS DE LA CHIRURGIE ESTHÉTIQUE

La notion médicale d'*échec* regroupe deux formes différentes de causalité, celle du hasard qui échappe au praticien, et celle de l'idéologie qui échappe au patient. Face à l'échec d'une opération chirurgicale, il y a ce qui se répare et ce qui ne se répare pas.

Parmi les multiples causes d'échec, on distinguera l'événement aléatoire qui s'exprime à travers la complication postopératoire, l'erreur technique aux conséquences parfois dramatiques, l'insuffisance du résultat qui nécessite souvent une seconde intervention (à distinguer de la « retouche » qui est un acte d'amélioration du résultat sans que celui-ci relève d'un échec thérapeutique), enfin, l'insatisfaction du patient où le problème n'est pas technique, mais psychologique.

Les complications postopératoires et les effets indésirables d'un acte à visée esthétique, en dehors de la faute technique, sont qualifiés d'« aléas thérapeutiques ». Dans tout acte médical et chirurgical, il existe en effet une dimension aléatoire. Il s'agit d'un événement dommageable survenu au patient sans qu'une maladresse ou une faute puisse être imputée au praticien. Elle soulève cependant une double problématique juridique et économique, comme l'indique la règle de droit :

« La prise en compte de l'aléa thérapeutique dans le droit de la responsabilité appelle nécessairement une redéfinition des fondements mêmes de cette branche du droit. D'ailleurs, une telle démarche s'inscrit très largement dans l'histoire contemporaine du droit de la responsabilité qui, au sens technique du terme, tend à faire une large place aux mécanismes de responsabilité sans faute. La construction du risque apparaît alors comme l'un des fondements nouveaux de la responsabilité, traduisant l'une des étapes les plus significatives du progrès social[16]. »

Si la pratique générale de la médecine admet que l'aléa thérapeutique doit être pris en compte, dans le domaine spécifique de la médecine et de la chirurgie esthétiques, cet aléa fait partie de la décision éclairée formulée par le consentement du patient.

En cas de litige juridique concernant un acte à visée esthétique, l'aléa thérapeutique ne sera pas toujours soumis à compensation financière. C'est l'un des fondements de la relation de confiance tissée entre le médecin et le patient, chacun ayant en définitive la volonté d'obtenir le résultat pour lequel il s'est engagé. Quand survient une difficulté technique ou psychologique, le chirurgien ne cherche pas à rejeter la culpabilité sur son patient, lui expose clairement le problème pour mettre en œuvre les solutions possibles.

Quelles sont les complications qui entrent dans la sphère de l'aléa thérapeutique ? Elles sont communes à toutes les opérations chirurgicales, mais spécifiques de chaque acte de chirurgie esthétique. Nous exposerons brièvement quelques-unes des causes le plus souvent rencontrées.

L'hématome est une collection de sang qui apparaît dans l'espace de décollement survenant le plus souvent quelques heures, plus rarement quelques jours, après l'intervention. Elle est à différencier de l'ecchymose rendue manifeste par la couleur bleue de la peau après un acte chirurgical. L'hématome est dû à un vaisseau qui se met à saigner après la fin de l'intervention créant une collection sanguine qu'il faut évacuer le plus souvent en urgence. Pour réduire le risque d'hématome, le chirurgien vérifie dans un premier temps la capacité coagulante du patient, lui donne des conseils (par exemple, aucune ingestion d'aspirine deux semaines avant la date de l'intervention), et réalise une hémostase soigneuse au cours de l'opération.

L'infection est la survenue d'un agent pathogène dans la période d'hospitalisation, qui concerne ou non la zone opératoire. Dénommée maladie nosocomiale, elle ne relève pas dans certaines circonstances de l'aléa thérapeutique et met en cause la responsabilité de l'établissement de santé ainsi que celle du médecin.

La phlébite est l'apparition d'un caillot dans les veines profondes des membres inférieurs pouvant se compliquer d'une embolie pulmonaire. Il s'agit là d'un aléa thérapeutique si toutes les mesures de sécurité ont été prises par le praticien avant, pendant et après l'intervention. Enfin, comme dans toute opération chirurgicale, les allergies aux produits anesthésiants peuvent être des sources de complications.

La forme ultime de l'aléa thérapeutique est l'évolution incontrôlée du processus cicatriciel. Ce phénomène physiologique protecteur de l'organisme contre toute agression chirurgicale concerne aussi bien la peau que les organes profonds. Il peut avoir pour conséquence des cicatrices visibles, les rétractions tissulaires entraînant des disgrâces esthétiques comme la coque rétractile à la suite de l'implantation de prothèses mammaires pouvant entraîner une déformation et une asymétrie des seins.

Le chirurgien ne reste pas impuissant face à de tels échecs. Soutenues par la recherche fondamentale et appliquée, les connaissances scientifiques et l'expérience médicale se conjuguent pour aider le praticien dans son effort pour diminuer l'aléa thérapeutique et offrir une plus grande sécurité à ses patients. On notera que l'insuffisance de résultat est une réalité objective ; il suffit d'aligner les photographies avant et après l'opération pour en faire le constat. C'est une situation difficile pour le patient et pour le chirurgien. Le premier voit là un échec dans son attente, le second, un échec dans sa technique. La transparence est de mise pour chacun des partenaires afin de résoudre cet événement sans conflit majeur.

L'insatisfaction de la personne opérée d'un résultat que le chirurgien juge correct soulève le problème de communication entre le patient et son médecin. De son côté, le patient n'a pas exprimé son désir actuel et n'a pas tissé le lien le rattachant à son histoire passée. De l'autre, le chirurgien, par un manque d'écoute, n'a pas perçu pleinement la demande du patient. Ainsi, Aude est insatisfaite du résultat d'augmentation mammaire par prothèses car elle trouve sa poitrine trop importante. D'un côté, la patiente était à la recherche d'un corps de femme, mais qui ne signifiait pas, pour elle, une poitrine généreuse. De l'autre côté, le chirurgien avait fait le parallèle entre un corps de femme et une poitrine généreuse.

Si la reconnaissance par le médecin d'une erreur dans son acte chirurgical est difficile car elle le renvoie à sa vulnérabilité et à ses limites, elle s'avère importante pour le maintien de la relation avec son patient. C'est dans la mesure où le chirurgien diagnostique un problème médical et propose une solution adéquate que la solution juridique qui plongerait les protagonistes dans une relation conflictuelle, pourra être évitée. L'échec de la relation nécessite une prise en charge médicale pour permettre au patient de sortir du sentiment de culpabilité. Il se manifeste souvent par le reproche : « Je n'ai même pas le droit d'être belle ! »

LES ERREURS DE LA CHIRURGIE ESTHÉTIQUE

Les erreurs médico-chirurgicales relèvent des tentatives trop ambitieuses du médecin et/ou du patient, comme l'implantation de prothèses mammaires excessives pour obtenir une poitrine démesurée. Pamela Anderson a fait fantasmer bon nombre de téléspectateurs en réduisant l'image de la femme à un objet sexuel siliconé. Que dire de ces visages bouffis ayant reçu trop de produits injectables, résorbables ou non, qu'ils soient autologues (greffes de sa propre graisse) ou hétérologues (produits de fabrication industrielle) ? On pense encore à ces liftings trop tirés dans le but d'effacer les rides et le relâchement de la peau, et, par conséquent, de présenter un aspect juvénile : le résultat est un visage déformé dont l'aspect s'éloigne de la personnalité propre à chaque patient.

Une erreur moins grave, mais courante, consiste à appliquer des rapports rigoureux entre les différentes unités esthétiques du visage et du corps, inspirés par le *Nombre d'or*. Les Grecs en faisaient usage depuis Pythagore, et surtout par l'ouvrage de Luca Pacioli sur la « section dorée », *De divina proportione*, illustré à la Renaissance par Léonard de Vinci[17], beaucoup de plasticiens ont tenté à tout prix d'imposer la proportion $\frac{1+\sqrt{5}}{2}$ dans le corps de leurs patients, soit le nombre $\phi = 1{,}618$. Mais les chirurgiens esthétiques ne sont pas Vinci, et leurs patients ne sont pas *L'homme de Vitruve* qui inscrivait ses mesures parfaites dans le cercle du Ciel et le carré de la Terre.

La chirurgie esthétique ne doit pas considérer le nombre mystérieux comme le modèle divin de l'harmonie humaine. Si les rapports morphologiques de certaines parties du visage et du corps s'avèrent nécessaires à la construction d'un projet, comme dans la chirurgie orthognatique où le but du chirurgien et de l'orthodontiste est la congruence de l'articulé dentaire, ou comme dans la chirurgie du nez, où la profiloplastie étudie les rapports angulaires entre le front, l'arête du nez, sa pointe et la lèvre supérieure, la référence au Nombre d'or conduit souvent à la standardisation des résultats. C'est exactement le contraire de ce que souhaite la grande majorité des patients dans le respect de leur visage et de leur corps.

Les causes majeures des erreurs de la chirurgie esthétique sont la croyance collective dans son pouvoir d'accomplissement de soi, l'illusion de la possibilité de sauvegarder indéfiniment la jeunesse du corps, et, finalement, l'attente de voir réalisée, en chacun de nous, l'idéalisation de la beauté. Les praticiens comme les patients ont parfois le tort de sacrifier à la toute-puissance de la technique chirurgicale. Le défi est tel que cette pratique médicale doit démontrer sa capacité à répondre à ces enjeux, à contrôler ses excès, et à avoir du sens.

LES DEMANDES DÉLIRANTES DES PATIENTS

Il est manifeste que l'image de la chirurgie esthétique dans le public a longtemps souffert et souffre encore de ses illusions. Elle peut, certes, donner l'impression d'offrir une nouvelle jeunesse aux patients opérés, mais elle ne les rajeunit pas. C'est le manque de réalisme des patients et des médecins qui est la cause de résultats inadaptés : les visages retouchés sont trop lisses et artificiels avec des lèvres disproportionnées, des pommettes trop hautes, des yeux trop tirés, et, en définitive, un visage optiquement plus jeune que le reste du corps. La chirurgie donne trop souvent l'impression de créer à sa guise le résultat idéalisé qu'attend l'imaginaire du public ; c'est là que le danger mène inévitablement à des résultats qui dévoient la profession chirurgicale et médicale.

Que penser de l'histoire tragique de Michael Jackson qui fut suivi par ses chirurgiens dans les délires les plus extrêmes d'un *black and no proud* ? Les médias internationaux ont relayé *ad nauseam* l'image déformée d'un homme qui, pour échapper à sa couleur et à ses traits ethniques, a joué sa vie entière avant de la perdre. Que dire devant le visage méconnaissable de cette chanteuse française des années 1960 qui, à cause de son image décalée par rapport à ce qu'elle fut, a fait et continue de faire les mauvais jours de la chirurgie et des chirurgiens ? Que dire de ces patients qui, avec la complicité de praticiens sans aucun souci déontologique, ont projeté leur délire à travers leur apparence ? L'image de la profession de chirurgien plastique a été entachée d'excès opératoires semblables qu'aucun praticien responsable ne saurait défendre, mais qui relèvent d'individus qui sortent de la normalité, sinon de l'honnêteté.

LES CRITIQUES DES MÉDIAS

On comprend les réactions indignées de certains médias qui n'hésitent plus à brûler aujourd'hui ce qu'ils adoraient autrefois. La journaliste Sophie Rousseau met en scène avec humour *Boxland*, ce nouveau périmètre parisien qui, du Trocadéro à l'avenue Montaigne et de la rue Scheffer à l'avenue Paul-Doumer, voit sortir d'étranges créatures, « silhouettes furtives et sans âge, affublées d'énormes lunettes de soleil, la tête emmitouflée dans un foulard ». Et la journaliste de continuer sa description des sacrifiées sur l'autel de la chirurgie plastique : « Customisées de la tête aux pieds (vêtements de marque, sacs griffés, bijoux bling-bling), lèvres boursouflées aux commissures de canard, sourcils perpétuellement étonnés en accent circonflexe, pommettes trop hautes, front bombé, seins immobiles et plus près du cou que du sternum [...], toutes, les mêmes traits figés, lugubres ; l'abus du Botox® et des liftings conduit à une momification des expressions, parler, rire ou simplement hausser les sourcils leur demande des efforts[18]. » Aussi les repenties de l'esthétique, de Jane Fonda à Britney Spears ou de Meg Ryan à Jamie Lee Curtis, la fille de Janet Leigh qui évoque moins sa mère que celle de Norman Bates dans *Psychose*, et les repentis masculins comme Mickey Rourke dont le *relooking extreme* lui a ôté figure humaine, veulent retrouver leur identité en renonçant aux facilités du bistouri et aux caprices de la liposuccion[19].

En dehors de ces drames esthétiques qui sont médiatisés, et dans lesquels l'image de la chirurgie plastique hésite entre l'exposition voyeuriste des patients, les justifications des médecins et les critiques des journalistes, la réalité de ses échecs est un sujet sérieux qui préoccupe au premier chef les plasticiens. Le problème est récurrent dans tous les congrès professionnels ainsi que dans tous les articles scientifiques traitant de chirurgie et de médecine esthétiques. Mais on n'empêchera pas une partie du public de se réjouir en contemplant les ravages que la chirurgie plastique peut causer sur le visage humain, tout comme certains automobilistes se plaisent à ralentir pour regarder les dégâts d'un accident de voiture.

CHAPITRE III

L'objet de la chirurgie esthétique

Les modifications de l'apparence physique que permet la chirurgie plastique associent les dimensions esthétique, psychologique et libidinale. Toutes trois s'avèrent intimement liées dans les demandes et les comportements des patients. La transformation d'une partie visible du corps de la personne entraîne une modification du schéma physiologique et de l'image psychique de son corps, mais aussi de l'estime morale de soi et de son attitude de séduction à l'égard d'autrui qui conditionne sa sexualité. Ainsi, la résonance psychologique d'un acte opératoire sera, selon les cas, plus ou moins puissante au point d'entraîner une radicalisation positive ou négative du style de vie de la personne. Ce constat a été souligné dans de nombreuses enquêtes sur la fonction thérapeutique de la chirurgie esthétique[1]. Gérard Flageul insiste par exemple sur le fait qu'elle en est l'essence et nous présente le cas d'une patiente qui a retrouvé sa fertilité après la pose d'un implant mammaire. « La restauration par implants mammaires de l'identité féminine a pu favoriser la restauration de la fertilité. Le "pas assez de femme" s'était prolongé par le "pas assez de mère" interdisant psychosomatiquement de le devenir[2]. »

Dans la mesure où l'expérience clinique nous a sensibilisés à l'importance de cette résonance psychologique, nous l'avons recherchée dans les consultations avec nos patients. Après en avoir constaté la prégnance, nous l'avons testée avec différents questionnaires portant sur l'image du corps, l'estime de soi, l'humeur ainsi que la sexualité des sujets. Dès lors que le retentissement psychique des modifications esthétiques est avéré, son action thérapeutique est justifiée. C'est dans ce contexte psychologique que nous avons été amenés à développer le concept d'*imago*. Nous entendrons dorénavant par *imago* l'image optimale du corps que le patient parvient à construire par les artifices d'embellissement à notre disposition et notamment grâce aux possibilités de la médecine. L'*imago* est une représentation dynamique résultant d'un dialogue entre le moi et l'environnement, tous deux en perpétuel mouvement. Elle vient se greffer, dans un psychisme fragilisé, sur l'image antérieure du corps pour rétablir peu à peu chez le sujet, ce qui est le but de l'expérience, l'estime de soi-même.

L'image du corps

On entend généralement par « image du corps » la représentation mentale que l'être humain se fait de son corps tout au long de son existence. Cette notion doit être distinguée du « schéma corporel » ou « schéma postural » que l'on doit au neurologue anglais Henry Head en 1911. Ce schéma concerne la représentation intuitive que l'individu se fait de son organisme en fonction des impressions tactiles (le toucher conscient et réciproque), kinesthésiques (la posture et le mouvement), labyrinthiques (l'équilibre), auditives (le son) et visuelles (la construction de l'espace). Il correspond donc à l'image neurologique du corps humain que les théories de l'intelligence artificielle désignent sous le nom d'*homunculus*, un terme emprunté aux théories alchimistes. Sur le plan physiologique, le cerveau contient en effet un modèle structural des grandeurs biomécaniques du corps à l'aide de capteurs sensoriels qui lui permettent à tout moment de connaître la situation du corps dans l'espace. On appelle propriception l'ensemble des récepteurs et des centres nerveux qui régissent la perception, consciente ou inconsciente, de la position des différentes parties du corps.

C'est le neuropsychiatre viennois Paul Ferdinand Schilder qui a utilisé, en 1923, la notion spécifique d'image du corps dans une perspective psychologique[3]; elle intervenait déjà en 1896 dans *Matière et mémoire* de Bergson pour désigner la manière dont l'homme perçoit son corps et, à travers lui, le monde. Pour les psychanalystes, l'image du corps désigne la représentation consciente ou inconsciente du corps humain dans l'espace et de la posture de ses diverses parties, que l'individu soit immobile ou en mouvement. Par la sensation agréable ou désagréable qui découle de nos perceptions, le corps contribue à structurer sa propre image. La peau possède une fonction décisive dans la formation de l'image du corps, d'autant plus importante qu'elle a été stimulée au cours du développement du nourrisson. Ainsi, notre image corporelle se prolonge par une interprétation psychologique du schéma corporel.

Les théories des cliniciens divergent du fait de la difficulté à définir des notions aussi proches que celles de schéma corporel, d'image du corps, d'image inconsciente du corps ou d'image de soi. Toutes les conceptions philosophiques et médicales du corps, dans la pensée occidentale, se trouvent en effet biaisées par leur couplage avec l'instance psychique qui prend en charge le corps pour le connaître, et que l'on appelle traditionnellement du nom d'« âme ». Le terme français renvoie aussi bien à sa double origine latine, *animus* et *anima*, qu'à sa double origine grecque, *psukhè* et *pneuma*, qui désignent le « souffle »; pour leur part, les Hébreux parlaient de *NePhèSch Haï*, c'est-à-dire de « souffle vivant ». On trouve chez Lucrèce, dans son traité *De la nature des choses*, la distinction de l'*anima* et de l'*animus* qui influencera la tradition ultérieure ainsi que nos points de vue actuels[4]. L'*anima*, ou « âme », et l'*animus*, ou « esprit », sont conjoints dans l'être humain et forment une seule nature bien que le second domine l'ensemble du corps sous le nom d'« esprit », *animus*, que le poète situe au centre de la poitrine. L'ambiguïté de la représentation de l'homme tient à cette unité obscure de l'âme et de l'esprit, de l'*anima* et de l'*animus*. D'une part, ils sont tous deux corporels pour Lucrèce et concernent l'« homme entier » ; mais, d'autre part, ils contredisent cette unité supposée puisque la corporéité de l'homme se révèle double, et inégale, l'*animus* régnant comme une sorte de conseil sur « tout le corps ».

Le psychanalyste Carl Jung reprendra les termes d'*anima* et d'*animus* pour désigner les archétypes permanents du féminin et du masculin présents dans tout être humain, sans considération de sexe. Dans ses recherches sur l'imaginaire, Gaston Bachelard verra dans cette double polarité l'opposition d'une âme féminine conduite à l'idéalisation de l'humain et aux forces de la vie, et d'une âme masculine poussée à la transformation du monde et aux rigueurs de la rationalité. L'*animus* masculin est le principe diurne qui conduit l'individu vers les « rêveries de la volonté », alors que l'*anima* féminine est le principe nocturne qui l'invite aux « rêveries du repos ». Cette ambiguïté était déjà présente dans la pensée grecque, ce qui laisse supposer une expérience existentielle analogue. En grec, la *psukhè*, dont est issu notre « psychisme », signifie le souffle de vie qui anime chaque être ; il deviendra la partie immatérielle de l'homme, l'« âme », et, plus généralement, la « personne ».

En regard, *pneuma* désigne également le souffle, mais aussi l'« esprit » qui, comme on sait, souffle où il veut. L'image du corps humain est donc toujours appréhendée à partir d'une instance qui n'est pas corporelle, mais spirituelle, ou qui n'est pas ressentie comme corporelle. Le dualisme traditionnel de l'âme et du corps, ce « corps », *sôma*, qui était selon Platon, un « signe » et un « tombeau », *sêma*, pour l'âme, se retrouve dans toutes les conceptions de l'homme, chez les philosophes aussi bien que chez les médecins. Il est significatif que Freud, pourtant partisan d'une approche matérialiste et unitaire de l'homme, n'ait pas appelé la science qu'il avait inventée à partir de sa pratique neurologique une *somatoanalyse*, une « analyse du corps », mais bien une *psychanalyse*, une « analyse de l'âme ».

On comprend que les approches modernes du corps issues de la médecine, de la biologie, de la psychanalyse et, plus récemment, des neurosciences, retrouvent toujours, en dépit de l'unité matérialiste imposée par la théorie, une dualité psychosomatique induite par la clinique. Quels que soient les termes choisis, les rapports entre le corps et l'âme, ou entre le cerveau et l'esprit, ce que les Anglo-Saxons appellent le *Mind-Body Problem*, demeurent aussi opaques pour les patients que pour les médecins. On peut choisir l'option unitaire et affirmer, comme le faisait Aristote, que l'homme est un composé de matière et de forme, ce que l'on appelait autrefois l'*hylémorphisme*[5]. Mais, chez Aristote lui-même, il y a une antériorité de la forme sur la matière, et donc une primauté de l'âme sur le corps, de la même façon que, chez les théoriciens contemporains, le psychisme, serait-il pensé sur le mode de la corporéité, est ce qui permet de penser le corps à travers l'image qu'il se fait de lui. Sur le plan clinique, le malaise des patients qui nécessite des séances de psychothérapie ou des opérations de chirurgie plastique justifie la remarque de Thomas d'Aquin : « C'est plutôt l'âme qui contient le corps et en assure l'unité que l'inverse[6]. » En termes contemporains, nous dirions : « C'est plutôt le psychisme qui contient l'image du corps et en assure l'unité que l'inverse. »

Quelle est la représentation du corps dont se soucie le chirurgien plasticien lorsqu'il constate que son patient souffre d'une image de soi déficiente ? Est-elle d'ordre esthétique, psychologique, ou, plus profondément, psychanalytique ? Il faut faire ici un détour par Freud. Le médecin viennois est sans doute l'auteur qui a formulé les hypothèses les plus audacieuses sur la constitution de l'appareil psychique. Selon lui, l'enfant est un « pervers polymorphe » parce que sa sexualité est dépendante de zones érogènes déterminées. Il traverse plusieurs stades dans son évolution sexuelle, chacune correspondant à des pulsions partielles qui ne sont pas encore unifiées parce qu'elles restent investies dans des objets partiels. Après le stade oral, celui de l'incorporation des objets dans la sphère buccale, de la naissance à 2 ans, et le stade anal, celui du contrôle de la défécation dans la zone du sphincter, entre 2 et 3 ans, apparaît le stade phallique où l'enfant découvre ses organes génitaux et en tire plaisir. Ce stade est suivi par une période de latence au cours de laquelle la libido reste en veilleuse alors que les interdits sociaux sont progressivement intériorisés : la pulsion sexuelle subit un processus de sublimation. Au stade génital final, qui intervient à la puberté, les pulsions partielles précédentes parviennent à s'unifier de sorte que l'individu réussit à contrôler ses désirs. Jusqu'à ce dernier stade, les images du corps pour l'enfant et le jeune adolescent restent parcellaires puisqu'elles ne sont pas liées à la totalité unifiée du corps.

L'investigation complexe de l'image du corps dans la psychanalyse s'est cristallisée dans la théorie du « stade du miroir » que l'on attribue à Jacques Lacan. En fait, Henri Wallon a été le premier clinicien à montrer que l'image reflétée dans un miroir intervient dans la construction psychologique de l'enfant au cours de la période qui va de 6 mois à 1 an[7]. Lacan a repris le modèle du miroir et l'expression de « stade du miroir » dans une communication célèbre au congrès international de psychanalyse de Marienbad en 1937. Pour lui, le stade du miroir est la phase cruciale de la constitution de l'être humain qui lui permet d'affirmer son identité en se distinguant de celle d'autrui. *Je* ne peux saisir l'unification de mon corps qu'en passant par sa représentation extériorisée dans un miroir qui me renvoie mon image. La surface réfléchissante permet l'identification du sujet à son image spéculaire tout en l'orientant vers la réalité de l'autre.

En effet, c'est la présence parentale qui conduit le petit enfant, reconnaissant l'image de sa mère qui l'accompagne devant le miroir, de s'identifier à lui-même à partir du regard étranger. Devant le miroir, cet objet inerte sur lequel pourtant tout bouge, l'enfant s'arrache au monde fusionnel et morcelé de la vie maternelle pour reconnaître ce que Lacan nomme une « forme orthopédique de sa totalité[8] ». Il distingue dans le miroir le reflet de sa mère, mais, en se retournant vers elle, il découvre sa réalité effective ; il se reconnaîtra ensuite dans l'image reflétée qui lui offre le savoir de son moi unifié. Tout tient ainsi, pour le psychanalyste, au regard que l'autre porte sur le sujet qui va se constituer à travers lui. Lacan introduit alors l'hypothèse du « Grand Autre » pour désigner cet ordre symbolique, comme lieu de la parole ou « lieu de l'Autre », qui contribue à déterminer la formation humaine de l'individu.

Françoise Dolto s'est inspirée de Lacan dans ses expériences avec les enfants qui l'ont conduite à découvrir à travers leurs réalisations plastiques l'image inconsciente de leur corps[9]. C'est à partir de cette image que l'enfant prend peu à peu conscience de son identité. Là où le schéma corporel se limite à une représentation mentale produite par les processus perceptifs et organiques, à ce titre identiques chez tous les individus, l'image du corps est propre à chacun parce qu'elle est liée à son histoire. Un patient peut présenter un schéma corporel normal avec une image du corps perturbée, et réciproquement, un patient peut avoir une image du corps saine alors que son schéma corporel est anormal. C'est cette image du corps, comme support du narcissisme, telle qu'elle est vécue inconsciemment par le sujet, qui assure sa communication avec les autres individus. Un exemple de la psychanalyste est à cet égard éclairant. Dans un premier entretien avec Françoise Dolto, une petite fille lui dessine un beau vase de fleurs dont les longues tiges plongent dans l'eau. Mais, lors de l'entretien suivant en présence de sa mère, la petite fille dessine un petit pot avec un minuscule bouquet de fleurs fanées. La fillette projette ici deux images de son corps différentes selon qu'elle est ou non en présence de sa mère. Si le schéma corporel n'est pas atteint par les différences d'attitude de l'enfant, l'image corporelle témoigne d'une perturbation importante dans ses rapports avec sa mère.

Les praticiens, qu'ils soient médecins, chirurgiens, psychiatres ou psychanalystes, constatent ainsi des altérations plus ou moins graves de l'image du corps de leurs patients. Si nous laissons de côté les lézardes ou les explosions de cette image dans les psychoses, nous retiendrons trois manifestations de ce malaise. La *timidité* conduit l'individu gêné par son corps à vouloir s'en débarrasser ; il se fait tout petit et se cache comme s'il n'avait plus ce corps qu'il a fait disparaître magiquement. Le trouble narcissique conduit le patient à croire que l'autre le voit de façon négative telle que lui-même l'imagine à partir d'une image de soi perturbée. Il lui est impossible de maîtriser cette image, issue d'un défaut réel ou imaginaire, qu'il découvre dans le regard d'autrui, projection de son propre regard. Il en va de même de l'*érythrophobie*[10] ou la peur de rougir en public. L'image corporelle de l'individu est tellement troublée qu'il rougit à la seule idée de rougir en public comme s'il anticipait sa peur réelle par une peur possible. Quel que soit le traumatisme qui est à l'origine de cette crainte, la personne concernée a peur des gens qui pourraient la regarder parce qu'elle a peur de son image corporelle.

Quant à la *dysmorphophobie*, c'est la crainte de découvrir dans le regard d'autrui la preuve d'une difformité de son propre corps[11]. Elle peut présenter des formes névrotiques et des formes psychotiques que nous avons éliminées. Le patient croit que telle partie de son corps est anormale ou défectueuse alors qu'elle ne l'est pas et que nul ne l'a évidemment remarquée. Cette phobie peut porter sur une partie du corps, sur sa taille, sa grosseur ou sa maigreur ; mais, le plus souvent, les dysmorphophobies se manifestent à l'égard du visage. Elles entraînent alors, surtout dans le cas des femmes, une demande de chirurgie esthétique. La vraie dysmorphophobie consiste à ne pas aimer un nez qui n'a pourtant aucun défaut en le jugeant difforme, ce qui, pour l'individu concerné, se trouve confirmé par le regard des autres. On trouve également des fausses dysmorphophobies qui consistent, par exemple, à désirer le nez d'un autre sans pour autant considérer son propre nez comme anormal. Si une femme désire avoir le nez spirituel d'Audrey Hepburn, cela tient d'un fantasme personnel inspiré par le cinéma, mais non d'un défaut anatomique ou fonctionnel de son nez, et moins encore d'une difformité.

L'allongement de la durée de vie et le vieillissement de la population conduisent beaucoup d'individus à mal supporter la modification de leurs traits et à demander une opération esthétique. Il ne s'agit pas de dysmorphophobie au sens médical du terme, mais ce comportement s'en rapproche. Si l'on commence à être tourmenté par un front qui se ride, par des poches qui cernent les yeux ou par des paupières qui tombent, cela signifie qu'on accepte mal l'image renvoyée par le miroir et qui ne correspond plus à l'image corporelle que l'on gardait de soi. Même si le patient sait qu'il est normal de vieillir et que, de ce fait, il n'est pas anormal de voir apparaître des rides ou des déformations du visage, il demeure pourtant troublé par ces marques de vieillissement. Mais dans ce cas, à l'inverse de la dysmorphophobie, il y a une correspondance entre la réalité, c'est-à-dire la situation clinique, et le trouble psychologique. On distinguera donc la dysmorphophobie pathologique et la dysmorphophobie normale : dans ce dernier cas, la correction du défaut esthétique corrige le trouble alors que, dans le cas précédent, la chirurgie ne fait qu'aggraver la situation vécue.

La dysmorphophobie concerne toutes les parties du corps de sorte que leurs défauts réels ou supposés pourraient être pris en charge par la médecine. Considérons le cas d'une patiente nommée Christina, de constitution maigre, avec des seins très menus, qui désire avoir une poitrine plus généreuse. Je l'en dissuade car, sur le plan physiologique, ses tissus ne supporteront pas une augmentation importante et, sur le plan esthétique, la dysharmonie est prédictible. Après plusieurs entretiens, nous arrivons cependant à un compromis. L'intervention est réalisée dans de bonnes conditions sur le plan technique, mais les suites opératoires s'avèrent difficiles. Christina est insatisfaite du volume de sa poitrine qu'elle juge insuffisant et se plaint de douleurs à un sein qui gêne ses mouvements. La suite de l'histoire est une spirale infernale pour la patiente et pour le médecin. Christina rentre dans une chronicisation de douleurs et de rancœur qui rythme sa vie quotidienne. Nous sommes en présence d'une véritable dysmorphophobie que le médecin n'avait pas décelée avant l'intervention, due au rejet par la patiente de sa poitrine et de son corps. La distorsion entre son image corporelle et son fantasme était telle que Christina souhaitait une poitrine sans lien avec la réalité d'un corps maigre alors qu'elle le désirait pulpeux.

Il est difficile de savoir ce qui déclenche ce type de phobie. Au moment de la puberté, la poitrine des filles commence à avoir ses dimensions définitives entre 14 et 16 ans. Mais certaines adolescentes présentent des retards pubertaires et se comparent instinctivement aux autres filles. En constatant que leurs seins présentent une différence de volume, elles en concluent qu'elles ne sont pas faites comme les autres. En outre, si l'entourage fait une réflexion à ce propos qui tombe sur des sujets réceptifs, les jeunes filles peuvent être marquées à vie. Les choses s'aggraveront progressivement au cours de leur existence de sorte que ces femmes garderont toujours la certitude que les autres ne les regardent pas comme des personnes normales. Il en va de même pour les garçons avec leur organe sexuel. L'état d'anxiété ne fait que contrarier leur histoire personnelle.

L'image que chacun a de soi ne tient pas uniquement à son propre regard, mais, nous l'avons indiqué plus haut, au regard d'autrui. Même lorsque ce regard se manifeste de façon innocente, l'individu dysmorphophobique y découvre une intention différente et, malheureusement, blessante. Ce n'est pas l'apanage de la dysmorphophobie. Il n'est pas rare que les patients présentant un défaut du nez confient au médecin que les autres ne voient que cela. Rappelons que cette phobie concerne des personnes qui sont normalement constituées, mais qui croient ne pas l'être. Fort heureusement, la proportion de dysmorphophobiques qui consultent un chirurgien plasticien est faible, moins de 1 %, et ces patients sont facilement repérables : ils tiennent un discours peu cohérent sur leur souci esthétique en dépit d'une adaptation socioprofessionnelle normale. Nous retrouvons parfois dans le groupe des dysmorphophobes les « ratés » de la chirurgie esthétique : ceux et celles qui, en demande permanente, n'ont pas trouvé de solution dans la chirurgie esthétique. Ils entrent ainsi dans une chronicisation de troubles et dans un mal-être grandissant.

L'image du corps est une donnée indispensable à maîtriser lors d'une consultation de chirurgie esthétique pour permettre au patient d'accéder à l'estime de soi. Nous avons utilisé des tests d'évaluation sur l'image du corps afin de formaliser l'exercice. Très répandus dans le monde médical, ils ont été développés pour l'évaluation des personnes obèses. Les deux aspects principaux des perturbations de l'image du corps sont la distorsion perceptive et l'insatisfaction du corps [12]. La distorsion perceptive est l'incapacité d'une juste appréciation des dimensions du corps, alors que l'insatisfaction du corps est le degré de contentement des patients avec la taille et la forme de leur corps. Cette perturbation est mesurée avec des tests visuels. On présente une succession de silhouettes de plus en plus importantes et l'on demande au sujet de se situer sur cette échelle. La distorsion sera proportionnelle à l'importance de l'erreur entre le choix du sujet et la réalité de son corps : ainsi les anorexiques choisissent une silhouette de corpulence plus importante que la leur. Quant à l'insatisfaction du corps, elle est évaluée par des questionnaires que nous présentons en annexe.

Ces échelles d'évaluation de l'image du corps rencontrent plusieurs difficultés. Les patients ne consultent pas en effet un chirurgien plasticien pour une évaluation psychologique standardisée qui ôtera toute empathie à leur relation. Il n'est pas facile de faire accepter à un sujet les questions suivantes qui mettent à mal son image corporelle : « Êtes-vous aussi attirante que vous voudriez l'être ? » ; « Êtes-vous trop grosse ? » ; « Aimez-vous être vue en maillot de bain ? » ; « Seriez-vous ennuyée d'être vue nue par quelqu'un qui vous aime ? », etc. Toutefois ces questions peuvent être glissées dans la discussion comme une aide à l'évaluation. En outre, les réponses sont souvent biaisées car elles sont influencées par l'image que les patients veulent donner au médecin en occultant ce qu'ils sont.

L'image de soi

On a rapproché la théorie lacanienne du stade du miroir des thèses de Hegel sur la reconnaissance mutuelle des consciences. D'autres auteurs ont signalé l'importance du miroir comme moyen d'accéder à soi-même et au monde, qu'il s'agisse de Spinoza pour qui « la pensée est miroir », de Lewis Carroll qui fait passer Alice « de l'autre côté du miroir », de Gaston Bachelard qui voit dans le monde « aussi bien le miroir de notre être que la création de nos forces », et surtout de Jorge Luis Borges qui dénonce dans le miroir la divulgation des secrets de l'univers[13]. Mais c'est Platon qui a été le premier à relever le lien indissoluble du *regard* et du *miroir* qui est la clé de la connaissance de soi. La tradition occidentale, en philosophie, en psychologie et en médecine, s'inscrit en effet dans le commandement du temple de Delphes repris par Socrate : « Connais-toi toi-même ! » Or, dans le dialogue *Alcibiade*, Socrate fait remarquer à son interlocuteur que la question décisive, pour chaque homme, est celle qui porte sur lui-même, c'est-à-dire sur l'édification de son humanité. C'est déjà la question du « soi », ou du *self*, que la psychologie, la psychiatrie, la psychanalyse et, sous une autre forme, la chirurgie esthétique, cherchent à résoudre pour permettre au patient d'être en accord avec lui-même. Comment quelqu'un peut-il parvenir à connaître ce qu'il *est* ? La réponse que donne Platon est celle-ci : dans l'expérience que nous prenons de nous-mêmes, nous sommes composés d'un corps et d'une âme, c'est-à-dire d'une réalité physiologique visible, et d'une réalité psychologique invisible qui prend conscience de cette dualité sans savoir ce qui les unifie.

Si le précepte de Delphes s'adressait, non à notre pensée, mais à notre œil pour lui ordonner : « Regarde-toi toi-même ! », il faudrait comprendre comment un œil parvient à se voir lui-même. Or, le seul objet dans lequel un œil croise son regard tout en voyant l'objet concerné, c'est le miroir. Et tout œil possède en lui un miroir ou quelque chose de semblable. Quand l'œil d'une personne regarde une partie de son corps, ou un objet extérieur quelconque, il ne se voit pas lui-même ; mais quand il regarde l'œil d'une autre personne, et, dans cet œil, la pupille par où passe le regard, il se voit lui-même. Platon en conclut que la vision qui permet à un œil, regardant un autre œil, de se *voir* lui-même est le modèle de l'intellection qui permet à une âme, regardant une autre âme, de se *savoir* elle-même. La pupille est ainsi la partie la plus remarquable de l'œil puisqu'elle est ce qui lui permet de connaître, non seulement autrui, mais encore elle-même.

On en conclura que la connaissance de soi porte sur la partie la plus précieuse de l'âme d'autrui, sa sagesse, ou, pour conserver l'image optique, sa lumière. Lorsque je regarde l'âme d'une autre personne, comme lorsque je croise son regard, mon regard s'atteint lui-même à partir du regard de l'autre et me permet de parvenir à la connaissance de moi-même. Dans la mesure où l'autre fait de son côté une expérience analogue en soutenant mon regard, cet échange, compris comme un échange de connaissances, s'avère universel. Lacan a redécouvert cette vérité en parlant du « Grand Autre » qui est le lieu du déploiement de la parole. Quand mon œil regarde cet autre œil dans lequel il revient sur lui-même, il va au-delà de l'œil qui lui est proche pour atteindre, au plus loin, leur source commune. Comme les miroirs, précise Platon, sont plus lumineux que les images reflétées dans l'œil, on peut supposer que Dieu – le « Grand Autre » de Lacan – est à son tour plus lumineux que notre âme. C'est en dirigeant vers Dieu nos regards, conclut Socrate, que notre âme saura qu'il est l'être lumineux où se reflètent les choses humaines ; et c'est ainsi, en nous voyant dans le miroir d'autrui, que nous nous connaîtrons nous-mêmes.

Les remarques précédentes peuvent sembler éloignées des questions médicales. Elles reflètent pourtant sur le plan théorique ce que l'activité du chirurgien constate sur le plan empirique. Tout homme est à la recherche de lui-même à travers la formation de son image qui passe nécessairement par l'image d'autrui. Une telle formation implique ce sentiment durable de la personne que l'on appelle habituellement l'amour de soi. Mais il convient de distinguer l'amour véritable que chacun se porte à lui-même de l'amour illusoire qu'un individu s'accorde à l'exclusion des autres. La tradition psychologique de la pensée occidentale, depuis saint Augustin, a nettement séparé ces deux formes d'amour en tenant compte de la présence ou de l'absence de l'autre. L'origine en remonte au judaïsme et au christianisme qui ont insisté sur le commandement majeur de Dieu dans le Lévitique, 19, 18 : « Aime ton prochain comme toi-même. » Si cet amour du prochain, en hébreu *'âmit*, a concerné d'abord le compatriote, c'est-à-dire l'Israélite, sa reprise par Jésus dans la parabole du bon Samaritain l'a étendu à tout le genre humain : « La Loi tout entière tient pleinement en une seule parole : "Tu aimeras ton prochain comme toi-même" [14]. »

Pour la morale, la psychologie et la littérature, l'amour de soi, issu de sa prescription religieuse, est devenu la condition nécessaire de la connaissance de soi, dans son exigence philosophique. On ne peut véritablement connaître que ce que l'on aime. C'est par exemple ce qu'enseignait Jacques Abbadie, dans son *Art de se connaître soi-même*, en affirmant que « *l'amour de soi* est cet amour en tant qu'il est légitime et naturel. *L'amour-propre* est ce même amour en tant qu'il est vicieux et corrompu ». Cette affection, qui peut dégénérer en passion, est ainsi de nature plus éthique que psychologique. L'auteur voit dans l'amour de soi la justification de la morale qui permet aux hommes de vivre en harmonie les uns avec les autres. D'un côté, notre expérience individuelle, fondée sur la satisfaction que donne le plaisir, nous pousse à nous aimer exclusivement ; mais, de l'autre, notre nature sociale nous conduit à aimer les autres selon la proximité qu'ils ont avec nous. Abbadie admet que « l'amour-propre nous paraît être le principe de tous nos dérèglements » ; mais il ajoute aussitôt que « c'est par l'amour de nous-mêmes que nous nous acquittons de nos devoirs » [15]. Tout patient qui envisage une opération de chirurgie esthétique pour retrouver l'estime de soi à travers le regard qu'il portera sur son corps, ne peut que souscrire à la question d'Abbadie : « Qu'est-ce que s'aimer soi-même, si ce n'est vouloir être heureux et qu'est-ce que vouloir être heureux, si ce n'est s'aimer soi-même [16] ? »

C'est sans doute Jean-Jacques Rousseau qui a le mieux clarifié cette distinction en la reliant, d'une part, à l'exigence de moralité, et, d'autre part, à l'impératif de socialité. Si l'amour de soi est ce mouvement naturel qui porte l'homme à veiller à la conservation de sa vie, mais qui, modifié par la pitié envers la souffrance d'autrui, révèle en lui le devoir d'humanité, l'amour-propre est ce sentiment social qui pousse l'individu à se juger supérieur aux autres et à leur faire du mal. Lorsque l'instinct primitif qui porte une personne à s'aimer est détourné de son but par des obstacles, il est amené à ne plus s'occuper que de ces obstacles. Il les impute alors aux autres hommes, et revient sur lui-même pour s'affirmer comme amour-propre. « Voilà comment l'amour de soi, qui est un sentiment bon et absolu, devient amour-propre, c'est-à-dire un sentiment relatif par lequel l'on se compare, qui demande des préférences, dont la jouissance est purement négative et qui ne cherche plus à se satisfaire par notre propre bien, mais seulement par le mal d'autrui[17]. »

On comprend que l'image que chaque individu porte en lui plus ou moins obscurément oscille entre l'amour de soi et l'amour-propre. Lorsqu'une patiente juge que sa poitrine ou sa silhouette est disgracieuse, son amour-propre en souffre par rapport aux autres femmes dont elle est forcée de reconnaître la jeunesse et la beauté. Mais, et le praticien qu'elle consulte doit en tenir compte, c'est son amour de soi qui en pâtit davantage car la patiente n'a plus qu'une estime réduite d'elle-même. Affligée par un défaut réel ou supposé, ou par une image de soi inadéquate par rapport à l'image désirée, elle en vient à ne plus aimer les autres et parfois à les haïr. Aussi les psychiatres et les psychothérapeutes ont-ils raison d'insister sur l'importance de l'estime de soi dans la constitution, ou la reconstitution, de l'image de soi.

Le concept d'« estime de soi », relativement récent en France, est la traduction de l'expression *self-esteem* qui est très courante aux États-Unis. Dans ses *Principes de psychologie* de 1890, William James a été le premier à l'interpréter comme le rapport entre ce que les individus sont dans leur vie réelle et ce qu'ils voudraient être dans leur vie idéale. Là où la philosophie parlait d'« amour de soi », en insistant sur la dimension affective de ce sentiment, la psychologie parle plutôt d'« estime de soi », la nouvelle expression soulignant, par l'opération d'estimation, la dimension rationnelle du jugement. Il s'agit moins d'un amour ressenti que d'une évaluation recherchée, avec une connotation plus intellectuelle qu'affective. On peut d'ailleurs la mesurer objectivement avec des tests appropriés, ce qui ne conviendrait pas à l'expérience subjective de l'amour de soi. La mesure la plus connue est l'échelle d'estime de soi de Morris Rosenberg *(The Rosenberg self-esteem scale)* qui est utilisée dans les sciences sociales depuis 1965[18].

Christophe André et François Lelord, dans leur ouvrage classique sur *L'Estime de soi*, ont mis en évidence ce qu'ils nomment « les trois piliers de l'estime de soi[19] ». Ce sont précisément les piliers qui ne soutiennent plus, ou guère, le patient venu consulter un chirurgien et qu'il faut renforcer pour retrouver une estime de soi perdue en même temps que l'image de soi espérée. Le premier pilier, sans doute le plus résistant, est l'amour de soi que l'ensemble de la tradition théologique et philosophique a reconnu. Naturel, en ce qu'il provient de l'attachement initial à la vie et à sa perpétuation, il s'avère inconditionnel dans la mesure où il ne dépend que de lui-même et non des circonstances, plus ou moins heureuses, de l'existence. L'expérience générale des individus, comme celle, plus fine, des praticiens, montre que cet amour dépend en grande partie de l'amour que les parents ont, dès la naissance, porté à leur enfant, et qui leur a servi, selon l'expression de Boris Cyrulnik, de « nourriture affective ». Si un individu s'est senti non désiré, peu aimé ou rejeté, dès l'enfance, il lui sera difficile d'effacer cette trace douloureuse à l'âge adulte et de ressentir l'amour qu'un compagnon peut lui offrir. Le trouble de la personnalité ressenti atteste du renversement de l'amour de soi en désamour : c'est parce que l'amour des autres n'a pas fourni d'aliments nourriciers à l'amour de soi de l'enfant que le désamour de soi de l'adulte fournit à l'inverse des aliments nourriciers au désamour des autres.

Le deuxième pilier de l'estime de soi est la vision de soi, c'est-à-dire le regard que chaque individu porte sur sa propre image. Christophe André et François Lelord remarquent à ce propos qu'il s'agit moins de la *connaissance* de soi, au sens socratique, laquelle s'avère peut-être impossible, que de la *conviction* de posséder certaines qualités et certains défauts. Or cette conviction relève de la croyance et non de la connaissance. Le sujet peut s'abuser en se parant de qualités qu'il ne possède pas, mais aussi en s'attribuant des défauts imaginaires, sa vision de soi étant faussée dans les deux cas. Le chirurgien plastique constate couramment que ses patientes exagèrent leurs défauts physiques, et même les malaises psychiques qui en résultent, alors que leur entourage ne perçoit pas ces défauts et ces malaises. Il n'en reste pas moins que la vision de soi de la personne est perturbée parce qu'elle ne parvient pas à faire coïncider l'image qu'elle a d'elle-même avec l'image que lui renvoient les autres, ces images provenant d'une vision erronée de soi et des autres qui s'est cristallisée sur tel ou tel défaut.

Le troisième pilier, selon les auteurs de *L'Estime de soi*, est la confiance en soi. Elle tient moins à la connaissance de l'être d'une personne qu'à sa volonté d'engager une action ou de réussir l'action déjà entamée. Si je ne suis pas sûr de moi au moment où j'agis, comme l'équilibriste qui s'avance sans crainte sur le fil, je risque de faire échouer un acte qui ne présente guère de difficulté ou d'abandonner la partie à la surprise de ceux qui m'entourent. Comment le sujet parviendra-t-il à s'accorder quelque estime puisque le doute sur ses capacités obscurcit la possibilité et, plus encore, la réalisation de son action ? Les personnes qui doutent d'elles-mêmes, en sous-estimant à tort leurs capacités, n'ont pas réussi à gagner leur confiance parce que leurs parents et leur entourage ne les ont pas encouragées. Les autres n'ont pas reconnu leurs succès ou ne les ont pas incitées à tenter des actions plus difficiles et, finalement, leur ont imposé des conduites d'échec. Que l'on pense à la perte de confiance en soi de Grégoire Samsa, le héros de *La Métamorphose* de Kafka, qui, écrasé par l'image du père, se retrouve un matin réduit à l'état de vermine !

Ces trois piliers de l'estime de soi sont articulés les uns aux autres dans une même ossature psychique. Plus exactement, en tant que fondations, ils constituent le sol stable sur lequel l'édifice de la personnalité peut se construire et perdurer. L'estime de soi qui en résulte dépend des facteurs familiaux et sociaux, c'est-à-dire du rapport à l'autre qui se tisse à partir d'une nourriture plus affective qu'intellectuelle. Notre tradition rationaliste a longtemps surestimé le rôle de l'intellect au détriment de l'affectivité, ce domaine obscur du « cœur » selon Pascal, où l'existence se forge à travers l'affrontement des émotions, des sentiments et des passions. Boris Cyrulnik, au titre de neurologue aussi bien que de psychiatre, a montré que les progrès des neurosciences nous enseignent que le cerveau de l'enfant est sculpté par ses relations affectives avant sa naissance. Il mentionne à titre d'exemple une étude scientifique israélienne qui établit que les nouveau-nés de femmes ayant souffert durant leur grossesse de traumatismes psychiques dus à des attentats présentent des tailles et des poids inférieurs à la moyenne. Le cerveau du fœtus est ainsi littéralement pétri des blessures psychiques de sa mère[20]. Il en va de même des blessures ultérieures que la société imposera à l'enfant lors de son développement. Les « nourritures affectives » qui alimentent l'individu au cours de sa vie lui donnent le sentiment d'être aimé et le sentiment d'être compétent, c'est-à-dire de se trouver à une hauteur humaine satisfaisante.

Pourtant, et pour reprendre le concept de « résilience » que Boris Cyrulnik a diffusé dans un large public, les blessures psychiques s'avèrent réversibles, même les blessures neuronales. Telle petite orpheline qui présentait une atrophie du lobe frontal à l'imagerie par résonance magnétique (IRM) reprend un développement psychologique normal dès qu'elle est placée dans une famille d'accueil qui lui prodigue son amour. Le sentiment d'être aimé, et donc d'être accepté comme digne d'amour, est la clé de la reconnaissance que l'homme attend des autres hommes. Ils vont ainsi, dans l'échange des regards, reconnaître mutuellement leur humanité commune. C'est sur une telle base affective que la résilience psychique prolonge la résilience neuronale au point de réaliser une résilience sociale qui permet à l'individu de surmonter sa blessure et de s'intégrer au monde des autres.

Si la résilience concerne essentiellement les enfants qui ont souffert de carence affective, comme Boris Cyrulnik l'a établi depuis ses premiers ouvrages[21], elle concerne aussi les adultes qui ont souffert dans leur enfance d'un déficit de reconnaissance. Il était dû au regard d'autrui comme à leur propre regard du fait d'une faible estime de soi causée par l'image déficiente de leur corps. Il est notable que la chirurgie esthétique peut aider à une telle résilience en redonnant au patient une image favorable qui entraîne un renouveau d'estime. Rectifier un défaut du visage, redonner une apparence désirable à une poitrine sans attrait, supprimer une bosse nasale superflue qui humilie la personne est désormais possible. La médecine et la chirurgie peuvent rétablir cette estime de soi qui s'équilibre entre l'amour de soi, la vision de soi et la confiance en soi. En clair, si le médecin ne peut accomplir de miracles, il est en mesure de répondre à la demande des patients qui, souffrant d'un défaut au point de ne pouvoir accepter, avec leur image, la personnalité qui s'en dégage, viennent le consulter.

Cette patiente niçoise, que nous appellerons Christiane, se plaignait à sa première consultation « de douleurs et de tristesses ». Après l'opération, elle nous a rappelé sa détresse devant une image d'elle-même qu'elle ne pouvait plus supporter. « À la suite de nombreuses souffrances occasionnées par une succession d'accidents et aussi par une fragilité de la peau, mon visage s'est mis à vieillir prématurément et cela est devenu peu à peu une sorte de "mal de vivre". Mes traits étant tirés par la douleur, des poches sous les yeux se formaient et je ne voulais même plus être prise en photo. À présent, j'ai retrouvé un deuxième élan, mon visage est bien le mien, celui qu'on aimait. J'ai retrouvé un bien-être intérieur. » En dehors des cas pathologiques qui relèvent de la psychiatrie, les troubles psychologiques engendrés par une image de soi défectueuse peuvent disparaître lorsque les défauts physiques sont effacés ou simplement atténués. Tout tient en définitive, pour les patients qui se décident à une opération chirurgicale, au désir de retrouver leur propre estime à partir de la reconnaissance de l'image que renvoient le regard d'autrui et le reflet du miroir. Mais, pour obtenir un tel résultat, il faut que le sujet choisisse entre une image défectueuse qui le fait souffrir, une image idéale qui ne peut être qu'illusoire, et l'*imago* véritable qui lui redonnera, avec son identité, l'estime qu'il a perdue. C'est à cette condition qu'il retrouvera, selon le mot de Valéry, « cette inimitable saveur que tu ne trouves qu'à toi-même[22] ».

*L'*imago, *ou l'image optimisée du corps*

Henry Delmar doit ici faire appel à sa propre histoire et indiquer l'origine du présent ouvrage. Dans une série d'entretiens qui ont associé sa réflexion éthique à sa pratique chirurgicale, avec le philosophe Bruno Giulani, puis avec le coauteur de ce livre, son expérience clinique a mis en évidence un espace conceptuel entre la notion d'image du corps et celle d'image idéale de soi. Il nous a alors paru nécessaire d'utiliser le concept d'*imago* pour désigner l'image optimisée du corps qu'un patient retrouve après son opération. Le terme latin, dont est tiré le français « image », s'est imposé à nous parce qu'il évoque la nature profonde du moi auquel chaque individu peut s'identifier comme la représentation superficielle dont il a conscience. L'*imago* dit l'*être* de notre personnalité, mais aussi son *apparence* telle que nous la ressentons, au même titre que le terme grec *phantasma* d'où provient notre *fantasme*. Notre être véritable ne nous est en effet perceptible qu'à travers l'image que nous prenons de nous-même et qui relève plus de l'imagination que de la perception ou de la raison.

S'il est d'origine latine, le terme d'*imago* possède une histoire plus récente dans la littérature et la psychologie. Freud a eu son attention attirée par ce mot lorsque l'écrivain suisse Carl Spitteler, prix Nobel de littérature en 1919, publia un roman nommé *Imago* en 1906[23]. De façon classique, l'intrigue concernait un jeune poète, Victor, qui entrevoit quelques instants une très belle femme dans une station thermale. Il l'idéalise aussitôt sous le nom de « Dame de ma Vie » et lui voue un culte tout en négligeant la femme réelle qui l'aime. C'est en référence à ce roman célèbre que Freud intitula *Imago* la revue de psychanalyse qu'il créa en 1912 pour la consacrer aux applications psychologiques, et non neurologiques, de sa nouvelle science. Au demeurant, Freud utilise peu dans son œuvre le terme d'*imago* qu'il relie à des images infantiles. Ainsi, dans *La Vie sexuelle*, il fait mention des « objets étrangers choisis selon l'*imago* des objets infantiles[24] » pour souligner comment la libido de l'enfant s'empare de la réalité sous forme d'images analogues à celles des personnages de contes de fées.

C'est le psychiatre viennois Carl Jung qui utilisera la notion d'*imago* pour désigner les représentations primordiales, sous leurs trois formes paternelle, maternelle et fraternelle, qui irriguent l'inconscient collectif de la psyché[25]. La psychanalyse ultérieure reprendra ce terme pour désigner les contenus psychiques liés à l'image du père et de la mère. À son tour, Jacques Lacan fera usage de la notion d'*imago* pour la distinguer de celle de *complexe*. Alors que celui-ci caractérise le rapport intime du sujet au monde familial, celui-là renvoie à la survivance imaginaire d'un événement important du sujet en lien avec sa famille. Il y a ainsi une *imago* du sein maternel, et donc de la relation nourricière, fondée sur le refus du sevrage, comme une *imago* du « corps propre » de l'individu permis par ce que Lacan appelle l'« appareil du miroir ». Dans un texte célèbre sur les complexes familiaux, Lacan souligne que « l'*imago* du sein maternel domine toute la vie de l'homme » au point de s'assimiler à la « totalité de l'être[26] ». Ce qui revient à dire que la structure de l'*imago* révèle les nostalgies les plus fortes de l'humanité, sous la forme du mirage politique de l'harmonie universelle, de l'abîme mystique de la fusion amoureuse ou de la hantise religieuse du paradis perdu.

Nous interprétons l'*imago*, en fonction de notre pratique de chirurgien plasticien, comme la représentation optimale de soi rendue possible par les moyens de la chirurgie esthétique. L'action définitive de cette pratique médicale impose l'usage de cette notion qui s'associe à tout artifice mettant en valeur l'individu. Pour définir l'*imago*, il faut repartir de la distinction entre les caractères physiques objectifs de l'individu, tels qu'ils s'imposent à lui, l'image subjective de son corps, telle qu'il la ressent, et l'image idéale de lui-même, telle qu'il la fantasme.

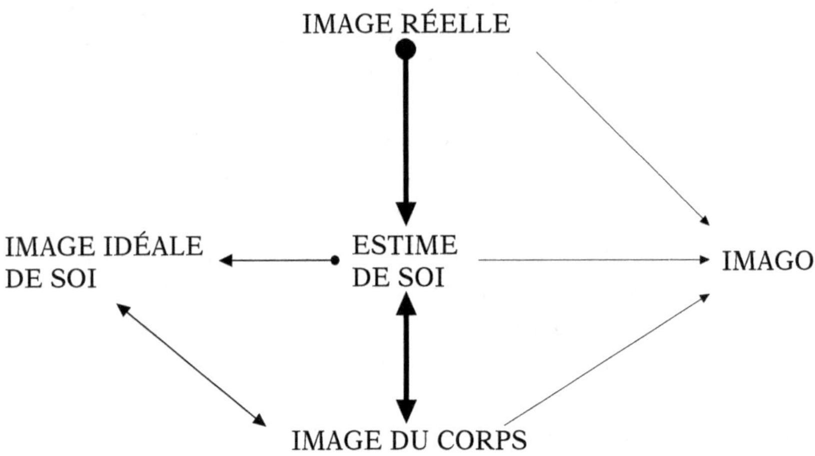

Aller-retour par le renvoi objectif de sa propre image
et par la construction psychologique de son image

Sur le plan neurologique, dès la naissance, le cerveau humain
édifie un schéma corporel afin de développer la motricité de l'individu. Une frontière décisive se met en place entre le moi et le non-
moi qui deviendra définitive. La personnalité de l'enfant va alors
s'édifier en parallèle avec l'image physique du corps et la valorisation psychique du soi. Nous avons vu que cette construction a
besoin d'un modèle déjà constitué, celui du père et de la mère. La
relation parentale initiale sera la matrice de cette image idéale que
l'individu, au cours de son existence, nourrira de ses rencontres,
de ses expériences et de ses désirs. Sa conscience de soi évoluera
toujours entre l'image subjective de son corps, telle qu'il la ressent
de l'intérieur, et l'image objective de ce corps qui lui est renvoyée
par le miroir ou, plus tard, la photographie et le cinéma. Or cette
image spéculaire n'offre pas une représentation adéquate de
l'image que l'individu se fait de lui-même puisque son inconscient
filtre les différents éléments du corps au profit d'une construction
unitaire, l'idéal du moi, que Lacan nomme le « trait unaire du
moi », lequel relève du symbolique.

C'est la raison pour laquelle nous transigeons avec le reflet
du miroir alors que nous sommes surpris devant notre image sur

une photographie. Il suffit d'observer les personnes qui se font photographier pour constater qu'elles sont à la recherche de leur meilleur profil pour valoriser leur image à partir de celle du cliché. Cet instantané argentique caresse notre *imago* le temps d'un regard. C'est aussi cela que les patients attendent de la chirurgie esthétique : leur donner la possibilité de se réconcilier avec le reflet objectif de l'image et de ne plus souffrir devant les traits qu'elle leur présente, pour fixer l'*imago* de l'individu dans le temps. De consultation en consultation, nous entendons la même plainte réitérée par nos patients : « Je ne supporte plus mon image sur les photos et c'est ce qui m'a déterminé à vous consulter. »

L'image de soi *idéalisée* de chacun d'entre nous est imaginaire. Elle est dès lors inaccessible puisqu'elle se vit d'emblée comme un déni de *réalité*. Nous avons pourtant conscience de la distance qui nous sépare d'elle et qui définit une frontière symbolique. C'est précisément la conduite inverse qui se révèle pathologique lorsque l'individu refuse de mettre une distance légitime entre l'image de soi et l'image idéalisée. C'est ainsi que se constitue insensiblement la dysmorphophobie qui est névrotique quand le sujet garde la conscience de l'incohérence de son discours, mais qui sera psychotique quand le trouble entrera dans la construction délirante.

L'expérience montre qu'il existe une image de soi optimale provenant d'une construction réaliste. Elle offre le meilleur compromis entre l'image réelle, révélée par la photographie, l'image tronquée, reflétée par le miroir, l'image subjective, induite par le temps, et l'image idéale, rêvée par le fantasme. Cette construction s'appuie sur l'offre des techniques et des produits d'une civilisation donnée. La société actuelle met à la disposition des individus toutes les possibilités de la science, et notamment celles de la médecine, pour répondre aux codes de reconnaissance auxquels ils obéissent. Nous appelons une telle construction l'*imago* ou l'*image de soi optimale* qui prend en compte ce que le sujet a été, ce qu'il veut être et ce qu'il peut être. Quand un patient ou une patiente entreprend une démarche de chirurgie esthétique, il ou elle demande au chirurgien plasticien de lui permettre de coïncider avec son *imago*. Pour le dire différemment, la chirurgie esthétique est au service du désir de notre *imago*.

L'*IMAGO* ET LE VIEILLISSEMENT

Il convient ici de donner le point de vue du chirurgien plasticien dans sa pratique quotidienne. Lors du vieillissement du sujet, son image de soi évolue moins vite que son image réelle en creusant un écart de plus en plus important entre les deux. C'est la mise à nu permise par la photographie qui est l'un des motifs principaux de consultation, alors qu'elle était inconnue des sociétés traditionnelles où le vieillissement posait moins de problèmes. L'*imago* évolue donc défavorablement avec les effets morphologiques négatifs du vieillissement. Notre corps et notre visage deviennent moins fermes, moins beaux, moins séduisants et n'induisent plus la même reconnaissance vis-à-vis d'autrui et de soi. Devant le fait accompli, nous voudrions en atténuer les effets. Cette demande est justifiée par les progrès biologiques de la médecine qui permettent une longévité accrue dans de meilleures conditions et, parallèlement, par les progrès techniques de la chirurgie esthétique.

L'une des demandes récurrentes des patients est celle-ci : « Je veux rester naturel, je veux qu'on puisse me reconnaître. » Les termes utilisés, un « visage reposé », des « traits adoucis », sont fréquents dans les entretiens avec le praticien et traduisent la demande de réconciliation de la personne avec la simplicité de son *imago*. La nouvelle image construite grâce à la technique médicale est une *imago* de réconciliation qui permet une nouvelle valorisation de soi. La personne opérée poursuivra son histoire sans ce sentiment dévastateur que le vieillissement crée chez beaucoup d'entre nous. La chirurgie esthétique devient ainsi le catalyseur d'une reconnaissance identitaire réalisée grâce à l'accès à son *imago*, bien qu'elle ne soit pas l'unique moyen de parvenir à cette stabilisation psychologique. Il existe en effet d'autres pratiques qui permettent à la personne âgée de se trouver en accord avec elle-même. Mais l'acte chirurgical esthétique peut aider le patient à accepter une apparence physique moins lumineuse, tout comme sa libido devient moins impérative, afin de se résigner psychologiquement à vivre une nouvelle période de son existence.

Écoutons le témoignage d'Hélène : « Je me souviens du chagrin que j'ai éprouvé les derniers mois avant l'opération, chaque fois que je me croisais dans une glace. Ce n'était pas possible que ce soit moi, cette vieille femme qui me regardait : les joues avaient fondu, les sourcils descendaient vers les paupières qui tombaient sur les yeux ; sans parler du cou, façon sharpeï. Moi qui, adolescente, trouvais laids tous les vieux à partir de 40 ans, avec leurs bedons, leurs varices, leurs débuts de calvitie. La vie me faisait la même chose alors que ma tête et mon cœur n'avaient pas pris une ride. Je ne rêvais pas de tisane et de pantoufles, mais de séduction et d'exploration du monde. Il ne me restait qu'une solution : tuer la vieille femme. » L'écart entre le reflet du miroir et l'image du corps d'Hélène était tel que la réconciliation devait passer par une construction de l'*imago* façonnée par la chirurgie esthétique.

L'IMAGO ET L'ADOLESCENT

L'*imago* évolue au cours de la vie et se trouve liée aux modèles idéaux de l'image parentale. Chez les adolescents, l'*imago* est en cours de construction et reste dépendante de l'image idéale de soi. Leur demande fréquente de chirurgie esthétique, surtout chez les filles, ne doit pas être acceptée par le praticien en dehors de cas particuliers. Il sait qu'un acte de chirurgie esthétique précoce chez l'adolescent risque de fixer son image idéale avec toutes les dérives qui peuvent en découler. L'adolescente a une image parcellaire de son corps qui est à la fois celui d'une femme et celui d'une enfant jusqu'à ce que la maturité construise peu à peu son image corporelle définitive. Cette fragmentation de l'image amène l'adolescent à rapprocher la construction de son *imago* de l'image idéale de soi. L'erreur serait d'accélérer cette évolution en raison des possibilités de la chirurgie : par exemple une augmentation mammaire ferait basculer prématurément l'adolescente dans le monde des adultes. Pour le dire autrement, la chirurgie esthétique a une légitimité psychologique seulement et seulement si l'*imago* de l'individu est adaptée à la réalité. Pour le savoir, le praticien vérifiera par l'interrogatoire de son patient l'existence d'une rupture avec l'image idéale de soi.

A contrario, une image du corps négative peut être bloquante pour un adolescent et nécessite parfois une opération. C'est le cas, par exemple, de cet adolescent marseillais, David, qui ne pouvait plus supporter un nez ethnique trop prononcé ; il l'identifiait à son père au point de bloquer son image de soi :

« Depuis quatre ans environ, je vis avec le sentiment que mon nez est au centre de toutes les conversations. Cela paraît très exagéré, mais je peux dire que j'ai développé une véritable psychose le concernant. J'avais déjà du mal à me considérer comme une personne "classique" du fait que mes centres d'intérêts ne sont pas communs. Mon nez me démarque encore un peu plus de la notion de "normalité". Je n'essaie pas de ressembler à tout le monde, car même après l'opération, je serai toujours qui je suis. La seule différence sera que j'aurai plus de confiance en moi, car je ne subirai plus ce qui, quand on en parle paraît futile, mais qui est pour tout le monde très important au regard des autres.

« Je suis conscient que ce n'est pas le paraître qui compte, mais l'être. Mais le paraître importe beaucoup à mes yeux. Quand je sors dans la rue, c'est peut-être stupide j'en conviens, mais j'essaie au maximum de cacher mon profil et c'est vrai que c'est éprouvant de devoir en permanence se cacher du regard des autres. Par ailleurs, mon nez ressemble trait pour trait à celui de mon père. Quand j'étais plus jeune et que les gens me disaient que je ressemblais à mon père, c'était pour moi un compliment. Maintenant je suis presque agacé par cette remarque. J'ai beaucoup de choses en commun avec lui, mais le fait d'être systématiquement comparé à mon père me pèse. L'opération marquera une sorte d'émancipation pour moi et je pourrai être plus moi-même. Voilà. Je pense avoir défini du mieux que j'ai pu mon mal-être. »

L'*imago* de David est une construction qui prend son ancrage dans l'histoire qui l'unit à son père. Son besoin de construction identitaire, ce « détache-moi ! » évoqué par Marcel Rufo[27] pour exprimer le besoin d'émancipation, se réalise en *coupant* la ressemblance au père.

L'*IMAGO* ET L'ADULTE JEUNE

Pour l'adulte jeune, l'*imago* est une construction symbolique qui mêle l'esthétisme et la sexualité. Chez les jeunes femmes, c'est l'âge de la construction d'une silhouette qui intéresse l'ensemble du corps et, plus précisément, les seins. L'*imago* peut être obtenue par les outils et les pratiques offerts par notre civilisation technicienne : le maquillage, le vêtement, le sport, la danse, la nutrition. Mais, parfois, seule la chirurgie permet une réalisation satisfaisante de l'*imago*.

Les figures de constitution de l'*imago* sont tellement différentes que les chirurgiens reçoivent parfois des patientes qui demandent des transformations physiques alors qu'elles n'en ont aucun besoin. On trouve, dans *Goodbye, Columbus*, la nouvelle du romancier Philip Roth, l'exemple d'une riche jeune fille new-yorkaise, Brenda, qui s'est fait refaire le nez alors qu'elle était très jolie. Quand son petit ami, un jeune homme pauvre, lui demande les raisons de cette opération, elle répond, d'une part, qu'elle était jolie, certes, mais qu'elle l'est maintenant encore plus ; et, d'autre part, qu'elle ressemblait trop à son père, comme son frère qui va également se faire rectifier le nez. En outre, sa mère, d'une beauté éblouissante dans sa jeunesse, lui avait interdit d'emporter une photo d'elle dans sa chambre d'étudiante. L'*imago* de Brenda est alors une construction volontaire sur une image du corps séparée de celle de son père, mais identifiée à celle de sa mère dont elle jalouse la beauté[28].

La situation est différente pour les jeunes hommes. La pression sociale les conduit à manifester leur virilité à travers une silhouette robuste qui associe la puissance musculaire aux performances physiques. La demande de chirurgie esthétique est rare dans ce type de situation, car les moyens pour atteindre cette *imago* ne sont pas d'ordre chirurgical, mais social. Dans certains cas de faillite comportementale, comme dans le cas de l'obésité, l'exigence de réparation chirurgicale devient forte. En règle générale, l'apparence esthétique du visage masculin est surtout exprimée par une demande de rhinoplastie qui, comme dans le cas de Brenda et de son frère, jouera un rôle séparateur du modèle parental.

L'*IMAGO* ET L'ADULTE MÛR

Quant à la femme adulte, son *imago* a évolué avec le tournant idéologique de la libération sexuelle. Après avoir construit une niche familiale qui lui a permis d'être à la fois mère et épouse, elle souhaite retrouver son identité de femme dans l'accomplissement de son apparence et de sa sexualité. Mais une ou plusieurs grossesses, puis le vieillissement, ont pu éloigner son *imago* de la réalité corporelle. C'est alors qu'apparaît le moment du souhait de réparation identitaire. La demande la plus fréquente est la chirurgie de la poitrine et du corps qui incarnent sexuellement et socialement l'identité de la femme. Tel est le témoignage d'Yvonne :

« Longtemps j'ai attendu que mes seins poussent, mais j'ai dû me résigner au fait que la nature ne m'ait pas donné mon dû en tant que femme. Ce n'est que pendant les grossesses que j'ai apprécié ce qu'était une poitrine digne d'une femme. Si ma féminité a été diminuée par l'absence de ces signes extérieurs, je n'en étais pas totalement dépourvue. J'ai su m'en accommoder et sublimer ma séduction, d'une part par l'exotisme de mes origines car dans l'inconscient une certaine sensualité est attachée à la femme asiatique et avec laquelle j'ai un peu joué, et d'autre part par mes connaissances en astrologie qui m'ont donné un attrait un peu occulte et mystérieux. Cependant persistait ce manque, cette frustration que je ne pensais pas mériter. Mais le rôle de femme-maîtresse, séductrice par son aspect vénusien a été mis au second plan moins par le rôle de femme-épouse que par celui de femme-mère attentive aux besoins de ses enfants. J'ai alors repoussé à un "après" indéterminé la dépense qui aurait pu manquer à mes enfants. Maintenant ils sont partis, leurs besoins et leurs attentes ne sont plus les mêmes. Mon corps s'est modifié avec ces années, mais ma peau a gardé son élasticité ; mes désirs d'un corps féminin ont alors resurgi comme une obsession pour rétablir l'ordre des choses et révéler la Vénus qui sommeillait en moi. Je veux que le reste de ma vie devienne la fusion parfaite entre mon corps et mon esprit qu'elle aurait dû toujours être. »

C'est un sentiment d'échec dans sa vie quotidienne qui conduit Geneviève, en raison d'une obésité disgracieuse, à une demande d'opération de chirurgie esthétique. Les échecs répétés des régimes alimentaires l'ont conduite à la résignation devant ce surpoids avec des conséquences néfastes sur l'image de son corps. Sa demande de correction de la silhouette est alors le moyen pour elle de retrouver son estime en parvenant à une *imago* satisfaisante. Cette dernière sera construite à partir de l'image actuelle de son corps, toujours en distorsion par rapport à la réalité et à son désir de reconstruction identitaire. L'*imago* souhaitée est une silhouette ronde, mais harmonieuse, qui sera la manifestation de sa séduction sexuelle. Mais l'intervention chirurgicale devra être intégrée dans un contrat moral avec la patiente. Il serait faux de faire croire à Geneviève que le seul fait de procéder à une liposuccion et une abdominoplastie, sans autre engagement de sa part, lui permettra d'entrer en résilience avec l'image de son corps : celle d'une obèse. Le contrat moral consiste en une prise de conscience du devoir qu'elle a envers son chirurgien qui ne peut répéter indéfiniment des actes de chirurgie esthétique. Ce contrat, sous-tendu par le transfert médecin-patient, est une sorte de pacte qui rappelle à la patiente son engagement. Elle doit résister aux tentations nutritionnelles addictives sous peine de perdre son *imago* et d'aboutir, avec une reprise de poids, à une perte d'estime de soi.

Du côté de l'homme adulte, l'*imago* est généralement plus proche de l'image du corps. C'est la réussite professionnelle qui reste au premier plan de l'*imago* masculine et qui garde une grande partie de ses atouts séducteurs. Aussi la demande de chirurgie esthétique est-elle plus rare à la période de la quarantaine et se limite-t-elle à la liposuccion du tronc et aux greffes de cheveux.

Les progrès de la médecine esthétique chez les adultes ont amplifié la demande de réparation identitaire pour assurer la prévention du vieillissement. Il n'est pas étonnant de constater le succès des injections de toxine botulique, d'abord aux États-Unis, puis dans le monde entier. Leur effet tenseur sur le visage est souvent associé au comblement des rides grâce aux injections d'acide hyaluronique. On comprend les raisons de ces demandes qui ont fait la fortune des laboratoires pharmaceutiques comme Allergan Inc. Le constat du vieillissement du visage et du corps entraîne une modification de l'image corporelle et de l'*imago* alors que l'image idéale a conservé la même force et le même attrait. Aussi les patients ont-ils l'impression que seul leur corps a vieilli, mais non leur esprit. Cette illusion est constante chez tous les individus, et, bien qu'ils en prennent conscience, elle n'en demeure pas moins agissante. L'*imago* apparaît ainsi comme une manifestation dynamique de l'existence construite entre la réalité du vieillissement et la pulsion continue de la vie.

Il s'avère important pour le chirurgien d'évaluer l'*imago* de son patient lors de la consultation. Elle peut être déterminée de façon intuitive au long d'une discussion avec le chirurgien, par introspection, ou par l'aide des tests que nous proposons en annexe. Plus l'image réelle et l'image du corps correspondent à l'*imago* du sujet, plus sa construction identitaire est forte. En termes économiques, sa démarche sera raisonnable. Si l'écart entre l'*imago* et le moi réel s'avère trop important, il exprime une dévalorisation de l'estime de soi. Elle peut conduire le sujet à un comportement compulsif d'achats qui lui permettra de stabiliser ce décalage. Mais le marché de la médecine, notamment celui de la chirurgie esthétique, n'est pas un bien de consommation commercial. C'est la raison pour laquelle elle doit répondre avec pertinence et de façon personnelle à la demande de celui qui est d'abord un patient, et pas seulement un consommateur.

DEUXIÈME PARTIE

La pratique
de la chirurgie esthétique

CHAPITRE IV

La relation du médecin
et de son patient

Comme dans toute consultation médicale, la relation du chirurgien esthétique et de son patient assure la rencontre de deux subjectivités. Elle se déroule dans le silence du cabinet, un lieu clos qui est comparable à une scène de théâtre. Les deux protagonistes confrontent en effet leur propre histoire et leurs propres sentiments dans un échange de paroles qui conduira leur intrigue vers un dénouement commun. Sur le modèle de la tragédie antique, le personnage souffrant doit accéder à la reconnaissance après avoir mis sa vie en jeu. La consultation médicale apparaît alors comme un événement *dramatique* qui met en scène une relation asymétrique entre le patient et le médecin avec tout ce que cela implique en matière d'empathie et de transfert.

Le patient vient consulter parce qu'il est un sujet en demande, parfois en souffrance, qui s'est mis en question à partir d'un défaut physique à retentissement psychologique. Souvent inquiet, parfois même angoissé, il est en situation de passivité et, pour retrouver son identité, il se met en recherche de parole. Le médecin, pour sa part, est un homme de l'art, possesseur de compétences scientifiques et de maîtrises techniques qui lui permettent d'établir un diagnostic. Il est en situation d'activité et, à l'inverse de son vis-à-vis, en capacité d'écoute. Le cabinet médical est le lieu privilégié où les inquiétudes du patient peuvent se libérer :

l'appréhension d'être malade, la crainte de l'acte médical et de perdre la santé, l'anxiété devant la vieillesse, la crainte d'être jugé et, en dernière menace, la peur de la mort. Les inquiétudes en miroir du médecin sont celles d'un diagnostic erroné, d'une erreur technique, d'un échec possible de l'opération ou de l'apparition de complications ultérieures. La chirurgie esthétique semble ne concerner que l'aspect physique de la personne parce qu'il est immédiatement apparent ; elle révèle plus profondément les nœuds psychiques qui sont toujours enfouis dans l'inconscient.

La vocation profonde de la chirurgie esthétique est de réussir la réconciliation entre l'image du corps réelle et l'image du corps optimale, c'est-à-dire l'*imago*, sans tomber dans un excès de technique et succomber au fantasme de la perfection. Son but tient à ce que la personne opérée soit satisfaite d'elle-même et rien de plus. Dès lors, elle implique une pratique qui va au-delà de la démarche esthétique. Cette dernière peut, cependant, être l'unique motif de la consultation : la personne éprouve le simple désir d'améliorer son apparence. Même dans ce cas, le médecin doit être à l'écoute de son patient pour comprendre son souhait et suspendre son propre désir dans une attitude neutre dépourvue de jugement moral. Pour concrétiser cette démarche, il est nécessaire de construire une complicité entre le médecin et le patient qui permettra au premier de déchiffrer le sens de la démarche du second. La qualité d'écoute du médecin est le préalable indispensable à toute consultation et, ultérieurement, à toute décision. Pour optimiser cette écoute, le praticien doit envisager, en dehors de toute idée préconçue et de tout modèle standard, quelle sera la meilleure solution pour la personne qui vient se confier à lui. Il faut qu'il pénètre les causes de la démarche du patient et qu'il dégage les problèmes cachés à travers une demande parfois imprécise ou peu cohérente. Les conditions qui lui permettront de réussir sa consultation tiennent en ces trois mots : sympathie, empathie et compassion.

La sympathie

Le premier mouvement d'accueil est un mouvement de sympathie à l'égard de la venue du patient. Quel que soit son problème, et avant même qu'il ne se confie au médecin, celui-ci doit accepter avec *reconnaissance* sa présence. Non pas en tant que client potentiel, mais en tant que personne réelle qui vient demander une aide plus qu'un service ou une prestation. Comme cette personne est en difficulté, le médecin doit lui témoigner une écoute qui dépasse la courtoisie professionnelle et la compréhension médicale. Il s'agit de ressentir l'émotion qu'éprouve le patient et, dès ses premières paroles, de l'accompagner dans sa demande. Le terme de « sympathie », transcrit du grec *sumpatheia*, exprime l'idée de « ressentir avec », voire de « souffrir avec », le mot *patheia*, à l'origine de notre « passion », impliquant pour sa part une émotion subie qui s'impose à l'individu. À l'origine, le terme possédait une signification globale chez les stoïciens puisque la « sympathie universelle » désignait à leurs yeux le lien qui unit chaque élément du monde aux autres éléments, c'est-à-dire la structure profonde du cosmos. La moindre modification qui affecte une chose ne peut qu'affecter toutes les autres choses car l'univers est un tout qui ressent ce qui arrive à chacun de ses composants. Cette signification philosophique très forte s'affaiblira par la suite, le terme de sympathie désignant au Moyen Âge puis à la Renaissance, en alchimie et en médecine, la convenance des énergies qui, de façon analogique, unissent le microcosme et le macrocosme.

Que l'on pense aux correspondances baudelairiennes qui,

« Comme de longs échos qui de loin se confondent

Dans une ténébreuse et profonde unité »,

font se répondre les parfums, les couleurs et les sons, mais aussi les âmes, les nuages et les cieux.

L'idée de sympathie universelle évoque, plus qu'une simple inclination entre les êtres, l'idée d'une communication entre eux qui s'établit par leur compréhension réciproque. C'est ainsi qu'Adam Smith, le théoricien de la « main invisible » qui expliquait l'équilibre du marché par l'intérêt égoïste des agents économiques, justifiait à l'inverse l'harmonie de la société par la sympathie altruiste des personnes morales. C'est surtout Bergson qui a fait de la sympathie l'acte humain par lequel la pensée se rend au cœur des choses pour les comprendre : « Nous appelons intuition la sympathie par laquelle on se transporte à l'intérieur d'un objet pour coïncider avec ce qu'il a d'unique et par conséquent d'inexprimable[1]. » Nous pouvons reprendre cette définition en l'appliquant à l'intuition médicale. La sympathie du chirurgien plasticien est en effet ce transport à l'intérieur d'un sujet pour coïncider avec ce qu'il a d'unique et par conséquent d'inexprimable. Que le *sujet* soit ici un sujet souffrant, c'est-à-dire au sens propre un *patient* qui endure une affection pénible, ne fait que renforcer la nécessité pour le médecin de faire usage de la sympathie pour accueillir la personne qui vient le consulter.

On peut objecter à cette théorie de la sympathie, par laquelle un homme éprouve intérieurement ce qu'un autre homme éprouve, que cet élan affectueux vers autrui dissimule en réalité un repli égoïste vers soi. Si je ressens le tourment d'une personne, c'est pour jouir de mon absence de tourment en me donnant d'autant plus aisément bonne conscience. Le médecin le plus ouvert à la maladie et à la souffrance des patients sait bien que lui-même ne souffre pas et n'est pas malade. Mais le fait que la sympathie d'un individu pour un autre soit accompagnée de distance ne change rien à l'émotion qu'il éprouve. Si le médecin n'était pas différent du patient, il ne pourrait pas se transporter en lui pour ressentir ce que l'autre ressent et lui donner le sentiment qu'il est compris. Il ne s'agit pas de se substituer à autrui, ce qui est à l'évidence impossible, mais de l'accompagner dans son histoire douloureuse en lui prêtant une écoute qui donne un sens à sa demande. La sympathie est bien un sentiment moral, et pas seulement psychologique, dans la mesure où l'homme qui sympathise avec autrui ne le reconnaît pas comme un étranger en l'excluant de sa conscience, mais au contraire l'inclut dans cette conscience en l'accordant à son amour de soi.

Comment le médecin exprime-t-il sa sympathie envers son patient lors de la première entrevue ? Les psychologues ont distingué dans le sentiment de sympathie plusieurs éléments dont les proportions varient en fonction des situations : l'affection, l'intériorisation, le jugement et la beauté de la démarche. Le mouvement premier d'*affection* envers autrui, que l'on constate chez tous les hommes, témoigne de leur appartenance à une même espèce. Il est cependant accompagné d'une réaction égoïste de l'individu qui renvoie à l'amour de soi en le poussant à *intérioriser* le sentiment affectueux qu'il éprouve. Un troisième élément moral, issu de l'éducation, intervient pour *juger* du bien-fondé du penchant que l'on éprouve pour autrui. Enfin, on peut reconnaître un dernier élément esthétique dans la mesure où ce sentiment de sympathie, comme dans la conception cosmique des stoïciens, donne à qui le ressent une impression *d'ordre et de beauté* dans un monde qui vit de violence et meurt d'indifférence. Lorsque le médecin témoigne de sa sympathie à la personne qui sollicite son aide, il suspend un instant les barrières qui séparent l'homme bien portant de l'homme malade et l'homme qui sait de celui qui ne sait pas. La dissymétrie entre le pouvoir du médecin et l'impuissance du patient se trouve, sinon abolie, du moins adoucie.

Prenons un exemple. Josiane, 52 ans, divorcée, mère d'un enfant, est confortablement installée dans sa vie. Elle est décoratrice à Paris, connaît le succès sur le plan professionnel et sa fille, après des études réussies, lui donne toute satisfaction. Elle déclare en outre avoir une vie amoureuse satisfaisante. Mais elle trouve que son visage se creuse et accuse de plus en plus son âge. Notre premier contact est distant, une distance créée par Josiane qui a consulté de nombreux collègues, mais n'arrive pas à se décider ; elle est effrayée par l'acte chirurgical. Elle prend d'ailleurs mon sourire comme un acte commercial de mise en confiance, ce qui fige notre relation et la confine dans un coin de son fauteuil. Il faut donc trouver la faille pour engendrer une sympathie réciproque, et éviter d'aborder d'emblée le sujet qui la touche. Il faut abaisser les défenses de Josiane dans un élan de *reconnaissance* et de *coïncidence* mutuelles, à la recherche d'une *affection* réciproque et de son *intériorisation*. Je décide d'ignorer le motif de sa consultation, que je connais pourtant car la mention « un lifting » se trouve sur son dossier, et je lui propose de me parler de son métier. C'est un moment intéressant pour nous deux car elle me parle de choses qui la passionnent et, pour ma part, je découvre la personnalité de Josiane. Un courant de sympathie passe entre nous dans la mesure où je lui montre mon intérêt pour notre rencontre et non pas seulement pour mon expertise. Nous avons, ainsi, impulsé un *jugement* positif et créé une belle rencontre.

Le désir de Josiane de prendre une décision est fort et contribue à instaurer un climat de confiance ; je lui suggère alors de me parler de ses craintes. Elle a peur de l'anesthésie, elle a peur du résultat avec les ratés esthétiques qu'elle a constatés dans des magazines, elle a peur enfin de la douleur. Une lipostructure du visage lui est proposée. Je lui explique, calmement et avec des mots simples, que la peur est exacerbée par l'inconnu. Je lui parle des risques de l'anesthésie, de leur faible fréquence, mais sans nier leur possibilité, et je lui affirme que la prise de risque reste dans le domaine du raisonnable. Plusieurs types d'anesthésie sont susceptibles d'être choisis, chacun ayant des avantages et des inconvénients. Les réactions allergiques aux produits anesthésiques sont possibles et le plus souvent imprévisibles ; l'incidence de la réaction anaphylactique vraie est évaluée à 1 pour 13 000 anesthésies. Si ces réactions sont parfois graves, elles sont dans leur très grande majorité des cas guérissables par un traitement approprié en réanimation. C'est pourquoi il est important pour le patient de signaler une allergie connue à un médicament et d'en donner le nom exact. En ce qui concerne les résultats non satisfaisants pour la personne opérée, je distingue entre l'échec esthétique et l'erreur technique. Quant à la douleur, que l'on évalue en général à 2/10 pour ce type d'intervention, Josiane pourra bénéficier de traitements antidouleur efficaces. Aussi prendra-t-elle la décision de se faire opérer, me déclare-t-elle, parce que le médecin a dédramatisé le processus chirurgical au bénéfice d'un exposé clair dans une atmosphère détendue qui a laissé parler son désir.

Nos patients ont souvent la crainte du jugement du chirurgien plasticien. « Parler d'un problème qui me gêne dans la vie de tous les jours avec un inconnu n'est pas chose facile », m'avoue Odile. Il n'est pas rare de recevoir des patients qui, impressionnés par le cadre officiel du cabinet, rendent la relation très asymétrique. Il est alors nécessaire de rétablir un équilibre dans cette relation personnelle si l'on veut avoir la chance d'un échange réel. Ainsi, lors de ma première rencontre avec Cécile, la jeune femme, assise sur le bord d'une chaise de mon bureau, se demande à l'évidence ce qu'elle fait là. Il me faut mettre Cécile à l'aise. Tout commence par un sourire de la part du praticien et, là aussi, la discussion se noue par l'évocation d'une activité sportive qui l'intéresse : la plongée sous-marine. La consultation est concentrée sur les sensations de grand bleu en plongée. La jeune femme est maintenant détendue et peut évoquer avec simplicité le motif de sa demande. Il y a en permanence la recherche d'une compréhension réciproque et de ce que chacun d'entre nous a d'unique.

Le cas de Cécile n'est pas rare en consultation. Le geste de sympathie crée un climat d'échange profitable aux deux partenaires, au patient libéré de ses craintes pour l'exposition de ses problèmes, et au médecin dont la qualité d'écoute est affinée. Dans d'autres cas, nous avons à affronter l'agressivité d'un sujet qui n'apprécie pas cette asymétrie dominant-dominé dans la relation médecin-patient. Ainsi, Louise entre dès son arrivée dans une relation de confrontation. Elle me regarde droit dans les yeux et me dit : « Je connais bien la chirurgie esthétique, je sais que les chirurgiens n'aiment pas les injections de silicone, mais je veux augmenter mes pommettes de façon définitive. » L'erreur serait d'entrer dans un combat de domination, ce qui à l'évidence enlèverait toute sympathie à notre relation et risquerait de faire avorter nos échanges. Je cherche ce qui va nous permettre de coïncider et d'engendrer de la beauté dans la démarche. Je lui réponds donc : « Je ne doute pas de vos connaissances en la matière, mais puisque vous êtes là, voulez-vous que je vous fasse une proposition après un examen clinique, ou souhaitez-vous un simple avis technique ? » Évitant le rapport de force, Louise se détend et nous pouvons commencer la consultation sur des rapports plus équilibrés. La première rencontre avec le patient est ainsi toujours une énigme et un moment unique. Mais le médecin possède les ressources pour rendre la rencontre plus symétrique et pour magnifier l'intuition sympathique à la base d'une relation riche en échanges.

La sympathie ne signifie pas que le médecin chirurgien doive créer un lien d'amitié avec son patient ; elle ouvre simplement la sphère de défense de l'individu et le met en condition pour optimiser son lien avec le praticien. Le climat favorable dégagé par l'équipe médicale est d'ailleurs en relation à la sympathie qui lie le chirurgien à son équipe. L'objectif poursuivi est le bien-être du patient grâce à des sentiments positifs qui ont pour effet d'être contagieux. Ainsi, de façon égoïste, nous avons amélioré l'état d'esprit général des patients et de l'équipe soignante. La méthode qui amplifie la sympathie tient au comportement du médecin qui doit être avenant, souriant et rassurant. Il doit exprimer son désir de vouloir partager un climat de confiance. Cette situation crée par réaction une vague émotionnelle positive, terreau d'une relation qui se veut constructive.

L'empathie ou l'écoute empathique

La sympathie est la manifestation courante d'une intuition plus générale que la philosophie connaît sous le nom d'« empathie ». Du grec, *en*, « dans », et *patheia*, le terme que nous avons rencontré pour exprimer « ce que l'on éprouve », le sentiment empathique évoque le retentissement intérieur d'une vision, ou, selon Bergson, d'une intuition dans la conscience d'une autre personne. Pour le dire simplement, l'empathie est la compréhension intuitive de ce qu'éprouve autrui comme si, à partir de son corps, le sujet empathique se projetait dans le corps de l'autre pour ressentir ce qu'il ressent. Ce sont surtout les philosophes, les psychologues et les théoriciens de l'art qui ont développé de riches analyses sur les processus empathiques. Le terme lui-même est d'abord apparu en allemand, sous la forme *Einfühlung*, « ce qui est ressenti de l'intérieur ». Il fut utilisé par le philosophe Robert Vischer pour désigner le mode affectif de connaissance qui permet à un amateur d'art d'accéder à la signification profonde d'une œuvre. Le terme a été ensuite emprunté de l'esthétique à la philosophie par Theodor Lipps dont les analyses influencèrent Freud. Dans un premier temps, Lipps entendait par empathie le processus intellectuel à l'aide duquel un observateur se projette dans les objets qu'il vise. Lipps introduira plus tard la dimension affective de l'empathie pour caractériser la façon dont l'expression corporelle d'un individu, dans un état émotionnel donné, déclenche de façon immédiate un état émotionnel analogue chez un autre individu.

La possibilité du rapport empathique à autrui est fondée sur les relations primitives qui régissent les échanges, perceptifs, cognitifs et affectifs entre les hommes et le monde. Heidegger a mis en évidence que l'homme, ou *Da-sein*, cet « être », *sein*, qui est « là », *Da*, c'est-à-dire en situation existentielle, *là même*, est toujours un *in-der-welt-sein*, un « être-au-monde ». L'homme n'est pas d'abord un être pensant à part qui rencontrerait ensuite le monde, comme un sujet rencontre, inopinément ou non, un objet différent de lui. Bien au contraire, l'« être-au-monde » est une structure ontologique primitive qui fait de l'homme un être inséparable du monde : être pour moi, c'est être-au-monde de sorte que je partage avec les autres hommes ce monde qui nous est commun. À ce titre, je peux éprouver ce que les autres ressentent en me transportant en eux puisqu'ils ont en commun avec moi le fait brut d'*être* en tant qu'*être-au-monde*. C'est le monde qui, en définitive, rend possible l'intuition empathique qui nous fait éprouver ce que les autres éprouvent, leur façon personnelle d'*être-au-monde* ou, dit plus simplement, d'habiter le monde.

Il semble que cette communauté de sentiment se développe selon trois niveaux distincts. Dans un premier moment, le sentiment de l'individu considéré se relie de façon spontanée au sentiment éprouvé par un autre individu comme s'il retentissait à un même *accord*, au sens musical du terme : chacun des deux instruments de l'orchestre est accordé à l'autre. C'est ce que l'on appelle la *participation affective* dont la forme la plus intense est, dans la fusion amoureuse, l'identification complète. Montaigne pouvait dire, de son amitié avec Étienne de La Boétie : « parce que c'était lui, parce que c'était moi », avouant ainsi que leur empathie mutuelle était empreinte de distinction. Mais, dans les cas extrêmes, l'empathie efface toute différence entre les êtres au point de réaliser une parfaite identification. Les deux instruments jouent la même mélodie à l'unisson « parce que lui et moi ne formons plus qu'un ».

Dans un deuxième moment, le *sentiment empathique* révèle, pour filer la métaphore musicale, la résonance du sujet à l'égard de la présence immanente d'un autre sujet, mais aussi à l'égard de la présence d'un objet esthétique, c'est-à-dire d'une œuvre d'art. Lorsque Swann entend la « petite phrase » de la *Sonate* de Vinteuil ou quand Vergotte contemple le « petit pan de mur jaune » de la *Vue de Delft* de Vermeer, les deux hommes résonnent musicalement et picturalement aux deux œuvres qu'ils reçoivent avec émotion. Proust montre ainsi, dans *La Recherche du temps perdu*, à quel point l'homme, par son sentiment empathique, répond immédiatement à la présence temporelle d'autrui et au rythme affectif des choses au point de s'identifier à eux. « Madame Bovary, c'est moi », aurait dit Flaubert tout en niant qu'il soit davantage cette « pauvre Bovary » que n'importe quel personnage de son roman[2] ! Le génie de l'artiste est la perfection de cette capacité empathique de l'homme de participer affectivement à l'existence d'autrui, même s'il s'agit d'un personnage imaginaire, sans se confondre effectivement avec son être.

Dans un dernier moment, sans doute le plus gratifiant, l'empathie peut donner naissance à la *sympathie* qui est sa manifestation partagée dans une même relation affective. Si l'empathie normale se caractérise par l'unilatéralité du sentiment qui pousse le sujet à partager ce qu'éprouve positivement ou négativement autrui, la sympathie implique une réciprocité d'affection généralement orientée vers le bien. On peut sympathiser avec le malheur de l'autre ; mais c'est surtout son bonheur que l'on partage avec sympathie, en participant à sa joie d'exister. La sympathie devient alors une dilatation de l'existence qui coïncide avec les forces de la vie. Max Scheler a particulièrement insisté, dans *Nature et formes de la sympathie*, sur le fait qu'« un minimum de fusion affective non spécifiée est nécessaire pour rendre possible l'intuition d'un être vivant en tant qu'être vivant, et que c'est sur cette base de la plus primitive intuition des êtres extérieurs que s'édifient la "reproduction affective" la plus élémentaire, la "sympathie" non moins élémentaire et, par-delà ces deux attitudes, la "compréhension" spirituelle[3] ».

Dès lors, la compréhension des autres hommes se réalise par la seule sympathie qui permet d'entrer affectivement dans la conscience d'autrui. Une telle faculté de compréhension ne limite plus la connaissance existentielle des êtres humains à des procédures scientifiques conduites par des méthodes rationnelles, mais à une appréhension affective et morale par laquelle la sensibilité imprime son pouvoir sur la volonté elle-même. Rapportée à l'expérience de la chirurgie esthétique, et plus généralement à l'expérience de la relation médicale, cette théorie de la sympathie révèle que le rapport du praticien au patient ne peut se réduire à des bases scientifiques et techniques. Elle nécessite une relation empathique à dimension éthique et, en dernière instance, métaphysique, puisqu'il y va, dans cette rencontre d'autrui, de la dignité de la personne.

L'écoute du chirurgien plasticien sera encore plus attentive s'il prend connaissance de la remarquable théorie sur l'empathie qui est celle de la philosophe Édith Stein dans sa thèse sur *Le Problème de l'empathie*. Contre Lipps qui soutenait qu'un individu peut parvenir à une parfaite coïncidence entre son moi personnel et le moi d'autrui saisi par un sentiment empathique, Édith Stein affirmait qu'une empathie absolue est impossible. Tout individu peut, certes, participer en une certaine mesure à l'état d'âme d'un autre individu, mais sans s'identifier complètement à la situation, aux sentiments et aux réactions que l'autre ressent. Pour la philosophe, l'empathie est « une expérience *sui generis*, l'expérience de l'état de conscience d'autrui en général, c'est-à-dire l'expérience qu'un moi en général a d'un autre moi semblable à celui-ci ». Comprendre alors cet « autre moi », c'est entrer intuitivement dans le monde des valeurs qui tapisse le fond le plus intime de son être. Édith Stein reconnaît que chaque personne possède une liberté et une spiritualité originales que l'on peut appréhender par un sentiment intuitif. Les analyses phénoménologiques de la disciple d'Husserl, auquel elle emprunte le terme d'« empathie », conduisent Édith Stein à affirmer que chacun de nous peut enrichir son champ d'expérience en celui d'autrui et en partageant ses valeurs.

Dès lors, nous pouvons appréhender non seulement le monde affectif des autres personnes, mais encore le monde spirituel unique des saints ou des mystiques. En s'appuyant sur son expérience de convertie, Édith Stein, comme Simone Weil à la même époque, témoignait qu'elle avait réussi à trouver un « état de repos en Dieu » qui l'avait régénérée. Elle ne faisait que redécouvrir, dans son expérience existentielle, l'enseignement socratique qui affirmait que l'homme, en descendant en lui-même, peut se rendre semblable à Dieu dans la mesure du possible. Le christianisme ne dira pas autre chose en faisant de l'imitation de Jésus-Christ le modèle insurpassable de l'existence humaine.

Si nous appliquons ces remarques à l'expérience médicale en général, et à la chirurgie esthétique en particulier, nous voyons que le praticien peut découvrir dans ses patients des éléments de personnalité qui lui sont étrangers. En observant avec intuition dans l'autre ce qu'il vit de façon originale, il réussit, sinon à s'identifier à lui, du moins à découvrir des choses sur lui-même. Pour Édith Stein, sans doute le penseur qui a poussé le sentiment empathique le plus loin, l'homme a la possibilité d'appréhender des valeurs nouvelles et de déceler en lui des strates de personnalité qu'il n'avait pas ressenties. Le chirurgien plastique qui ne connaît pas le trouble d'un patient pourra ainsi découvrir le sentiment d'exclusion qui le mine et qui lui permettra, en s'identifiant à lui, de comprendre sa souffrance. Seul celui qui voit dans l'autre une personne et, par conséquent, se vit lui-même comme un être doué de dignité, peut donner un sens à la demande de celui qui a perdu cette dignité.

Ces remarques nous renvoient à un patient prénommé Saïd âgé de 21 ans en 1997. À la première consultation, il m'expliqua les raisons de son souhait de rhinoplastie : « Mon nez aggrave mon type sémite, et dès que je propose mes services dans la restauration (c'est le métier que je veux faire), on m'oppose un refus. Que faire ? Retourner dans la rue et continuer à faire des bêtises ? Aidez-moi, s'il vous plaît, à me sortir de cette voie sans issue. » Il me raconta son enfance difficile dans une famille nombreuse et pauvre où les enfants étaient livrés à eux-mêmes. L'empathie a fait résonance entre les deux partenaires de l'aventure esthétique. Bien sûr, Saïd n'avait pas les moyens financiers de ses désirs ; mais sa démarche était si authentique qu'il m'a été impossible de refuser sa demande. Nous avons, la même année, organisé un congrès de chirurgie esthétique dans lequel j'ai intégré le cas de Saïd pour présenter une démonstration opératoire retransmise en salle de conférences. L'expérience que m'a apportée l'histoire de Saïd a été riche en enseignement d'autant que la résilience esthétique a été efficace pour le jeune homme. Nous avons mangé, avec Saïd et mon équipe, un couscous mémorable et j'ai vécu à cette occasion une expérience humaine forte qui a été certainement le déclencheur de cet ouvrage.

Issu de la philosophie, de la phénoménologie et de la spiritualité religieuse, le concept d'empathie s'est étendu au XXe siècle à l'ensemble des sciences humaines. On le retrouve chez des anthropologues comme Frans de Waal qui a établi que des comportements d'empathie, ou « comportements de consolation », étaient présents chez les chimpanzés qui sont sensibles à la souffrance de leurs congénères[4]. Il prédomine surtout chez les théoriciens de la communication et les psychothérapeutes comme Carl Rogers. Ses travaux confirment que toute véritable efficacité thérapeutique repose sur une bonne relation affective du praticien avec son patient[5]. Les conditions critiques qui permettent au thérapeute de réaliser ce que Rogers nomme l'« auto-actualisation » du patient sont la « compréhension empathique » à son égard, la considération positive, ou « chaleur », envers sa personne, et la « congruence » entre le moi idéal et le moi vécu du thérapeute. L'empathie consiste ainsi à appréhender de façon juste le cadre de référence de l'interlocuteur, les raisonnements qu'il développe et les émotions qu'il éprouve de façon à saisir la souffrance ou le plaisir ressentis et, éventuellement, à en retrouver les causes profondes.

Quand elle n'est pas simulée, l'expression sincère de l'empathie possède une efficacité thérapeutique certaine. Il n'en reste pas moins qu'elle ne parvient pas à réaliser l'identification totale du praticien et du patient. Quels que soient ses efforts, aucun individu ne saurait fusionner par empathie avec un autre individu. Dans l'exercice de la médecine, en particulier, le thérapeute ne ressent pas les émotions et ne partage pas les désirs de son patient parce que tous deux ont des personnalités et des parcours différents. Une identification forcée serait même inopérante : si le praticien, en se départissant de sa neutralité bienveillante, éprouvait les mêmes difficultés et les mêmes inquiétudes que ses patients, il ne pourrait pas leur venir en aide. Son rôle thérapeutique consiste donc à agir comme s'il était dans la même situation que la personne qui le consulte tout en gardant, dans son intuition empathique, un regard éloigné. Carl Rogers peut alors écrire :

« L'empathie ou la compréhension empathique consiste en la perception correcte du cadre de référence d'autrui avec les harmoniques subjectives et les valeurs personnelles qui s'y rattachent. Percevoir de manière empathique, c'est percevoir le monde subjectif d'autrui "comme si" on était cette personne – sans toutefois jamais perdre de vue qu'il s'agit d'une situation analogue, "comme si". La capacité empathique implique donc que, par exemple, on éprouve la peine ou le plaisir d'autrui comme il l'éprouve, et qu'on en perçoive la cause comme il la perçoit (c'est-à-dire qu'on explique ses sentiments ou ses perceptions comme il se les explique), sans jamais oublier qu'il s'agit des expériences et des perceptions de l'autre. Si cette dernière condition est absente, ou cesse de jouer, il ne s'agit plus d'empathie mais d'identification[6]. »

En retour, le message empathique ressenti par le patient comme son effet bénéfique sur son comportement présent et sa décision future sont liés à la façon dont le chirurgien plastique lui manifeste son aide. En général, il peut exprimer de deux façons différentes l'élan empathique qui le pousse vers le patient : soit en faisant état verbalement, et le plus clairement possible, de l'intelligence de son cas ; soit en manifestant son émotion par une attitude compréhensive dénuée de jugement moral. De toute façon, le médecin doit tenir compte du niveau culturel du patient et ne pas se montrer maladroit dans la manière de répondre à sa demande. L'empathie véritable du thérapeute consiste à partager le point de vue du patient en lui confirmant qu'il est en souffrance en raison du défaut physique qui le perturbe, et non à trop personnaliser le propos en lui disant que, dans la même situation, on serait dans la même souffrance.

La pratique relationnelle de l'empathie, qui est aujourd'hui enseignée avec succès par les psychologues, se trouve vérifiée par les travaux des neurologues. Les techniques récentes d'imagerie cérébrale ont établi en effet que, quand un individu prend conscience chez autrui d'une situation douloureuse, les circuits neuronaux associés à la douleur sont activés chez l'observateur bien qu'il ne subisse pas lui-même de douleur. Ce phénomène de résonance sensori-motrice qui accorde instantanément deux psychismes, et qui est sans doute inné chez l'homme, pourrait être à l'origine du sentiment empathique, c'est-à-dire du sentiment moral au sens où Adam Smith entendait ce terme.

Dans sa célèbre *Théorie des sentiments moraux*, le philosophe écossais introduit la figure du « spectateur impartial » pour justifier sa morale de la bienveillance. S'adressant à un lecteur qu'il met d'emblée en position de spectateur, Smith récuse ce qu'il nomme son « défaut de sentiment » et lui déclare : « Si votre douleur n'a pas de proportion avec la peine qui m'afflige, si vous n'avez aucune indignation pour le préjudice dont j'ai souffert, ou si votre indignation n'est pas proportionnée au ressentiment qui me transporte, alors nous ne pouvons converser plus longtemps sur ces matières. Nous devenons l'un pour l'autre intolérables[7]. »

On voit que Smith fonde ici la possibilité d'une entente entre les hommes, et donc d'une *tolérance réciproque*, non pas sur un raisonnement abstrait et universel, mais sur une empathie concrète et partagée. Dès lors, l'affection que nous devons à autrui se manifeste sous la forme théâtrale du *spectateur impartial* qui, détaché de l'acte qu'il observe, n'en sympathise pas moins avec la personne souffrante parce qu'il reconnaît en elle une même humanité.

Tout être humain est donc prédisposé à se mettre à l'écoute de la détresse des autres. Boris Cyrulnik a revisité le phénomène empathique pour nous donner une juste idée de son importance : « En tant qu'homme j'appartiens à la seule espèce vivante capable de me figurer les représentations de l'autre. Je suis alors contraint de partir à la découverte du monde mental de l'autre, de ses théories, de ses représentations et de ses émotions. Je suis donc forcé à ne pas vivre dans un seul monde – sinon je me transforme en dictateur – et si par malheur le pouvoir politique m'est accordé, je peux imposer ma vision du monde qui va détruire la société au nom d'une vision cohérente qui est la mienne. Ce qui signifie au fond que l'empathie propose peut-être la seule justification morale à être ensemble[8]. » En tant que praticien, mais avant tout en tant qu'homme, nous avons le devoir d'amplifier la relation médecin-patient grâce à l'empathie. C'est permettre aux deux partenaires, dans l'échange d'un problème qui peut être une douleur, de trouver la dimension humaine qui justifie la fonction morale de notre métier. C'est se donner une chance de pénétrer l'intimité de nos patients, non par voyeurisme, mais par amour.

Il existe une histoire personnelle derrière un défaut esthétique qui motive la consultation de chirurgie ou de médecine esthétiques. La sympathie et la compassion permettront la mise en condition du patient afin qu'il exprime son affect et ses troubles. Ainsi, dans la démarche esthétique, il y aura une double résolution, celle du défaut physique et du trouble psychologique, qui feront accéder à la compréhension du patient. Quel que soit l'objet de la consultation, il faut pouvoir se mettre à la place de l'autre, tout en gardant à l'esprit que l'on n'est pas l'autre et en restant neutre émotionnellement. C'est là le terreau d'une communication efficace dont, souvent, le meilleur moyen pour parvenir à l'empathie est le silence du médecin.

La compassion

La sympathie et l'empathie sont les modalités fondamentales du sentiment altruiste qui conduit les praticiens à prendre en compte la demande des sujets qui est issue d'une souffrance. L'expérience clinique montre, cependant, qu'un sentiment plus intense vient souvent irriguer la relation étroite qui s'est nouée entre le médecin et son patient. Il s'agit de la compassion à l'égard de la personne dont on reconnaît, au cœur de la souffrance, la dignité. Certes, le terme français de « compassion », dérivé du latin *cum patior*, « souffrir avec », est un doublet du grec *sum patheia*, l'étymologie étant identique ; mais l'existence d'un second terme et l'émotion éprouvée par le médecin attestent que les deux sentiments ne sont pas équivalents. La compassion envers un être démuni possède des racines psychologiques et éthiques plus profondes que l'inclination de la sympathie ou la neutralité de l'empathie. Dans le même souci d'une relation altruiste, on parlait autrefois, soit de pitié, soit de miséricorde, avec une connotation religieuse marquée. On rappellera simplement que l'hôpital de la Pitié, ou Notre-Dame de la Pitié, fut fondé en 1612 à Paris sous Marie de Médicis pour venir en aide aux mendiants et aux vieillards.

La compassion est un sentiment spécifique qui, outre la participation à la douleur d'autrui, entraîne un mouvement de *solidarité personnelle*. Elle n'est donc pas seulement une affection, à ce titre passive, mais une action venue apporter un soutien à la personne qui demande de l'aide. Comme en témoignent les noms des hôpitaux hérités du Moyen Âge et dévolus à des communautés religieuses, par exemple les Sœurs Augustines de la Miséricorde de Jésus qui fondèrent l'Hôtel-Dieu de Québec, les soins médicaux ont été d'abord assumés en Europe puis en Amérique par des congrégations chrétiennes. Or, le christianisme a toujours enseigné la compassion à l'égard des pauvres, des malades et des disgraciés sur le modèle de la compassion du Christ. La vocation du chrétien est ainsi de manifester cette compassion divine par son écoute aux côtés de l'homme et de la femme qui se trouvent en situation de souffrance.

Le lien de la compassion religieuse avec la médecine n'est pas seulement historique, mais éthique dans leur souci partagé de charité. Qu'est-ce en effet que la *caritas* en tant qu'amour du prochain, sinon la sollicitude à l'égard de l'autre, une sollicitude d'autant plus active qu'autrui se trouve dans une situation difficile ? Le terme latin de *caritas* est précisément à l'origine du terme anglais *care* qui définit l'acte médical du « soin ». Et ce terme *care* est issu du celte *cara* qui signifie « pleurer avec » ou « entrer en souffrance ». La vocation de l'homme est d'être en compagnie des gens là où ils souffrent afin d'aider à leur guérison. Si l'Évangile, à la suite de la Torah, a tellement insisté sur l'amour du *prochain*, c'est parce que la proximité de l'autre doit l'emporter sur son éloignement alors que, pourtant, l'autre m'est étranger dans son identité comme dans sa souffrance. L'enseignement religieux rejoint l'enseignement philosophique dans une exigence morale analogue que la pratique médicale a intégrée dans sa dimension clinique. La tradition éthique grecque, héritée de Socrate, a toujours centré l'action humaine sur le « soin de l'âme ». C'est dans le dialogue nommé *Alcibiade*, dont nous parlions plus haut[9], que Socrate introduit la notion de « soin de l'âme » ou de « souci de l'âme ». Cette expression désigne la préoccupation attentive envers ce qu'il y a de plus précieux dans la personne humaine et qui lui donne sa dignité. Car même quand le corps est blessé, malade ou dégradé, c'est l'âme de l'individu qui souffre d'un tel état dont la répercussion est immédiate dans le psychisme. La psychanalyse et toutes les psychothérapies connaissent bien ce retentissement du corps sur l'âme.

Il en résulte que le « soin de l'âme » est naturellement appelé par le « soin du corps » ou que le souci causé par le corps se manifeste par le souci subi par l'âme en une seule souffrance. Le philosophe tchèque Jan Patočka, l'un des porte-parole de la Charte 77 qui mit fin à la dictature communiste lors de la Révolution de velours à Prague, a centré son analyse de la culture européenne, dans son exigence d'une éthique universelle, sur ce qu'il a nommé le « souci de l'âme ». On reconnaît son empreinte dans les prescriptions de la religion, de la morale et du droit, mais aussi dans les œuvres de l'art, les connaissances de la science et les pratiques de la médecine. Il s'agit de respecter ce qui relève de l'humanité dans les actions et les productions de l'homme en dépit de leurs échecs ou de leurs crimes. Patočka n'hésite pas à dire que « le souci de l'âme est donc ce qui a engendré l'Europe – nous pouvons soutenir cette thèse sans aucune exagération[10] ». Socrate l'avait déjà enseigné en révélant à Alcibiade qu'il n'était ni un corps, ni un corps doublé d'une âme, mais une âme dont il fallait prendre soin en obéissant à l'impératif delphique : « Connais-toi toi-même[11]. » Le même Socrate s'adressera à ses concitoyens, le jour de son procès, en disant à ceux qui allaient le condamner que son seul souci aura été de prendre soin de son âme[12]. Le principe qui *anime* ainsi l'homme dans l'examen critique de ce qu'il regarde, qu'il s'agisse du monde, de la cité ou de lui-même, est ce même souci qui conduisait Patočka à reconnaître que la culture de l'Europe est l'histoire des tentatives faites pour réaliser le « souci de l'âme[13] ».

C'est sur ce terrain du souci de l'âme, qu'il faut entendre comme la compassion accordée à l'homme qui demande une aide à un autre homme, que la pratique des soins s'est édifiée dans nos institutions médicales. La chirurgie esthétique ne fait pas exception à la règle puisque, en dehors de toute pathologie, un défaut physique peut avoir des répercussions psychiques importantes qui altèrent la vie du sujet. La sympathie, qui est le mouvement initial du praticien, puis l'empathie, qui lui permet de comprendre la douleur psychique du patient, laissent alors la place à la compassion envers un sujet qui, en perdant son *imago*, n'a plus l'estime de lui-même. Or, la perte de l'estime de soi, nous l'avons vu, entraîne une perte de la dignité aux yeux de la personne qui croit sentir son indignité dans les yeux d'autrui. Pratiquer la compassion, pour le médecin, c'est pratiquer l'ouverture à la souffrance du patient et prêter attention à sa fragilité. La difficulté à maintenir aujourd'hui cette attitude altruiste ne tient pas à l'insensibilité supposée du personnel soignant, habitué aux misères physiques et psychiques, mais aux progrès de la médecine qui font parfois passer le souci des procédures techniques avant le souci des sujets humains.

La chirurgie esthétique, comme toutes les pratiques médicales, court ainsi le risque d'une déshumanisation qui a souvent été dénoncée. Chew M. Can, le rédacteur en chef du *Medical Journal of Australia*, soutenait ainsi, dans un article intitulé « La compassion survivra-t-elle au XXIe siècle[14] ? », que l'acte médical ne saurait exister sans la présence de la compassion. Il ne s'agit pas de prôner une attitude moralisante doublée d'une hypocrisie sociale, héritée de la vieille miséricorde chrétienne, mais de suivre une conduite éthique qui permet au praticien de soulager les maux des patients et de rétablir leur santé physique et psychique. Parallèlement, le Dr Bertrand Kiefer, rédacteur en chef de la revue suisse *Médecine et Hygiène*, a dénoncé, en détournant le titre de Freud, *Malaise dans la civilisation*, le « Malaise dans la compassion ». La médecine moderne, dans son déploiement technologique, tend à perdre de vue l'homme souffrant, et par là même, la finalité de l'acte thérapeutique, le soin, au bénéfice de la maîtrise des outils techniques, des procédures administratives et des impératifs commerciaux. La société demande aux médecins de réaliser l'adéquation entre l'image concrète du malade souffrant et l'image idéale de l'homme sain en privilégiant l'objectivité des pratiques sur la subjectivité des patients. Bertrand Kiefer a une tout autre vision de la relation clinique :

« Pratiquer la compassion et l'altruisme, c'est accepter ce qui n'est ni normal, ni justifié, ni rassurant. C'est soigner et accompagner – et non exclure – ce qui relève de l'effraction, de la déviance, de l'inquiétant. C'est désigner du doigt les causes de souffrances plutôt que de purifier le monde des déviants pour la satisfaction de ceux qui pensent que la vie peut se contrôler par des règles.

C'est de ce rôle dont on ne veut plus. L'époque se dirige vers une inversion complète du rôle de médecin[15]. »

On peut mettre davantage en question la médecine actuelle, en premier lieu la chirurgie esthétique du fait de sa dimension démiurgique qui fascine le public, en la ramenant à plus de mesure. Éric Fuchs, professeur d'éthique à l'Université de Genève, fait remarquer que les prouesses techniques de la médecine posent aujourd'hui, en creux, la question de la dignité de la personne[16]. Elle n'est plus en effet que le support passager, lors d'un acte médical ou d'une opération chirurgicale, de la puissance d'une technique devenue autonome. Mais cette dernière oublie, tout à son *hubris*, c'est-à-dire à sa démesure[17], que le patient traité, considéré comme un cas clinique intéressant qui fera l'objet d'une présentation sous PowerPoint dans les colloques médicaux, est d'abord une *personne*, et une personne qui souffre dans sa chair et dans son âme. Il s'ensuit que la vocation du médecin ou du chirurgien est de prendre soin de la personne souffrante, plus encore que de la guérir en la négligeant ou en l'ignorant, et ce soin ne peut appartenir qu'à la compassion. Comme l'écrit Henri Nouwen dans *La Compassion* :

« Nous avons tendance à faire entrer l'esprit de compétition dans les professions médicales. C'est pourquoi il est si important de rappeler sans cesse que notre vocation est de prendre soin. Quand cela devient notre préoccupation majeure, on peut alors découvrir des méthodes de guérison auxquelles on n'aurait jamais pensé. Si l'on ne se concentre que sur le traitement et les médicaments nécessaires à la guérison, ce n'est plus la personne qui est au centre de nos préoccupations, mais la maladie[18]. »

Même quand il n'y a pas de souffrance grave, ou névrotique, la pratique de la chirurgie plastique offre des occasions de manifester notre compassion. Ainsi Laurence vient en consultation pour demander une augmentation mammaire. Âgée de 23 ans, célibataire et sans enfant, elle me dit qu'elle a un corps de fillette, et que, en conséquence, elle n'a pas le sentiment d'une émancipation féminine de son corps. Elle est depuis des années en souffrance psychologique et elle réclame une modification de son corps pour passer d'un corps-enfant à un corps-femme. Le chirurgien, lors de ce premier entretien, a compris « dans son corps » la douleur que ressentait la jeune femme désemparée. Sa compassion a permis à la patiente de se libérer de sa culpabilité en comprenant qu'elle n'était pas la seule à éprouver ce divorce entre les deux images du corps.

De la même manière Michèle donne son témoignage :

« J'avais déjà de petits seins lorsque j'étais jeune fille. D'un naturel extrêmement maternel, c'est à 20 ans que j'ai mis au monde mon premier enfant. Trois autres suivirent bientôt, que j'ai allaités avec un grand bonheur. Je trouvais magnifique mon corps de mère nourrissant son bébé. Ayant tendance à maigrir rapidement après chaque grossesse et après avoir fini d'allaiter mon quatrième enfant, je me suis retrouvée avec un corps maigre et des seins inexistants. Comme j'étais très mal dans ma peau, j'ai décidé de tout faire pour reprendre des kilos. Mon corps a repris de jolies formes, mais les seins sont restés désespérément plats. Dans mon esprit, la maigreur et l'absence de seins renvoyaient à des images de maladie, de douleur. Je voyais les malheureux rescapés des camps de concentration et ces visions me collaient à la peau.

« J'étais mal, dépressive, notre couple battait de l'aile. Mon mari profitait de cette faiblesse pour m'humilier davantage. La relation dominant-dominé, bourreau-victime, jour après jour. Les phrases blessantes se succédaient. "Une femme qui n'a pas de seins n'est pas une vraie femme", "J'ai pas épousé une femme mais une planche à pain." J'étais incapable de répondre, comme pétrifiée, anesthésiée. Les mots pour répliquer ne parvenaient même pas à mon cerveau. N'est-ce pas aussi une question culturelle ? Pourquoi dit-on "une poitrine" ? L'absence de sein est-elle synonyme d'avarice ? Je pense que ces images sont ancrées dans notre inconscient.

« Il m'était impossible de m'habiller. Rien ne m'allait, je me trouvais laide dans n'importe quelle tenue. Je décidai enfin de me faire poser des implants. Je ne voulais surtout pas ressembler à une star de cinéma, juste être normale, ne plus me voir dans la glace comme amputée de mes seins.

« L'opération a été une révélation. Un 90 B a transformé l'image que je voyais dans le miroir, mais aussi l'idée que je me faisais de moi-même. Ma "féminité-maternité" était tellement révélée que j'ai même eu une montée de lait ! D'un seul coup, j'ai acquis la confiance en moi que je n'avais possédée. Mon mari, se sentant mis en danger par cette transformation, m'a quittée… Il lui fallait peut-être dominer et humilier pour se sentir exister ? Aujourd'hui, je suis heureuse, réconciliée non seulement avec mon corps, mais surtout avec moi-même. »

La compassion a ainsi pour objectif de faire ressortir les affects négatifs du patient et de les adoucir en les partageant avec lui. La communication non verbale, par le regard, la mimique, le geste, le sourire, le ton de la voix du praticien, son silence même et son attitude compréhensive, vient ici compléter la communication verbale[19]. Pour cela, il faut vivre la situation émotionnelle avec son patient et se mettre à son diapason. Cela crée un lien affectif très fort qu'il faut éviter de faire perdurer en orientant insensiblement le sentiment vers l'empathie.

Le transfert

Les analyses précédentes sur la sympathie, l'empathie et la compassion rappellent que la relation du médecin et du patient possède une forte tonalité affective. En dépit du modèle économique qui ramène l'ensemble des rapports humains à un contrat entre un prestataire de services et un consommateur, le modèle médical garde sa spécificité du fait de la demande de soins. L'individu qui vient à une consultation n'est pas un client qui entre dans un magasin pour acheter un produit à un vendeur après une transaction commerciale dénuée d'enjeu affectif. C'est une personne qui souffre et qui va confier son corps au thérapeute ainsi qu'une partie de ses problèmes psychiques. En outre, la santé du patient et, à la limite, sa vie sont en jeu, une vie qui, à la différence des objets qu'il se procure habituellement, n'a pas de prix, mais une dignité. La relation du médecin et du patient, dans la demande de chirurgie esthétique comme dans toute transaction médicale, implique en conséquence une relation psychologique de nature émotionnelle qui peut aboutir à un transfert. Parce que la personne concernée est en demande de soins, et donc d'aide, elle se trouve en position de dépendance, et ainsi de passivité, ce qui justifie son nom de *patient*, à l'égard du médecin. Leur relation est donc asymétrique, de la première consultation à la fin des soins, et, à ce titre, délicate. En effet, dans la vie courante, le rapport normal entre les individus, qu'il soit d'ordre verbal, politique, social ou sexuel, est fondé sur la symétrie, c'est-à-dire leur liberté réciproque de parler, d'agir, d'échanger ou d'aimer sans se soumettre à l'autorité d'autrui.

Cette asymétrie est la condition psychologique du transfert qui, dès la démarche initiale du patient, s'établit sur son impossibilité à résoudre seul son problème. Il transfère donc la responsabilité de la solution au praticien du fait de ses qualifications en mettant son sort entre ses mains. Mais, en même temps, il tend à reporter inconsciemment ses sentiments, positifs ou négatifs, sur le médecin dont il reconnaît l'autorité. On sait que Freud a, sinon découvert, du moins théorisé cette notion de « transfert » dont il a fait l'une des clés de la psychanalyse. Dans un texte de 1925, *Freud présenté par lui-même*, l'auteur définit pour la première fois le phénomène de transfert qu'il avait constaté, lors de l'échec du traitement d'une patiente nommée Anna O., en renonçant à sa pratique antérieure de l'hypnose. Il prend alors conscience que, dans tout traitement, sans que le médecin y soit pour quelque chose, une relation affective intense s'instaure entre le patient et l'analyste en dehors de tout rapport réel. Ce transfert peut prendre toutes les nuances depuis un état amoureux et sensuel jusqu'à des expressions de révolte, d'animosité, voire de haine violente. Freud note que l'analyse ne crée pas véritablement le transfert, mais le découvre et l'isole dans la relation personnelle qui s'est mise en place entre le médecin et le patient. Le transfert est un phéno-mène humain général qui intervient de façon plus visible dans une relation thérapeutique inégalitaire où joue l'ascendant du médecin.

Si, pour la psychanalyse, le transfert est l'élément essentiel de la cure, on peut dire que cette projection émotionnelle sur l'autre est présente dans toutes les situations humaines fondées sur une relation inégale. Le transfert révèle au patient, dans la relation affective qui s'établit avec le médecin, une série incons-ciente de sentiments amicaux ou hostiles, parfois même amou-reux ou haineux, qui sont ancrés en lui depuis l'enfance. Alors que le phénomène normal de transfert est la faculté générale de tout homme de concentrer son énergie libidineuse sur d'autres indivi-dus, le transfert du patient sur le praticien, dans la relation médi-cale, se focalise sur une personne privilégiée : le thérapeute. Dans le cas de la chirurgie esthétique, où l'aspect de la séduction se trouve privilégié, le patient attend du chirurgien qu'il rétablisse son image corporelle, fissurée ou détruite, et se retrouve dans une position de dépendance à son égard analogue à la position infan-tile. Tout se passe comme si la personne qui consulte répétait la situation initiale de son enfance quand il recherchait l'amour de ses parents. La répétition, cependant, n'est pas identique car la demande du patient, à partir des troubles psychologiques qui accompagnent son défaut physique, est une tentative pour s'arra-cher à la dépendance parentale du passé. Dans les consultations qui précèdent l'opération, les symptômes du patient sont pris en compte par le médecin sous un autre éclairage et se trouvent réin-terprétés en fonction de son histoire présente.

Ce phénomène de transfert induit à son tour un contre-transfert de la part du médecin qui est exposé aux attitudes amou-reuses ou hostiles du patient. Il s'agit là, non plus d'un sentiment inconscient projeté sur lui, mais d'un sentiment conscient qu'il éprouve en réaction au précédent. Freud avait noté que la pra-tique psychanalytique apprend au médecin à connaître une partie de la vérité sur lui-même, et non seulement sur son patient. Le contre-transfert enseigne au chirurgien esthétique que sa propre réponse émotionnelle présente elle aussi un sens. Cette réponse ne doit pas perturber son diagnostic et sa relation avec le patient, mais au contraire participer à la thérapie qu'il va mettre en place[20]. D'ailleurs, l'action thérapeutique du transfert par effet placebo a été mise en évidence par Francis Martens[21]. De fait, l'investissement émotionnel du transfert est un des vecteurs de l'effet placebo de tout traitement médical. Une gestion adéquate du transfert du patient est déjà le début d'une réparation psychologique. La dédramatisation d'un défaut esthétique par des paroles positives du médecin suffit à rassurer le patient sur sa puissance séductrice pour éviter une intervention.

Si ce contre-transfert est d'abord éprouvé, surtout pour le médecin débutant, comme une gêne personnelle et un obstacle professionnel puisque ses émotions sont mises en jeu, le phénomène de réponse au transfert du patient se révèle susceptible d'aider l'interprétation de ses troubles. La mauvaise gestion du contre-transfert peut amener le médecin à des situations délicates. Lors de mes premières années d'installation, ignorant des mécanismes de transferts et de contre-transferts, j'ai rencontré parfois quelques difficultés inattendues. Ainsi, lors de l'examen du contrôle du résultat d'une patiente d'une trentaine d'années opérée de prothèses mammaires un mois auparavant, je fus surpris de la trouver pendue à mon cou pour s'offrir à moi. En essayant de calmer cette personne, visiblement décidée et en tenue très légère, je ne fis que stimuler son désir. Je devins plus autoritaire et lui demandai de cesser immédiatement son manège. C'est alors qu'elle utilisa la tentative de viol comme chantage : « Faites-moi l'amour tout de suite, ou je sors du bureau dans cette tenue en criant au viol ! » Ce que je ressentis doit être le sentiment désagréable qu'éprouvent les femmes devant des avances masculines trop appuyées. Je dois l'issue favorable de cette histoire à l'une de mes infirmières qui avait l'habitude d'entrer dans mon bureau sans attendre le mot : « Entrez ! » Je vis sur son visage ce que l'on pourrait appeler un grand étonnement. Par chance, elle comprit aussitôt la situation et, sans prêter attention à la patiente en porte-jarretelles, m'entretint du cas d'une patiente qui attendait en salle de pansement. Sous cette douche froide, la jeune femme se rhabilla et sortit du cabinet sans demander son reste. Je n'ai plus jamais eu de nouvelles d'elle.

Je dois avouer avoir éprouvé un certain trouble par l'effet que je pouvais susciter. Mais, à la réflexion, ce n'était pas ma personne qui était en cause, mais une mauvaise gestion du transfert et de son effet sur le médecin. On ne peut nier que parfois ce dernier joue sur une certaine séduction lors d'une consultation. Je pense avoir pris conscience de cette erreur à l'issue d'un incident surprenant. La dernière consultation d'une journée me mit en présence d'un monsieur d'une quarantaine d'années. « Je ne m'appelle pas M. Untel, mais M. X, me dit-il. Ma femme est l'une de vos patientes, et elle n'arrête pas de me parler de vous. Alors, je suis venu voir qui est ce médecin. En fait, vous n'avez rien de particulier. Je suis rassuré. Au revoir, Docteur. »

Ce qui m'a permis de constater l'asymétrie de la relation du médecin et du patient, de la charge affective qu'elle porte et du jeu de séduction entre les deux partenaires, vient d'un constat aujourd'hui résolu. Un certain nombre de mes patients se plaignaient de l'inconstance de ma relation : ils me reprochaient d'être très présent avant l'intervention chirurgicale et de l'être moins après, en dépit de nombreux contrôles confiés à une infirmière. J'étais surpris de ces reproches, alors que je venais régulièrement prendre de leurs nouvelles. En réalité, ma séduction répondait au transfert des patients avant l'opération, mais disparaissait ensuite comme si ma mission technique accomplie, le maintien de la relation n'était plus nécessaire. Une gestion adéquate du transfert doit nous amener à équilibrer en permanence notre liaison aux patients. Ce qu'écrit Heinrich Racker du contre-transfert dans la psychanalyse peut ainsi s'appliquer à la relation du chirurgien esthétique avec son patient dans la réciprocité de leurs sentiments :

« On ne peut prétendre que l'analyste échappe au contre-transfert, car cela reviendrait à dire que l'analyste n'a pas d'inconscient ; mais il se peut que si l'analyste observe et analyse son contre-transfert, il puisse s'en servir pour faire progresser la cure.

De même que la personnalité totale de l'analysant vibre dans sa relation avec l'analyste, de même l'analyste vibre dans sa relation avec l'analysant, sans pour autant méconnaître les différences quantitatives et qualitatives[22]. »

Le transfert est donc une bonne chance de résolution des résonances psychologiques d'un défaut esthétique. En gardant la distance nécessaire tout en faisant acte de sympathie, d'empathie et de compassion, le praticien s'arme d'un outil puissant fait de générosité et d'humanité qui est l'acte de foi de notre profession de médecin.

CHAPITRE V

La méthode DÉSIRS,
une méthode à l'écoute du patient

L'implication psychologique d'une demande de correction de chirurgie esthétique est une évidence pour les chirurgiens plasticiens. Mais il leur est difficile d'aborder le sujet alors qu'ils ne sont pas psychologues, que leurs patients ne les consultent pas pour une analyse psychologique ou psychanalytique, alors que, en même temps, ils doivent répondre de façon pertinente à leur attente. Cette réponse nous est venue, en 2002, en lisant le livre de Lou Marinoff *Plus de Platon, moins de Prozac*[1]! dans lequel le président de la Société américaine de philosophie dévoilait sa technique de travail nommée *PEACE, Problem, Emotion, Analysis, Contemplation, Equilibrian* pour appréhender les problèmes de la vie quotidienne. Ce fut une révélation pour nous car cette méthode pouvait être transposée, en l'adaptant aux nécessités médicales, à ce domaine spécifique qu'est la chirurgie plastique et, plus largement, à la médecine esthétique, la dentisterie esthétique et l'ensemble des spécialités médicales qui ne sont pas confrontées à la nécessité de la maladie.

La méthode que nous avons développée permet d'écouter le patient, de le laisser exposer les motifs de sa demande et d'apprécier la dimension psychologique de son défaut. Le médecin reprend ensuite la main pour apprécier et exposer la situation médico-chirurgicale en fonction de l'imaginaire du sujet. Il laisse enfin la place, lors des deux dernières phases de la consultation, à la réflexion puis à la solution choisie par le patient. Cette méthode de consultation se déroule donc en six étapes :

La première étape **D** consiste dans l'exposé du problème esthétique qui motive la consultation : la correction d'un **Défaut** à partir d'une **Demande**.

La deuxième étape **É** explore l'aspect psychologique du défaut indiqué : **Émotion**.

La troisième étape **S**, purement technique, étudie la situation clinique du patient et avance un diagnostic avant de proposer un traitement : **Situation**.

La quatrième étape **I** confronte la réalité du sujet aux images qui l'habitent en présence du praticien : **Imaginaire**.

La cinquième étape **R** concerne la prise de décision du patient en dehors de toute influence médicale pour donner un sens à sa démarche : **Réflexion**.

La dernière étape **S** est celle de la solution du problème esthétique trouvée par le patient qui entraînera, avec ou sans opération, sa satisfaction : **Solution** et **Satisfaction**.

Nous utilisons depuis plusieurs années cette méthode sous l'acronyme **DÉSIRS**.

D pour Défaut et Demande

La disgrâce esthétique est, dans un entretien de chirurgie ou de médecine esthétiques, au centre de la préoccupation des patients. Elle constitue l'objet manifeste de la démarche et elle est vécue différemment selon la personnalité de l'individu, son humeur et son environnement social. Ainsi, le défaut esthétique se trouve corrélé à la demande de correction ; mais alors que le premier est une réalité présente, intangible, crue, l'autre est une requête intemporelle, variable, imaginée. Les motifs de consultation sont multiples et concernent, en premier lieu, des défauts présents à l'adolescence comme une poitrine trop menue ou trop importante, une silhouette irrégulière, un nez dysharmonieux, des oreilles décollées ou des séquelles d'acné. En deuxième lieu, ils intéressent des défauts acquis à la suite d'événements accidentels comme une fracture du nez, une modification de la silhouette après une prise de poids, ou à la suite d'événements naturels comme la déformation de la poitrine ou de l'abdomen après une ou plusieurs grossesses, ou l'apparition d'une calvitie. Enfin, les modifications dues au vieillissement sont des motifs fréquents en raison de la longévité de la population.

Aux yeux du patient, la disgrâce qu'il éprouve est plus ou moins importante, mais aussi plus ou moins visible. Elle n'est pas perçue de la même façon par un observateur extérieur. La patiente fait souvent état des remarques conciliantes de son entourage : « Mais non, ta poitrine est très bien », « Ton nez fait ta personnalité », « Tu es belle pour ton âge. » Comme nous l'avons indiqué, on décèle très souvent une distorsion entre l'image du corps et l'image réelle. Mais il est fréquent que l'entourage ne perçoive pas l'affect psychologique sous-tendu à la disgrâce et ne voie que le défaut physique lui-même. Parfois même, il se projette à la place de l'intéressé, avec le cortège de peur et d'inutilité que suscite cette démarche à ses yeux, et il tente de décourager le patient qui souhaite réaliser une modification esthétique.

Lors de l'une de mes premières consultations, une patiente dotée d'un appendice nasal proéminent, me demanda en s'asseyant en face de moi : « Avec votre regard professionnel, vous devinez la raison de ma visite ? » Sans prendre le temps de la réflexion, je lui répondis : « Vous venez me voir pour améliorer votre nez ! — Pas du tout, me rétorqua-t-elle, froissée, il est très bien mon nez. Je viens pour retirer un grain de beauté du menton. » Je me suis évidemment confondu en excuses. Mais cette histoire révèle la projection de nos désirs, voire de nos fantasmes, sur nos patients. Il faut en permanence s'en détacher, les mettre de côté et éviter tout jugement hâtif. Notre rôle de professionnel est de rester centrés sur le défaut et la demande pour lesquels on vient nous consulter. Cela ne veut pas dire que le défaut esthétique cristallisera toute notre attention ; il est seulement l'amorce de la consultation. Son développement se fera dans un deuxième temps.

La perception d'un défaut esthétique n'est jamais vraiment objective. En effet, on reconnaît d'emblée une tonalité affective dans cette perception. « J'ai le nez de mon père, me déclare Richard, je ne veux pas lui ressembler [traduction : "Je voudrais m'émanciper"] et ma famille ne veut pas que je le modifie [traduction : "Tu es toujours notre petit"]. » Une autre patiente, Mireille, se plaint : « Ma poitrine s'est affaissée après mes deux accouchements et j'ai perdu mon corps de femme [traduction : "J'ai besoin de me reconstruire en tant que femme et, pour cela, je veux retrouver ma beauté"]. » Mais son mari qui l'accompagne à la consultation objecte : « Je t'aime comme tu es et je ne veux pas que tu prennes des risques pour rien [traduction : "Je ne veux pas que tu séduises les autres"]. »

Voilà quelques exemples de malentendus qui tiennent à la représentation du corps féminin. Ainsi la poitrine n'a pas la même signification chez l'homme et chez la femme, l'une venant de Vénus et l'autre de Mars comme l'a rappelé John Gray[2]. Cette différence sexuelle symbolique crée des conflits et complique la vie des couples, comme si chacun venait effectivement d'une autre planète. Les neurosciences nous confirment que c'est notre éducation qui crée cette différence. Les hommes et les femmes ne réagissent pas de la même manière face aux relations amoureuses, au stress, aux préoccupations quotidiennes et aux exigences de la société. Ainsi, pour une femme, la poitrine est la manifestation première de la beauté de son corps et elle constitue une partie intégrante de sa silhouette. L'épanouissement de la femme sera entier si sa poitrine correspond à l'image qu'elle se fait d'elle-même avec l'ensemble des représentations symboliques sur la sensualité et la procréation qui l'accompagne. Pour l'homme, la poitrine féminine est avant tout un objet sexuel. Ainsi, quand une épouse désire améliorer sa poitrine en vue de son épanouissement, son époux peut soupçonner une émancipation à ses dépens, avec la pointe de jalousie que cela comporte. Considérons ces trois cas cliniques de demande d'augmentation mammaire après grossesses.

Sylvia, 31 ans, me consulte en présence de son compagnon Jacques, 33 ans, pour une augmentation mammaire. Elle trouve sa poitrine plus petite et moins tonique après ses deux accouchements et ses allaitements. Il ressort, après une courte discussion, que Sylvia souhaite récupérer son statut de femme en le formalisant clairement. « La maternité est un moment exceptionnel, mais elle a déformé mon corps et a dévalorisé ma féminité. » Jacques comprend bien la démarche de Sylvia et la soutient. Au contrôle des six mois après l'opération, Sylvia m'indique qu'elle se sent en parfaite harmonie avec sa nouvelle poitrine et son corps. De plus, cette intervention a dynamisé la vie de leur couple grâce à l'accomplissement de l'*imago* de Sylvia et de son estime de soi.

Annie, 37 ans, envisageait en présence de son mari Hervé, 38 ans, une augmentation mammaire. Sa poitrine avait diminué de volume et sa peau était plus flasque après ses accouchements. Si Annie exprimait le désir de retrouver son image de femme, Hervé ne comprenait pas son souhait et protestait : « Pourquoi veut-elle modifier sa poitrine puisque je la trouve très bien et je l'aime comme ça ? » J'ai dû expliquer à Hervé la démarche de sa femme et le rassurer. En effet, la demande d'Annie était personnelle, alors qu'il l'interprétait comme une tentative de séduction dont il était exclu. Cet exemple illustre le malentendu habituel, à la suite d'un défaut de communication, fondé sur la signification et la représentation de la poitrine chez l'homme et la femme. Il a fallu qu'Hervé comprenne que la démarche de sa femme n'était pas orientée vers l'extérieur de leur couple pour séduire d'autres hommes, mais une démarche tournée vers l'intérieur afin de se séduire elle-même. La dynamique de couple a finalement été positive bien que la démarche d'Annie n'ait pas été, dans un premier temps, comprise par Hervé. Nous avons évité un conflit qui aurait pu naître à cause d'une incompréhension mutuelle.

En l'absence de son mari, Laura, 35 ans, consulte pour une augmentation mammaire afin de retrouver, elle aussi, son statut de femme. Sa relation amoureuse avec son époux semble être en délicatesse ; elle n'ose pas prendre la décision d'une séparation de corps de peur d'un mauvais choix. Elle a deux enfants, de 5 et 7 ans, et une vie agréable. « Pourquoi risquer le confort de ma vie actuelle et le regretter ensuite ? » me demande-t-elle. Mais l'évaluation de son image du corps et de son estime de soi montre une dévalorisation importante avec une baisse de l'amour de soi, de la vision de soi et de la confiance en soi. Cette patiente a besoin d'une réconciliation avec son corps. Elle me révèle qu'il y eut une carence affective de la part de son père, et que sa mésestime de soi a été entretenue par son époux. Elle comprend mieux sa démarche d'intervention sur la poitrine : elle lui permettra de retrouver confiance en elle en rétablissant son *imago* et sa construction identitaire. Dix-huit mois plus tard, lors d'une visite de contrôle, Laura m'apprend qu'elle est maintenant libre : son corps désormais libéré, elle ne s'est jamais sentie aussi forte au point de prendre des décisions de femme émancipée. Elle s'est finalement séparée de son époux.

L'histoire de ces trois femmes, dans un contexte équivalent d'épouse et de mère, qui avaient un désir identique de rétablir leur féminité, montre pourtant que les motifs de leurs souhaits étaient différents et dépendaient de la connotation psychologique qui imprégnait leurs demandes esthétiques. Cette dimension est indispensable à évaluer aussi bien pour le patient que pour le chirurgien. Intégrer la tonalité affective de la démarche révèle au patient une nouvelle dimension psychologique et influence le choix thérapeutique du médecin.

Le premier rendez-vous est une rencontre difficile à assumer car la chirurgie esthétique est un monde mystérieux que tout le monde croit connaître en raison de sa publicité. Mais qu'y a-t-il derrière les différents articles de presse ? Beaucoup de patientes s'avouent hésitantes : « Je ne connais pas le chirurgien plasticien que je vais consulter. Ne va-t-il pas dans ses propos renforcer le malaise dans lequel mes défauts m'ont plongée ? » Le patient a peur d'exposer son problème, de se mettre à nu, d'être jugé et de ne pas trouver de solution. En outre, la chirurgie suscite, aujourd'hui encore, les mêmes craintes diffuses vis-à-vis de l'anesthésie, des échecs ou des complications. Quand il s'agit du corps et de la poitrine, la démarche est plus facile : un raté sur le corps est moins grave que sur le visage, lequel est toujours exposé. La méthode DÉSIRS a pour vocation de verbaliser ces peurs et de tisser un climat de confiance qui rassure les patients prêts à écouter la réalité de la chirurgie esthétique de notre temps.

Les demandes de correction d'un défaut esthétique peuvent prendre les formes suivantes qui ne sont pas exhaustives.

La demande d'augmentation mammaire est fréquente chez les jeunes femmes. Elles souhaitent conquérir une identité féminine pleine et entière qui correspond généralement au canon esthétique renvoyé par les médias. Cette demande est beaucoup plus rare après l'âge de 55 ans. Pourtant, il y a deux ans, une patiente âgée de 67 ans, accompagnée de son mari, m'a demandé une augmentation mammaire. Il m'a fallu une longue discussion avec elle pour comprendre sa motivation qui était véritable et sincère.

La demande de correction d'une hypertrophie mammaire est plus précoce, pendant ou juste après l'adolescence. À l'inverse, la demande de correction d'une poitrine tombante intervient plus tardivement après les grossesses. Si la première est surtout motivée par une poitrine lourde, chez des adolescentes qui deviennent femmes avant l'heure, la seconde est plutôt en relation avec la réhabilitation féminine.

La demande de correction d'un défaut du nez intervient volontiers chez le jeune adulte comme une action chirurgicale qui va structurer son image du corps. Quand la correction se fait plus tard, on entend souvent le patient regretter de ne pas l'avoir fait plus tôt. Il en est de même pour les oreilles décollées dont le complexe est, en général, fixé dans la petite enfance, en réaction aux moqueries des cours d'école. Il n'est pas rare de corriger un défaut de l'appendice nasal parce qu'il s'est modifié par le vieillissement.

La demande de correction de la silhouette a pour toile de fond le poids du patient et ses motivations vis-à-vis de celui-ci. En fonction de l'âge, on rencontre, globalement, trois catégories de patients : les jeunes gens, les quadragénaires et les adultes matures. Dans le premier cas, la demande est centrée sur la correction de la forme ; dans le deuxième, intervient un tissu graisseux plus superficiel qui est la cause des capitons ou cellulite ; enfin dans le troisième cas, un acteur de surface est en cause : la peau qui se relâche et complète le tableau.

La demande de correction du vieillissement du visage est plus complexe car elle implique les défauts dus à l'âge ainsi que l'écart grandissant entre l'image du corps et l'*imago*. Il y a souvent un sentiment de révolte contre les événements. Dans ce climat d'autoquestionnement, la peur de la chirurgie du visage vient compliquer la donne. Certaines personnes sont prêtes à affronter la chirurgie, d'autres pas, alors que c'est parfois la seule solution. Il faut déterminer précisément la demande et exprimer les défauts qui posent un problème. C'est l'analyse et le diagnostic qui permettront de trouver la meilleure solution, car comme nous l'avons indiqué dans le chapitre premier, le vieillissement du visage et du cou est délicat et les solutions thérapeutiques multiples. Parfois, la demande n'est pas clairement exposée comme dans le cas de Martine, âgée de 53 ans. Elle exprime le souhait d'une correction des rides nasolabiales alors qu'elle ne cesse de montrer avec ses doigts le relâchement de la peau de la joue et de la pommette. Quand on interroge plus précisément sa motivation, elle avoue qu'elle espère qu'une simple injection de la ride suffirait à améliorer le relâchement. Elle a très peur de la chirurgie et ne veut pas subir d'opération. Or, une injection de comblement du pli nasolabial ne corrigera pas le relâchement de la peau de la joue et, seul, un lifting facial sera en mesure d'être efficace C'est l'analyse de l'affect de Martine qui a permis de dénouer la situation.

La demande de correction de défaut des organes sexuels devient de plus en plus fréquente. Bien connu des sportifs, le syndrome des vestiaires concernant le pénis est un complexe qui remonte souvent à l'adolescence ; c'est l'âge où le sexe des garçons prend du volume et où les jeunes gens mettent en perpétuelle compétition leur organe reproducteur. La demande féminine est plus récente, car le sexe aujourd'hui s'épile, s'expose et doit répondre, lui aussi, à des normes. Ainsi, les petites lèvres qui dépassent les grandes lèvres peuvent être l'objet d'un appauvrissement de l'image du corps lors de l'acte amoureux. Il en va de même des douleurs pendant l'acte sexuel qui peuvent être suscitées par de petites lèvres proéminentes.

Enfin, nous avons parfois à résoudre l'insatisfaction d'une précédente opération de chirurgie esthétique. Cette demande peut se limiter à un simple avis sur le déroulement postopératoire d'une intervention ou s'étendre à la gestion d'une complication. Dans tous les cas, il faut dédramatiser une situation qui est mal vécue par le patient. On doit renouer le dialogue entre le patient et le médecin précédent sans dévoyer son avis, et éviter les critiques qui dévalorisent leur objet aussi bien que leur auteur. Il faut désamorcer la charge affective inhérente au sentiment d'échec à la suite de l'opération manquée et trouver des solutions. Le médecin ne conclura pas l'entretien par une vague formule de regret : « Je ne peux rien faire pour vous », comme s'il se débarrassait d'un poids trop lourd à porter. Et s'il n'y a pas de solutions chirurgicales, il faut trouver une voie alternative. Ainsi, Camille était furieuse contre le chirurgien qui l'avait opérée des seins par une mise en place de prothèses. « C'est un échec », répétait-elle. L'examen montrait un défaut, mais pas un échec. Pour Camille, la cause du sentiment d'échec tenait à ce que le résultat n'était pas à la hauteur de ses espérances. Son chirurgien acceptait mal le terme d'échec dévalorisant son acte et n'était plus en situation d'écoute. Il a fallu expliquer à Camille qu'elle devait reformuler sa demande auprès de son médecin pour qu'il reconsidère sa position en supprimant la connotation négative du terme d'« échec ».

É pour Émotions

Tout patient subit toujours un retentissement psychologique lié au défaut esthétique réel ou supposé qu'il supporte. Quelle que soit son importance, l'émotion éprouvée peut être intégrée, acceptée ou rejetée. Les personnes qui se retrouvent en consultation de chirurgie esthétique sont celles et ceux qui ont la volonté de réparer le défaut concerné et de soulager l'affect qui lui est attaché.

On parle d'un défaut esthétique objectif chez un individu quand l'aspect de tout ou partie de son corps n'est pas conforme à la norme reçue. La question de la norme est certes un sujet délicat. Mais ce n'est pas le fait d'avoir un nez proéminent, une poitrine plate ou tout autre défaut physique qui est important, mais bien l'idée de ne pas être comme tout le monde, de ne pas avoir ce que l'on souhaite, ou de n'être pas comme on se l'imagine. Le décalage entre la construction psychologique du corps et la réalité vécue de ce même corps est une source d'émotions négatives. « Je n'arrive pas à offrir mes rides à mes petits-enfants ; je déchire toutes les photos où je suis photographiée ; je ne peux pas me mettre en maillot ; je n'enlève pas mon soutien-gorge dans les moments intimes » : telles sont quelques-unes des plaintes que les médecins entendent. La verbalisation de l'affect est fréquente et les motifs variés. Parfois, le retentissement psychologique est plus sérieux que ne le laisserait supposer le défaut.

Quand l'envahissement affectif du sujet est important, il peut être la source d'un complexe qui limite l'expansion de la personnalité. Le chirurgien esthétique décèlera des patients dysmorphophobiques qui ont une relation psychotique au corps et qui relèvent de la psychiatrie. Dans la tonalité du retentissement psychologique, on retrouve, fréquemment, un problème intime, une douleur intérieure intégrée à l'histoire du patient. Tout comme l'image du corps, qui est un processus psychologique évoluant avec l'histoire de l'individu, la perception du corps véhicule parfois des cicatrices psychologiques anciennes.

Il n'est pas surprenant de retrouver des histoires oubliées à l'origine du complexe exposé par les patients. Il s'avère alors nécessaire de réactiver ce lien émotionnel car il légitime l'acte opératoire en l'intégrant dans la reconstruction identitaire. Affronter ses démons, ses doutes et ses peurs renforcera l'identité de la personne qui vient consulter. Considérons le cas d'Isabelle âgée de 51 ans, cadette d'une fratrie de trois enfants. Dans son enfance, son père ne cessait de lui répéter qu'elle n'était pas belle alors que sa mère l'était. Son mariage n'a pas été un succès, ce qui a entraîné une prise de poids de 40 kilos : « Je devais m'enlaidir car mon mari était très jaloux, et je voulais la paix. » Il est inutile de décrire la dévaluation de l'image du corps et de l'estime de soi de cette patiente. Elle a subi une intervention de chirurgie bariatrique de *By-pass* qui lui a permis de perdre 40 kilos. Sa demande concernait, bien entendu, l'esthétique de son corps. Mais elle visait surtout le rétablissement de son *imago* et, à travers celle-ci, la libération des chaînes d'une histoire douloureuse. Elle a exprimé d'abord les craintes qu'elle ressentait devant l'intervention, et nous avons parlé ensemble de ses risques. Le fait de surmonter sa peur a valorisé l'acte opératoire de sorte que, quelques mois plus tard, Isabelle vit sereinement, libérée des ombres du passé. La réussite de sa construction personnelle et l'identification à son *imago* ont valorisé son image du corps, son image de soi et sa libido. Elle nous a confié le sentiment qui l'anime désormais : « Je vis une nouvelle vie, et je suis enfin heureuse. »

Est-il nécessaire de faire appel aux tests que nous avons abordés dans le chapitre III ? Ne risquons-nous pas de déplacer l'objet de la consultation esthétique ? Et dans quelles circonstances devons-nous faire appel à nos confrères psychiatres ou psychologues ? Nous l'avons précédemment souligné : les patients ne viennent pas consulter un chirurgien plasticien pour réussir des tests psychologiques. Cet aspect est pourtant essentiel en raison des émotions éprouvées par le sujet. Le seul moyen d'accéder à cette dimension est la mise en condition du patient à travers la sympathie, l'empathie et la compassion. Cette attitude est le terreau qui permettra aux deux protagonistes de la relation médicale d'évaluer l'image du corps, l'image de soi et l'*imago*. L'autoévaluation de la personne est aisément réalisée lorsque l'aspect émotionnel est abordé. « Quelle est l'image de votre corps ? », « Comment vous percevez-vous ? », « Quelle estime vous portez-vous ? », « Quelle confiance avez-vous en vous ? » Quand la demande concerne une partie du corps qui implique la sexualité, nous abordons la libido en interrogeant le patient sur sa situation. Nous lui présentons alors une charte de cotation de 1 à 5 qui permet de situer sa réponse.

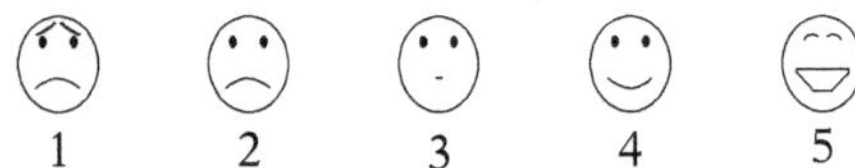

Quant à la dernière question sur l'*imago*, nous demandons au patient de nous décrire l'image optimale qu'il a de lui-même. Cette réalité sera affinée par l'examen clinique et les solutions thérapeutiques proposées. Quand un doute sur l'existence d'une dépression doit être levé, nous l'évaluons par le test classique d'Hamilton.

La consultation d'un psychologue s'avère parfois nécessaire pour l'évaluation de la maturité d'un patient, voire celle d'un psychiatre qui déterminera une éventuelle dépression sous-jacente ou un trouble psychiatrique important. Cela ne signifie pas que l'on doive exclure les patients dépressifs, mais qu'il faut être certain que l'acte médical ou chirurgical ne l'aggravera pas. D'ailleurs, une prise de décision opératoire sur un terrain dépressif influence la technique qui sera plus légère et qui aura des suites opératoires plus courtes.

Contrairement aux idées reçues, les patients livrent assez facilement leurs complexes. Ils font le cheminement inverse dans leur histoire en remontant à la source du traumatisme lié à leur défaut esthétique. La trajectoire du patient s'inscrit alors dans le cadre du problème en cause et, quand le lien existe, il est comme un fil conducteur qui nous mène à l'origine des problèmes. C'est une dimension fondamentale de la consultation qui, de la part du chirurgien plasticien, demande un effort d'écoute, de sympathie et d'empathie, voire de compassion, pour comprendre d'où vient le trouble émotionnel. Depuis quand et comment il est apparu, de quelle façon il a évolué, quel en est le sentiment éprouvé : est-ce une douleur psychologique, une tristesse, un complexe, un manque d'assurance ou une dépression ? Est-ce la peur de vieillir, ou le désir de ne plus ressembler à un membre de la famille ? Le but de la consultation est de faire émerger tout ce qui relève chez le patient du monde de l'émotion.

Laura, dans notre précédent exemple, avait révélé qu'elle n'avait pas été aimée par son père, ce qui avait entraîné une perte de l'estime de soi. Elle avait fui le domicile parental pour vivre avec son futur époux qui la traitera pourtant de la même manière que son père. C'est le désir d'émancipation à travers sa nouvelle poitrine qui a fait résilience et lui a permis de prendre des décisions d'adulte.

Le retentissement affectif peut être plus ou moins important en fonction d'un défaut physique analogue. « Les poches sous les paupières inférieures, me déclare Florence, 34 ans, me donnent l'impression d'être moins belle le matin quand je me maquille, mais elles ne me complexent pas le moins du monde. » Son estime d'elle-même est élevée du fait de sa réussite amoureuse, sociale et professionnelle. Comme le retentissement émotif de son défaut est faible, l'intervention des paupières aura pour seul but de la rendre plus belle. Son *imago* est assez proche de son image du corps. Au cours de la consultation, Florence ne souhaite pas s'attarder sur le retentissement psychologique car elle désigne clairement son problème : les poches palpébrales, et la solution : les retirer. Cette étape de l'analyse sera donc raccourcie.

Pour Danielle, au contraire, l'histoire est différente. « Mon époux est parti avec une autre femme plus jeune, me dit-elle d'entrée, je me sens trahie, abandonnée, inutile. » À 44 ans, son estime de soi est fortement dévalorisée. Alors, pourquoi s'adresser à la chirurgie esthétique ? Danielle revendique le droit à sa séduction, ou plutôt à son charme, pour s'ouvrir au monde extérieur, retrouver confiance en elle et affronter l'avenir. Elle cherche une réconciliation avec son *imago* pour repartir à la conquête de la vie. Le chirurgien plasticien est ici investi d'une double responsabilité : la réussite de l'intervention, mais également la réussite de son émancipation. Nous sommes, là, devant un enjeu cornélien : choisir la reconstruction identitaire de Danielle ou l'exposition à un risque chirurgical qui aurait des conséquences dramatiques.

Alors, que faire ? C'est l'une des vertus de la méthode DÉSIRS : faire émerger le *désir* du patient, en le confrontant à la réalité et en évaluant les enjeux. Cette mise en situation permettra, si, par malchance une complication devait survenir, d'éviter la culpabilisation du patient. En effet, les personnes en situation délicate se dévalorisent facilement : « De toute façon, quoi que je fasse, ça rate ou ça n'arrive qu'à moi. » Il est donc essentiel de rassurer le patient par une prise en charge psychologique, de renforcer la relation entre le médecin, l'équipe médicale et la personne troublée, de faire preuve d'empathie et de compassion, d'être sincère sur la suite des événements et de mettre tout en œuvre pour sortir victorieux de l'épreuve.

Revenons à Martine et à son problème de rides nasolabiales. Elle souhaitait améliorer le relâchement de la peau du visage sans aucune chirurgie, ce qui n'est pas possible aujourd'hui. Fallait-il réaliser une injection au risque de décevoir son attente ? Nous avons préféré évoquer ses craintes, ce qui a permis de relâcher la tension nerveuse présente au début de notre entretien. Les peurs de Martine étaient multiples : peur de l'anesthésie et peur de ne pas se réveiller, peur des douleurs de la chirurgie, peur de la période postopératoire, peur de l'échec et peur qu'on ne la reconnaisse pas. Nous avons abordé avec elle chacune de ses peurs pour ramener l'imaginaire à la réalité ; nous lui avons expliqué les risques respectifs de l'anesthésie, de la chirurgie, des douleurs ; nous avons clarifié le terme de « ratés », pendant que, de son côté, elle verbalisait le manque de confiance qu'elle ressentait en elle. Son estime d'elle-même était faible et se tenait dans un équilibre instable. En fait, ses peurs étaient rattachées à une histoire personnelle qui l'avait dévalorisée au point de la mettre souvent en situation de culpabilité. Son souhait d'être en résilience était manifeste et justifié par sa démarche. Toutefois la crainte de remettre en cause un équilibre instable était présente et provenait d'une relation conjugale sans lien profond, d'enfants culpabilisateurs et d'une vision de soi appauvrie. L'objectif thérapeutique consistait à renforcer l'estime d'elle-même à travers son image, à l'inscrire dans une prise de conscience mature et à lui permettre, quelle que soit sa décision, de choisir en fonction de ses *désirs* et non pas de ses *peurs*.

La médicalisation de la chirurgie esthétique, avec l'apparition de la toxine botulique et de l'acide hyaluronique, a rendu l'accès à cette discipline plus simple. De ce fait, l'investissement émotionnel qu'engendre aujourd'hui une opération chirurgicale est moins important. Il devient tellement simple que l'on a tendance à ignorer, aussi bien du point de vue du médecin que du patient, qu'il y a, derrière tout acte médical à visée esthétique, une correction de l'image de soi. Il serait dommage d'outrepasser l'acte fondateur du passeport identitaire et de galvauder un acte médical aussi bien qu'un soin esthétique. Peut-être est-ce là la source des résultats qui manquent de naturel parce que le médecin et le patient sont allés trop vite dans leur démarche esthétique et surtout éthique.

Parfois, le ressentiment affectif n'est pas exposé au moment émotionnel de l'étape É de DÉSIRS, mais plutôt à la fin de l'examen. Ainsi, Gisèle m'affirme qu'elle n'a aucun complexe avec ses paupières, son seul motif de sa consultation, sa démarche étant purement esthétique : « J'aime l'harmonie dans mon visage comme dans ma vie. » C'est seulement à la fin de l'examen qu'elle m'avoue qu'elle ne s'est jamais trouvée belle. Sa mère, qui était mannequin, possédait une beauté rare que son père admirait. « Bien sûr, il me disait tout le temps qu'il m'aimait. Mais j'étais comme le vilain petit canard, toujours seule dans la cour de récréation… » Cette considération nouvelle m'a fait prendre conscience que, peut-être, Gisèle souhaitait un peu plus qu'une simple chirurgie des paupières. En tout état de cause, il me fallait rester à l'étape É de la méthode DÉSIRS et déterminer le meilleur chemin pour amorcer sa reconstruction identitaire.

Les consultations sur un acte de chirurgie esthétique préalablement réalisé prennent des tournures différentes, par exemple la demande de l'avis d'un autre chirurgien plasticien sur le déroulement d'une intervention afin d'être rassuré. L'inquiétude suscitée par le manque de prise en charge du chirurgien ou par son manque de disponibilité aggrave l'asymétrie de la relation médicale. Le médecin consulté aura pour mission de rassurer le patient sur le bon déroulement de l'acte opératoire, si cela est le cas, et de renouer la relation avec le chirurgien opérateur. Parfois, l'histoire est plus grave. Ainsi, Antoine, 59 ans, opéré des paupières, s'est retrouvé au bout de quinze jours avec un ectropion bilatéral, c'est-à-dire l'éversion de la paupière inférieure par une importante résection de peau qui expose largement la conjonctive à l'action de l'air. Cet ectropion posait un double problème, fonctionnel avec un risque de kératite du fait de l'exposition de l'œil, et esthétique en raison de la malformation de la paupière. J'ai conseillé au patient de ne procéder à aucune reprise chirurgicale en urgence, ce que voulait réaliser son chirurgien, et de consulter un confrère ophtalmologue afin de protéger ses yeux.

Malgré tout, son chirurgien a voulu réparer rapidement l'ectropion, mais cela n'a pas été un bon choix. Il est vrai qu'une complication engendre, également, du stress de la part du médecin face à la déformation de son patient, face à sa réputation auprès du public et face à sa propre appréciation. Un tel stress peut conduire à prendre de mauvaises décisions : le médecin refuse la complication, veut aller trop vite et, par défaut de communication, tente d'effacer le problème. Or, face à une situation critique, il ne faut pas hésiter à adresser le patient à un collègue pour un avis médical, ce qui permet souvent de désamorcer une situation conflictuelle. J'ai revu à nouveau Antoine quelques années plus tard avec des séquelles d'ectropion, c'est-à-dire des yeux ronds ; c'était un patient amer résigné à l'échec de son parcours esthétique qui lui avait laissé des sentiments revendicateurs. Il existait cependant une solution que je lui ai proposée avec les réserves d'usage ; mais surtout je lui ai expliqué que la réparation de son problème passait également par la disparition de son ressentiment. C'est ainsi que son histoire fut résolue de façon satisfaisante.

Notre consultation a bien avancé. Les défauts du sujet ont été déterminés et son profil psychologique est désormais évalué. Vient alors le moment important de la consultation : l'étude de la situation clinique du patient qui aboutira au diagnostic.

S pour Situation clinique

Cette étape de la méthode DÉSIRS est celle de l'expertise du chirurgien plasticien. Son analyse confronte la situation esthétique présente au souhait du patient et met en regard de ses attentes les possibilités techniques médico-chirurgicales et leurs conséquences. Ce moment de la consultation comporte deux phases : celle du diagnostic et celle de l'indication thérapeutique.

Pour le vieillissement du visage et du cou, le chirurgien évalue le vieillissement tissulaire et les modifications morphologiques qui font suite à ce dernier. En dehors de l'histoire du sujet qui apporte les informations nécessaires à la prise de décision thérapeutique (le tabagisme, l'exposition solaire, l'hygiène de vie, etc.), l'examen s'attache à évaluer la qualité de la peau, les volumes graisseux et leur répartition dans le visage, les modifications du tonus musculaire, les modifications morphologiques. Ces dernières sont étudiées unité esthétique par unité esthétique, en les comparant à des photographies du patient à des âges différents et des photographies où le patient s'aime bien. Tout cela permet de préciser la demande du sujet et de construire avec lui une *imago* objective.

Cet examen statique, documenté par des photographies, est suivi d'un examen dynamique déterminé par l'analyse de la mimique. La lecture de l'expression des visages est riche en enseignements et donne des clefs à la conservation de la personnalité de nos patients. En effet, le reproche courant que le sujet encourt après une opération esthétique est qu'il a perdu sa personnalité parce que son visage a moins de relief ou, simplement, parce que son visage a changé. C'est la raison pour laquelle nous observons, dès les premiers moments de la rencontre, les caractéristiques de reconnaissance du visage, au nombre de sept, que nous avons décrites dans le chapitre premier. Tout au long de la consultation, nous jugeons du charme qui se dégage du patient, un charme qui modèle le relief de la personnalité et offre la possibilité de s'adapter à autrui, et souvent de son charisme, cette grâce naturelle qui constitue le pouvoir d'attraction. Cette perception est essentielle car, au-delà de la beauté, c'est la manifestation de l'individu que nous souhaitons sublimer.

Au terme de l'examen, les solutions thérapeutiques sont souvent multiples, du simple traitement de surface non invasif à la chirurgie globale du visage et du cou. En outre, la stratégie chirurgicale du rajeunissement du visage et du cou dépend de la qualité des tissus, de l'âge du patient et du mode de vieillissement. Mais qu'espère le patient : une prouesse chirurgicale sur son visage ou un traitement adapté à son souhait ? C'est tout l'intérêt de la méthode DÉSIRS. Ce qui détermine le chirurgien dans son choix thérapeutique est la compréhension de la recherche identitaire du patient. Débarrassé de ses préjugés esthétiques et de ses jugements de valeurs, le professionnel de santé oriente son patient vers une thérapeutique adaptée à son cas. Pourquoi lui imposer un acte chirurgical alors qu'une simple injection suffirait à sa satisfaction ? *A contrario*, pourquoi se limiter à une injection alors que seule la chirurgie est la solution adaptée au problème, au défaut et à la demande de la personne ? Or, comment convaincre un patient de la justesse de notre analyse, si ce n'est dans la construction d'une relation de confiance bâtie sur un respect mutuel ? Quand le patient refuse la solution chirurgicale, les avantages et les limites des traitements alternatifs définiront la frontière de leur efficacité.

Pour comparer une technique par rapport à une autre et percevoir leurs avantages et leurs inconvénients, le *coût relatif* de celle-ci est un outil utile. Le coût relatif prend en compte la qualité du résultat, sa prédictibilité, sa durée, les risques à court, moyen et long terme de l'acte, l'éviction sociale, le temps d'exécution (le nombre de consultations préopératoires et postopératoires, le lieu d'intervention) et le temps de cicatrisation, les douleurs potentielles pendant et après l'acte, l'aspect financier global de l'acte esthétique. Ceci permet de situer un acte à visée esthétique par rapport à un autre. On peut comparer, par exemple, une intervention de lipostructure du visage et des séances de comblement à l'acide hyaluronique.

Coût relatif	Lipostructure du visage	Comblement du visage
Prix	+/– 4 000 euros	+/– 1 800 euros
Qualité du résultat	+++++	++++
Durée du résultat	Définitif	1 an
Risques à court terme	++	+
Risques à moyen terme	+	+
Risques à long terme	+	+
Éviction sociale	++++	0,+
Prédictibilité du résultat	++++	+++++
Temps d'exécution	++++ (clinique)	+ (cabinet)
Durée de cicatrisation	15 jours à 1 mois	1 jour à 1 semaine
Douleurs per-opératoires	Anesthésie profonde	Anesthésie locale
Douleurs postopératoires	+	0
Retouche	20 %	20 %

La qualité du résultat de la correction d'un défaut déterminé prend une forme objective en mettant en regard les photographies avant et après l'intervention de patients d'une même physionomie, d'un même âge et d'un même mode de vieillissement qui ont bénéficié du même traitement. Il ne s'agit pas d'une démarche commerciale qui montrerait le meilleur résultat sur un cas optimal, mais d'une étude réaliste appuyée sur des documents précis. Concernant les risques, il est d'usage que le médecin évoque en consultation, à l'aide de documents, les risques d'un acte opératoire à court terme (dans les jours qui suivent le traitement), à moyen terme (dans les mois suivants), et à long terme (dans les années suivantes).

Les chirurgiens plasticiens sont souvent sollicités pour des conseils d'amélioration de la qualité de la peau. En dehors de la chirurgie et des injections de comblement, il existe tout un pan de la médecine esthétique qui prend en charge le vieillissement de surface. Les méthodes sont nombreuses et font appel à la chimie, comme le peeling, la mésothérapie ou la carboxythérapie ; à la lumière, comme le laser, la lampe-flash et les diodes ; au courant électrique, comme la radiofréquence ; à la mécanique, comme le « palper-rouler ». Les conseils sur la nutrition sont souvent donnés par l'équipe médicale et concernent l'alimentation, les compléments alimentaires et les cosmétiques ; quant à la médecine anti-âge et la prise en charge hormonale, il s'agit là d'une autre discipline.

Un nez que le patient trouve inesthétique est, comme les oreilles décollées, une source de trouble de la construction de l'image du corps et de l'image de soi qui apparaît à l'adolescence, voire plus précocement. Il n'est pas rare de voir en consultation des enfants de 6 à 10 ans qui vivent le handicap esthétique des oreilles décollées avec une souffrance durable devant les moqueries de leurs camarades. Le sentiment de ces enfants de ne pas être comme les autres pousse les chirurgiens à pratiquer une correction des oreilles assez tôt dès l'âge de 7 ans. Il n'est pas rare de constater que la demande provient des parents qui vivent mal le défaut esthétique de leur enfant. Mais il ne serait pas légitime d'imposer une chirurgie à des enfants qui ne le désirent pas véritablement. Le but de la consultation est alors de faire prendre conscience aux parents qu'ils doivent éviter de projeter leur désir sur leur enfant.

La rhinoplastie participe à la construction identitaire de la personne parce que l'acte opératoire tranche symboliquement dans la douleur liée au défaut du visage. Le fait même d'exprimer cette demande possède un effet réparateur. C'est une chirurgie morphologique qui possède un effet puissant en raison de la réalisation de l'*imago* du patient. Pour évaluer celle-ci comme une image optimale de soi, le chirurgien plasticien s'aide volontiers du *morphing* ou « morphose ». L'image de profil est modifiée pour objectiver les désirs du patient et le projeter dans le résultat futur. Le *morphing* est réalisé au bénéfice du sujet dans la mesure où le chirurgien ne cherche pas à convaincre, mais à comprendre. La modification de l'image est toujours moins optimiste que le résultat, car le non-respect des engagements réciproques est vécu comme un échec, et la projection sur un résultat trop réussi dénaturerait la démarche psychologique et déplacerait l'*imago*. L'investissement émotionnel est tel qu'un échec est dramatiquement vécu. Dès lors, le chirurgien sera apprécié comme un guide s'il porte et assiste le patient avant, pendant et après l'opération. Cette intervention agit en conséquence sur deux aspects psychologiques : la réparation de l'*imago* et la résilience d'une situation psychique conflictuelle. L'embellissement morphologique du visage en dehors du vieillissement procède de la même démarche que pour la chirurgie du nez.

L'augmentation des seins par prothèses est devenue une intervention dont la demande est courante. La future poitrine dépend de la situation actuelle, du type et du volume de la prothèse implantée. L'examen de la situation objective comporte plusieurs étapes. Elle commence par l'analyse de la silhouette longiligne ou bréviligne, mince ou ronde, la forme du thorax étroit, moyen ou large, plat ou rond, l'existence d'une malformation mineure ou majeure du thorax. Elle continue avec l'analyse de la poitrine actuelle, la taille des seins, leur forme, leur situation par rapport au thorax, leur symétrie, la localisation des aréoles par rapport aux seins, au thorax, leur symétrie et leur écartement.

On ne peut pas proposer n'importe quelle prothèse et choisir n'importe quel volume. La connotation psychologique de la patiente va influencer le choix de la prothèse et de la technique. La demande d'une poitrine « sex-appeal » de la jeune femme oriente le choix d'un volume plus généreux que la réhabilitation de la féminité de la femme adulte. Chaque chirurgien possède sa propre sensibilité, sa propre vérité, mais elle ne s'exprime qu'après l'analyse médicale de la situation clinique. Les chirurgiens plasticiens sont sollicités par des patientes de plus en plus jeunes qui réclament le droit aux attributs sexuels de leurs aînées. Nous avons déjà soulevé le risque d'une opération qui surviendrait trop tôt dans le développement psychologique de ces patientes. En dehors de cas particuliers de souffrances psychologiques avérées, étayées par un psychologue sur la maturité et la personnalité de ces jeunes femmes de moins de 18 ans, la communauté médicale française ne valide pas l'intervention chirurgicale.

La ptôse mammaire est souvent consécutive aux événements de la vie d'une femme (grossesses, ménopause), alors que l'hypertrophie touche également la jeune femme. Chez cette dernière, la construction de l'*imago* est plus difficile, car le traitement de la ptôse et de l'hypertrophie s'accompagne de cicatrices sur le sein. Si elles sont facilement acceptées par les femmes ayant construit leur projet de vie avec une vision de soi accomplie d'elle-même, elles restent problématiques chez la jeune femme. La difficulté est la gestion du conflit qui s'impose à ces jeunes filles entre la libération d'une poitrine qui les a fait entrer trop tôt dans le monde adulte par une image du corps déviante vis-à-vis de la réalité, et la rançon cicatricielle qui va tatouer leur corps de jeune femme. Si on retrouve peu de plaintes formulées contre ces cicatrices, c'est que l'intervention les a libérées du poids « trop lourd » de leur poitrine. Mais le problème pourrait venir du regard d'autrui porté sur l'image de leur corps et de leur estime d'elles en cours de construction. Un tel regard, notamment dans la relation amoureuse, pourrait modifier l'appréciation du résultat. Or, une cicatrice, quelle qu'en soit la finesse, ne s'effacera jamais. Il ne faut pas transformer leur *imago* en mésestime de soi. Il est donc important d'insister auprès de nos jeunes patientes sur cette éventualité.

La silhouette est un motif de consultation quel que soit l'âge. L'analyse de la structure ostéomusculaire détermine la silhouette longiligne, bréviligne, révèle les asymétries et constitue le socle inamovible de la réflexion de la future silhouette. Puis est analysée la surface du corps par l'évaluation des localisations d'excès graisseux, de leur consistance, de leur profondeur, de la cellulite avec ses caractéristiques œdémateuses, vasculaires ou fibreuses, et la qualité de la peau mettant en évidence son relâchement, son excédent, et ses vergetures. Le comportement alimentaire et physique est un préalable à toute décision thérapeutique. Il convient ensuite de déterminer si le patient accepte un acte invasif (chirurgical) ou non invasif (médical). La proposition thérapeutique expose les avantages et les inconvénients de chaque technique et de leur association en fonction du coût relatif du traitement. Classiquement, on oppose la chirurgie et la médecine : la première, étant efficace, prédictive, non répétitive, durable mais onéreuse ; la seconde, par principe moins efficace, moins prédictive et répétitive, mais peu risquée, moins onéreuse et sans éviction sociale. En fait, l'association des techniques médicales et chirurgicales optimise les résultats.

Enfin, on doit reconnaître que la conclusion d'un diagnostic n'est pas toujours positive. Dans certains cas, il n'y a en effet aucune solution thérapeutique satisfaisante. Une première raison est un défaut d'indication actuelle, comme dans le cas de Suzanne qui, en excès pondéral, souhaitait perdre du poids avec une liposuccion. Une deuxième raison est un défaut d'indication technique, comme dans le cas d'Évelyne qui se plaignait d'une poitrine lourde et tombante alors que la ptôse était légère et de volume acceptable. Une troisième raison est celle d'une *imago* trop idéalisée, comme dans le cas d'Isabelle qui voulait retrouver une silhouette perdue par le temps. L'erreur en tout état de cause serait de terminer la consultation par une phrase cavalière du genre : « Je ne peux rien faire pour vous. »

La relation médecin-patient que nous avons évoquée met en évidence, à travers la demande psychologique, l'existence d'une douleur et la recherche d'une solution. En tant que médecin, nous devons considérer le sujet dans sa globalité sans nous limiter à une réponse spécialisée. Dans le cas de Suzanne, il fallait articuler un contrat moral qui lui permette de sortir du cercle douloureux dans lequel elle s'était enfermée depuis plusieurs années : régime-frustration-pas de récompense esthétique-reprise de poids, etc. Nous avons construit avec elle un projet consistant à réaliser une liposuccion limitée à un poids de forme que nous avons choisi ensemble comme une récompense à ses efforts. Évelyne, âgée de 22 ans, manquait de confiance en elle par manque de nourriture affective. L'oreille attentive du praticien lui a permis de recadrer son problème et a suffi pour la rassurer sur son pouvoir de séduction. Enfin, le cas d'Isabelle, plus délicat, soulevait la question d'accepter l'évidence du vieillissement. Je lui ai proposé d'envisager un soutien psychologique avant d'envisager une chirurgie.

Par son pouvoir d'améliorer l'aspect de l'individu, la chirurgie esthétique prend sa signification éthique dans la canalisation du désir du patient.

I pour Imaginaire

C'est dans l'ordre de l'imaginaire que le désir manifeste toute sa puissance. Le défaut esthétique exprimé dans un contexte de vie, avec son cortège d'émotions, révèle que le désir du patient porte non seulement sur le défaut en cause, mais aussi sur l'imaginaire qui lui est associé. C'est là que se construit la symbolique liée à la réparation comme si le bistouri tranchait le lien avec l'émotivité engendrée par la disgrâce. Ce désir permet d'évaluer la projection de soi et de son résultat, la construction intellectuelle puis verbale de l'image que l'on peut et que l'on veut atteindre. Dans ce contexte, la projection doit être positive et se recentrer sur soi et non sur l'image renvoyée par l'autre. La puissance du désir laisse entendre que le sujet cherche inconsciemment à éliminer une attitude négative : je veux avoir la poitrine de telle personne, je veux ressembler à tel artiste de cinéma, je veux avoir vingt ans de moins, tout cela sur le fond utopique de la jeunesse éternelle ou de la beauté idéale. Une attitude plus positive est ce qui suffit au bonheur de la patiente : une poitrine de telle taille, de telle forme et de tel volume, un visage avec plus de rondeur, une plus grande tension cutanée de l'ovale, une silhouette harmonieuse en lien à la réalité dans la recherche de l'image à obtenir. Ce lien à la réalité est apporté par l'analyse du chirurgien plasticien.

Il existe une méthode de communication psychologique qui s'appelle la reformulation. Elle a été définie par Carl Rogers et G. Marian Kinget[3] comme « ayant pour but d'extraire du contenu communiqué le sentiment inhérent aux paroles du patient et à le lui communiquer sans le lui imposer ». Il s'agit simplement de demander au patient de faire une synthèse de la consultation avec ses propres mots et sa compréhension de l'événement. La reformulation est ainsi une méthode qui permet l'ancrage du patient dans son projet et l'élimination, tant faire se peut, des idées parasites et imaginaires.

À cette étape de la consultation, en effet, l'imaginaire du patient est confronté à la réalité froide de la médecine avec pour vecteur un homme ou une femme, spécialiste de la chirurgie, qui envisage la totalité de la personnalité du sujet. Ce passage de l'imaginaire à la réalité ne doit pas être une source d'incompréhension entre le patient et le praticien. Il s'effectue grâce à la relation privilégiée des deux protagonistes qui permet d'éviter les images idéalisées bloquantes – « Je veux ressembler à Nicole Kidman » – et la fausse image de la chirurgie esthétique incarnée par la fameuse *bimbo*. À la vérité, il est assez rare de recevoir en consultation des patients qui ont des images idéalisées bloquantes. Ce sont en fait des patients dysmorphophobes sur le versant névrotique qui ont une image du corps en désaccord avec la réalité. La chirurgie esthétique, dans de tels cas, est dangereuse car les patients seront confrontés à une insatisfaction permanente et le chirurgien, en retour, sera démuni quoi qu'il fasse. En fait, on décèle ce type de comportement assez facilement car, quelles que soient les limites techniques exposées par le praticien, le patient reste bloqué dans sa demande et refuse d'accepter la réalité.

Ainsi, Valérie, âgée de 37 ans, me demandait une transformation totale de son visage. « Rien ne me plaît chez moi, se plaignait-elle, mon nez, mes pommettes, mon front. On voit bien, lorsque l'on fait la comparaison avec Angelina Jolie, que mes lèvres sont plus fines. » J'eus alors droit à toute la liste des défauts de son visage. Quand elle ajouta, pour me convaincre : « Ce n'est pas une question de moyens ! », je tentai un premier essai : « Comprenez que la chirurgie esthétique n'a pas pour ambition de transformer une personne, mais d'améliorer son apparence ; elle n'en a pas le pouvoir et, quand bien même elle le pourrait, vous seriez totalement insatisfaite. » Quels que soient les arguments que j'opposais à sa demande, Valérie revenait à la charge poussée par un désir imaginaire. Pour lui éviter de se perdre dans une quête sans issue, je finis par lui proposer de consulter un collègue psychiatre et de nous conformer à la décision du spécialiste. Le diagnostic de dysmorphophobie tomba et Valérie fut prise en charge par une médecine différente de la chirurgie esthétique.

La fausse image de la chirurgie esthétique est représentée dans les médias par ce que l'on appelle couramment la *bimbo*. Qu'est-ce qu'une *bimbo* ? Le terme est dérivé de l'italien *bambino*, l'enfant, pour désigner une jeune femme superficielle qui prend exagérément soin de son apparence pour mieux jouer de ses charmes. L'anglais parle aussi de *dumb blonde* et le français de « blonde idiote », ou bien, en hommage au film de Brigitte Bardot, de « ravissante idiote ». Curieusement, ce terme a été popularisé, non pas par la langue italienne, mais par la langue anglaise. Les amateurs d'humour britannique reconnaîtront le mot dans un roman de P. G. Wodehouse de 1947, *Full Moon*, et ceux de cinéma américain déjà dans la fameuse comédie musicale de 1929 *The Broadway Melody* où une *chorus girl* est qualifiée dédaigneusement de *bimbo* par l'une de ses collègues !

La *bimbo* possède tous les attributs sexuels qui font réagir la gent masculine comme le loup de Tex Avery quand il voit le Petit Chaperon Rouge dans *Red Hot Riding Hood* ! Elle fréquente donc souvent les cabinets de chirurgie esthétique. Ses demandes ne varient pas : poitrine généreuse, petit nez, lèvres pulpeuses et fesses rebondies. La méthode DÉSIRS permet de découvrir, dans un nombre non négligeable de cas, un défaut de nourriture affective dans l'enfance, un manque de confiance en soi et l'expression de l'image du corps sous une forme hystérique. Ainsi, Isabelle, 21 ans, vient me consulter pour obtenir une poitrine généreuse. L'aspect émotionnel est difficile à aborder avec cette patiente. Elle m'avoue finalement venir d'un milieu modeste et avoir eu une enfance difficile avec un père absent. « Adolescente, j'ai compris que je plaisais aux garçons et que je pouvais obtenir d'eux ce que je voulais. Aujourd'hui, j'ai beaucoup de succès, et mon chéri du moment m'offre mes prothèses. » Il est évident que son apparence constitue pour elle un ascenseur social d'autant plus élevé qu'Isabelle croit aussi au Prince Charmant. « Et les ours sont attirés par le miel ! » me lance-t-elle malicieusement.

Les *bimbos* ont une incroyable lucidité concernant leur avenir : elles savent qu'elles ne changeront de statut social que grâce à leurs formes séduisantes. C'est donc l'angle de tir que je décidai de prendre avec Isabelle. « Pensez-vous qu'une poitrine plus forte fera de vous une fille plus désirable ? N'avez-vous pas peur de brouiller le message en vous affichant comme un objet sexuel ? Est-ce que vous serez toujours d'accord dans dix ans pour supporter une poitrine aussi lourde ? » Mes interrogations ont déstabilisé un peu la jeune femme. Je lui ai proposé de suspendre la consultation pour réfléchir à mes propos, considérer son véritable désir, et revenir m'en parler lors d'une seconde consultation. Ce qu'elle fit. Elle se décida pour une augmentation mammaire plus adaptée, mais, pendant un an, elle me fit le reproche de ne pas avoir accédé à son imaginaire. Le jour de ses fiançailles, elle m'écrivit cependant : « J'avais tellement besoin d'amour que j'ai longtemps cru que seules les sirènes d'*Alerte à Malibu* en étaient dignes. Aujourd'hui, j'ai pris conscience de mes erreurs et je regrette mes reproches à votre encontre. J'ai rencontré un homme qui m'aime pour ce que je suis et non pas pour ce que je représente (bien que...). » Isabelle remerciait ici la méthode DÉSIRS. Paradoxalement, elle avait accepté la réalité au détriment de son imaginaire, car la solution se trouvait, non pas dans la salle d'opération, mais dans son histoire personnelle.

R pour Réflexion

La réflexion est le moment privilégié où le patient se trouve face à ses désirs et à ses choix. Recadrée dans l'histoire de leur vie, la démarche esthétique n'a plus la même tonalité. La réparation identitaire est maintenant en cours. Une personne consulte, souvent, pour ce qu'elle croit être un simple problème esthétique ; elle repart du cabinet de chirurgie plastique avec, parfois, un problème existentiel. Livrés à eux-mêmes, les patients ont besoin de ce temps de réflexion pour prendre la meilleure décision. Cette attente fait que « les choses s'installent comme une véritable révélation », m'écrit Lucy. Le temps de latence peut être court ou long, superficiel ou profond, mais il doit être fait pour éviter toute décision compulsive. Nous l'avons déjà dit, on n'achète pas un objet de consommation dans un cabinet de chirurgie esthétique. Bien évidemment, la réflexion est influencée par le coût relatif de l'acte médical.

Rappelons que le coût relatif prend en compte l'aspect financier global de l'acte esthétique, la qualité du résultat, sa prédictibilité, sa durée, les risques à court, moyen et long terme de l'acte, l'éviction sociale, le temps d'exécution, le nombre de consultations préopératoires et postopératoires, le lieu d'intervention, le temps de cicatrisation, enfin les douleurs potentielles pendant et après l'acte. L'implication psychologique n'est pas la même pour une injection de Botox® que pour une chirurgie de réjuvénation du visage ; il en va de même pour le prix de ces deux interventions. Mais l'injection de toxine botulique doit susciter des interrogations sur ses propres désirs, sur la manière, par exemple, de vivre le vieillissement de son visage ; il faut envisager dès aujourd'hui ce que l'on souhaite pour demain, même si demain sera différent. La raison l'a emporté quand le législateur a imposé aux chirurgiens plasticiens et aux patients un délai de réflexion de quinze jours entre la première consultation et la date d'intervention afin d'encadrer juridiquement la médecine esthétique.

La solution apparaîtra comme une évidence après ce délai de réflexion. Le patient sort de son imaginaire pour suivre son désir qui est une puissance d'être. Parfois, il est nécessaire de revoir le médecin pour comprendre tous les enjeux ; mais parfois, il faut aller chercher un autre avis médical pour asseoir sa décision.

Considérons la réflexion de Martine sur le traitement de ses rides nasolabiales et surtout sur l'appréciation de son vieillissement : « Le lifting est une opération chirurgicale impliquant hospitalisation, anesthésie, etc. ; donc ce n'est pas bénin, ce n'est pas sans risques… Quel sera le résultat ? Rien n'est sûr à 100 %. Il y a tellement d'émissions de télévision qui mettent en garde contre les ratages de la chirurgie esthétique ! De plus, sur la Côte d'Azur il y a une grande concentration de "clientes" de cette chirurgie esthétique et souvent le résultat est beaucoup trop voyant… Il s'affiche et on ne peut ignorer qu'il déforme les traits (les yeux trop en amande, la peau tirée sur les pommettes ou les joues, le sourire forcé à la Johnny Hallyday). Ma crainte est d'afficher au regard des autres un lifting trop visible qui modifie mon visage, mes expressions naturelles et dans lequel je ne me reconnaîtrais pas. » Désirer un lifting n'est pas forcément vouloir rajeunir, mais plutôt retrouver dans le miroir l'image qui correspond mieux à ce que l'on ressent en soi. C'est retrouver l'équilibre entre ce qui se voit « à l'extérieur » et ce que l'on est « à l'intérieur ». Pour le dire autrement : c'est atteindre son *imago*. Aussi Martine réfléchira deux fois avant de prendre sa décision de subir un lifting cervico-facial.

Terminons ces réflexions, toutes très différentes, par la lettre que m'a adressée récemment Marie-Hélène, âgée de 37 ans : « L'esthétique ? Pour moi, c'est plus qu'un besoin, une nécessité. À 2 ans et demi, je me faisais ma première coupe de cheveux. À 11 ans, bijoux, maquillage, talons hauts (peu conventionnel à l'époque). J'avais une seule idée en tête : être belle ! C'était ma tenue de camouflage. Je vivais déjà très mal "ma différence". Car j'étais petite et bien en chair. Mon rêve était d'être grande et mince. J'avançais dans la vie, en traînant toujours derrière moi ce fantôme. Puis sont venues les maternités : j'ai pris vingt-quatre kilos, et encore vingt-six kilos, à quinze ans d'intervalle. Pendant ces quinze ans, j'ai mis mon corps et ma santé en danger : c'était le ballet infernal des traitements médicamenteux et des régimes draconiens. La minceur à tout prix ! Mais à chaque fois, le même constat d'échec. Plus je faisais de régimes, plus je reprenais du poids. À la naissance de mon deuxième enfant, j'ai décidé de tout laisser tomber ; mon poids s'est stabilisé pendant deux ans. Deux ans à me détester, à devoir me camoufler sous d'amples vêtements. Je me sentais moche, grosse, classée dans la catégorie des "vieilles jeunes", et je ne ressemblais à rien. Deux ans de mûres réflexions, et j'ai décidé d'avoir recours à la chirurgie esthétique. »

S *pour Solution et Satisfaction*

À cette dernière étape des entretiens, les choix de la personne venue consulter le médecin ne sont pas nombreux : « Je fais, et comment » ou « Je ne fais pas, mais quoi alors. » Tant que le patient n'a pas trouvé la solution adéquate à son problème, avec l'aide et les conseils du chirurgien esthétique, il ne doit rien entreprendre ni rien décider. Pour ma part, je tente de faire projeter les patients dans leur résultat futur afin de déterminer ce qui pourrait les satisfaire et éliminer ce qui pourrait les décevoir. C'est en obtenant une réponse convenable à toutes ces questions que la solution arrive à s'imposer et surtout, quel que soit l'avenir de la personne, que sa prise de décision lui donnera satisfaction.

Jéromine, une femme âgée de 44 ans, m'écrivait : « Donner aux autres, quel grand bonheur, mais parfois, c'est un grand désastre ! Larmes, déprime, espoir, redéprime, rire (aux larmes), etc. Et là, les petites rides, elles adorent... Elles en profitent pour bien s'installer. Je continue à aimer et à partager quand même. On ne se refait pas ! Tiens, en parlant de ça, venons-en aux faits : "Eh bien si, mais pourquoi ?" Il y a cette petite phrase qui revient de plus en plus souvent... Après une bonne nuit de sommeil et un réveil en pleine forme : "Oh, tu n'as pas bien dormi, toi, tu as l'air fatiguée !" Une fois, bon, ça va, mais tout le temps, ça intrigue et ça énerve.

« Il faut le prendre de qui ça vient, mais justement, ça vient des personnes qui m'aiment ! Alors j'investis dans des crèmes miraculeuses et non moins onéreuses, plus les anticernes, plus les maquillages de dernière technologie, plus les crèmes pour le soleil (j'avoue). Résultat : rien du tout. Ma copine au bureau : "T'es encore rentrée tard, hier soir ?" "Oui, c'est ça", je ne sais plus quoi dire. Puis un jour, le minois frais et bien reposé d'une amie me laisse sans voix. "Blépharoplastie !" me dit-elle. Non, ça ne veut pas dire bonjour dans la langue d'un pays aux plages de sable blanc, où elle aurait lézardé trois semaines pour revenir avec un teint aussi radieux… Non : chirurgie es-thé-ti-que !

« Au placard les beaux principes judéo-chrétiens de ma bonne vieille éducation. Vive les États-Unis et le Brésil ! C'est ça qu'il me faut. Petit pied de nez, au passage, aux années difficiles. J'ai pris ma décision. Si j'ai culpabilisé ? Ouiiiiiiii ! C'est le summum de l'égoïsme, non ? Mais comme ça fait du bien d'être égoïste ! J'en ai parlé autour de moi, à mes parents, à ma fille, à mes amis. Je m'attendais à des sermons sur la futilité de certaines choses et sur le superflu ; eh bien non ! Ils m'ont tous dit : "Fonce ! tu le mérites !" Alors maintenant, je ne culpabilise plus, même si je ne vois pas ce que le mérite vient faire dans tout ça.

« Bref, pour conclure, je dirais ceci : prendre une cuillerée de miel pour apaiser le mal de gorge apporte de la douceur et du réconfort. Ça atténue un peu la douleur, mais bien sûr, ça ne soigne pas une grosse angine… Alors voilà ma cuillerée de miel, c'est vous qui me l'apporterez, la semaine prochaine, grâce à cette petite intervention. Ça ne résoudra pas tout, mais comme ça va me faire du bien ! »

Ces témoignages montrent que, telle une psychothérapie, mais sur une période moins longue, la chirurgie esthétique permet de soulager les douleurs dues à l'apparence. Il serait faux, cependant, de penser que la solution positive soit d'accepter un acte médical ou chirurgical esthétique. Parfois, la bonne solution est de ne pas réaliser cet acte. Soit parce que la demande esthétique survient à un moment particulier de la vie, qu'elle est éphémère, et qu'elle n'apporte aucune réponse satisfaisante du point de vue existentiel. Ainsi, Josette, une femme de 66 ans qui habite un village du Var, souhaite parfois devant son miroir améliorer quelques rides. Elle m'adresse cette confidence, dans un texte que je lui ai demandé d'écrire pour formaliser sa réflexion et trouver une solution à son problème : « J'ai eu la vanité de croire que la caresse d'un bistouri pourrait avoir une quelconque influence sur la mission de mon existence : celle d'être une grand-mère présente auprès de mes petits-enfants. Je vis dans un village où ma présence est vécue par mes voisins comme importante puisque je suis la plus âgée du coin. J'existe par les questions que l'on me pose et les réponses que je donne. Je n'ai pas de vie sociale où l'apparence serait importante. Alors, merci de m'avoir permis de comprendre ma place et mon destin. »

Le témoignage de Josette est la meilleure preuve du rôle social que tient le chirurgien plasticien comme tout autre médecin dans sa relation avec ses patients. Tel est, à nos yeux, le sens véritable d'une chirurgie fondée sur la méthode que nous avons décrite.

TROISIÈME PARTIE

L'éthique
de la chirurgie esthétique

CHAPITRE VI

L'être et l'apparence

Quels sont les enjeux d'ordre éthique que révèle l'expérience médicale de la chirurgie esthétique ? Ils concernent au premier chef la beauté qui est pour chaque être humain, sinon une promesse de bonheur, du moins l'accès à un mieux-être, et par là même l'espérance d'un bien. Que la beauté soit l'éclat du bien, comme l'enseignait Socrate, demeure l'horizon de notre vision esthétique du monde et des hommes. Mais cette beauté, qu'elle soit naturelle ou artificielle, est appréhendée à travers une série indéfinie d'apparences. Ce que l'on nomme le monde est un ensemble de choses qui nous apparaissent de telle sorte que leur unité dégage un sens ; l'humanité, de façon parallèle, est un ensemble d'êtres qui nous apparaissent de telle sorte que leur unité dégage également un sens. La mode du maquillage et du vêtement joue sur ces apparences dans l'unité de style que chaque époque impose. Mais le paradoxe de l'apparence, celle d'un visage d'actrice, comme celui de Vivien Leigh dans *Autant en emporte le vent*, ou celui d'un corps de danseur, comme celui de Gene Kelly dans *Singin' in the rain*, tient à ce qu'elle ne renvoie pas seulement à elle-même, mais à un être qu'elle révèle et dissimule à la fois. Pour l'actrice et le danseur, c'est le personnage qu'ils interprètent, et, au-delà encore de lui, l'incarnation de ce qui demeure comme une promesse à tenir à défaut de se réaliser comme un bonheur à venir. L'apparence de la beauté devient alors le signe d'un être qui, en dépit du roman de Milan Kundera, ne se dissipe pas dans son insoutenable légèreté.

La beauté

Parler de la *beauté* dans les sociétés modernes conduit à soulever un premier paradoxe qui dissimule un paradoxe plus grand encore. La notion traditionnelle de beauté, en effet, quand elle s'applique aux individus de notre civilisation, est aujourd'hui en crise. Les hommes et les femmes du passé qui nous sont connus à travers leurs représentations artistiques, notamment la peinture et la sculpture, faisaient référence à des dimensions religieuses ou mythiques qui définissaient des modèles intangibles à travers une stylisation propre. En Occident, le terme de « beauté » est en voie de disparition dans les discours sur la nature, les théories esthétiques et surtout les œuvres d'art contemporaines qui ne relèvent plus de sa souveraineté.

Le terme lui-même a mauvaise presse, ou pas de presse du tout. On le chercherait en vain dans les textes majeurs sur l'art et dans les dictionnaires spécialisés. Les *Notions philosophiques* de l'*Encyclopédie philosophique universelle*, qui recensent plus de 5 000 entrées, n'en consacrent aucune à la « Beauté », mais proposent un article sur le « Beau ». La substitution de l'adjectif au *substantif* ne se limite pas à un changement lexicographique : elle signifie que les créateurs, les critiques et les amateurs d'art ne croient plus en l'existence *substantielle* de *la* beauté dont l'article défini renverrait à une essence supérieure. La sensibilité moderne qualifie les aspects esthétiques qu'elle décèle dans un objet du seul vocable de « beau ». Baudelaire ne pourrait plus aujourd'hui donner la parole à *La Beauté* :

« Je suis belle, ô mortels ! Comme un rêve de pierre,
Et mon sein, où chacun s'est meurtri tour à tour,

Est fait pour inspirer au poète un amour
Éternel et muet ainsi que la matière.
Je trône dans l'azur comme un Sphinx incompris ;
J'unis un cœur de neige à la blancheur des cygnes ;
Je hais le mouvement qui déplace les lignes,
Et jamais je ne pleure et jamais je ne ris. »

Le poète s'inscrivait ici dans la tradition platonicienne qui voit dans la Beauté un modèle supérieur étranger au monde. Son idéalité la rend énigmatique, à l'image du Sphinx, et la fait semblable à une statue dont la perfection interdit tout mouvement. Vers quoi tendrait-elle en effet puisqu'elle est sertie à jamais dans sa hauteur céleste ? À la différence des créatures terrestres, la Beauté est indifférente au temps comme le souligne le mot « éternel » appliqué à l'amour que lui portent les poètes.

C'est pourtant le même Baudelaire qui formule une « nouvelle théorie rationnelle et historique du Beau en opposition avec la théorie du Beau unique et absolu ». Rompant avec l'esthétique traditionnelle, l'auteur des *Fleurs du mal* n'utilise que l'adjectif « beau », qui qualifie la chose considérée en elle-même, et non plus le substantif « beauté » qui renvoie à son essence idéale. Le beau, il est vrai, continue à se détacher sur un fond absolu et invariable qui touche à l'éternité ; mais il présente un élément circonstanciel qui dépend de la mode de l'époque. En clair, comme Baudelaire l'affirme dans un essai sur Ingres et Delacroix, « toutes les beautés contiennent, comme tous les phénomènes possibles, quelque chose d'éternel et quelque chose de transitoire, d'absolu et de particulier ». Et il ajoute, ce qui sera le fondement de l'esthétique moderne pour la beauté de l'être humain comme pour celle de l'œuvre d'art : « La beauté absolue et éternelle n'existe pas, ou plutôt elle n'est qu'une abstraction écrémée à la surface générale des beautés diverses[1]. »

Cette nouvelle vision du beau affecte la beauté naturelle de l'homme et de la femme ainsi que sa modification artificielle par le vêtement, le maquillage ou le masque, et, désormais, par la chirurgie esthétique. Si la dualité de l'art, visible dans son élément éternel et dans son élément transitoire, reflète la dualité de l'homme, vécue dans l'identité permanente de son âme et dans la jeunesse éphémère de son corps, la modernité dégage de la mode ce qu'elle contient d'absolu pour « tirer l'éternel du transitoire[2] ». Les Anciens, dans l'art grec comme dans l'art chrétien, privilégiaient l'élément éternel de la Beauté en le fixant dans le Nombre d'or, ce qu'ont essayé de réaliser trop de chirurgiens esthétiques. Les Modernes sont davantage sensibles à l'élément transitoire, cette « enveloppe amusante, titillante et apéritive du divin gâteau ». C'est le destin de la culture que de dévoiler, dans « l'idiotisme de beauté particulier à chaque époque », écrit encore Baudelaire, la part d'absolu qu'elle recèle dans une alchimie de temporalité et d'éternité dont chaque période historique tire son sens.

En d'autres termes, la relativité des choses belles, présentes dans leur immanence, a supplanté l'absolu de la beauté, retirée dans sa transcendance. C'est là que gît le paradoxe de notre vie sociale. La modernité a occulté le mot de « beauté » par le mot « beau » et par tous les adjectifs qui déclinent, dans l'œuvre d'art et l'apparence humaine, l'« intéressant », l'« original », le « nouveau », le « choquant », le « banal », le « quotidien », etc. Il suffit de considérer le vocabulaire publicitaire pour s'en convaincre. La critique d'art et plus encore le grand public n'auraient l'idée saugrenue de dire que l'urinoir de Duchamp est une « œuvre de beauté », *a thing of beauty*, au sens du poème de Keats[3], ou que la boîte de soupe Campbell's d'Andy Warhol est « belle » ! Et pourtant, les hommes et les femmes continuent à croire qu'il y a des formes, ou des canons de beauté, comme il y a des instituts de beauté qui préparent leurs clientes à paraître belles.

Les chirurgiens plasticiens savent que leurs patientes demandent une modification de leur apparence pour être plus belles, quelle que soit la façon dont leur milieu familial ou professionnel appréhendera ce changement. Bref, et c'est là ce que nous appelions le paradoxe social, nous croyons moins à l'universalité de la beauté parce que nous sommes plus sensibles à ses déclinaisons réelles ; mais nous désirons participer à sa forme en devenant plus beaux que nous le sommes. Un tel désir suppose qu'il y a bien dans le corps humain, et particulièrement dans le visage que nous regardons en premier, une dimension physique, plus exactement sensible ou *esthétique*. Mais cette dimension esthétique, c'est là le paradoxe philosophique, renvoie à quelque chose qui n'est plus ni sensible ni physique et dont le prestige possède bien une dimension métaphysique.

Donnons-en une illustration empruntée à un film célèbre d'Otto Preminger, *Laura*. Lorsque le détective qui enquête sur la mort de l'héroïne découvre son portrait dans son appartement, il tombe amoureux du visage fascinant de Laura[4]. Et le spectateur, grâce à l'exceptionnelle photographie du chef opérateur, ne peut s'empêcher de penser que le visage de la jeune femme tel qu'il se dégage du portrait est celui-là même de la Beauté. Il n'est pas simplement « beau », « séduisant », « fascinant », ou, comme on le dit parfois, « intéressant », il est la Beauté elle-même. Car quelque chose d'invisible perce à travers la manifestation sensible de ce visage qui laisse apercevoir autre chose qu'une simple face. Du visage de Laura, qui est pourtant le visage d'une morte, ou du moins d'une femme que le spectateur croit morte à ce moment de l'enquête, il faut dire ce que Baudelaire disait de la beauté. C'est à travers elle que « l'âme entrevoit les splendeurs situées derrière le tombeau ». De telles splendeurs sont à la source de ce que le poète nomme « cet admirable, cet immortel instinct du Beau qui nous fait considérer la terre et ses spectacles comme un aperçu, comme une correspondance du ciel[5] ».

Nous ne prétendons pas que les patients qui se confient à l'art du chirurgien se livrent à une « correspondance du ciel » et qu'ils entrevoient les « splendeurs » cachées derrière les tombeaux. Mais il y a un peu de cela dans le désir émouvant d'une beauté qui se flétrit en subissant les atteintes du temps, de la maladie ou de l'accident : on devine à travers elles l'ombre grandissante du tombeau qui s'avance sur nous. Qu'on le veuille ou non, l'expérience universelle de la beauté, telle que l'art la transmet, est l'expérience d'une transgression, d'un passage vers l'au-delà ou vers l'« ailleurs » disait Rimbaud, qui illumine la forme de l'œuvre et le visage de l'homme. Nous pouvons le reconnaître en montrant l'identification entre la « beauté » et le « visage » qui l'exprime, toute beauté renvoyant à un visage, dans le sens que nous allons préciser, et tout visage pouvant exprimer ou laisser apercevoir une beauté que le maquillage, le ciseau du sculpteur ou le bistouri du chirurgien sont susceptibles de dévoiler.

Dans l'art occidental, la présence du visage, par opposition à celle du paysage, est exceptionnellement forte. La religion chrétienne, qui deviendra prépondérante en Europe, enseigne en effet que le créateur a fait la créature à son image. La religion hébraïque et surtout l'islam ont interdit au contraire la représentation plastique de l'homme depuis que Mahomet ordonna la destruction des statues autour de la Kaaba. Aussi l'art islamique, étranger au culte des idoles comme le judaïsme, a développé les volutes de l'arabesque et de la calligraphie. Dans l'art chrétien, ancré dans l'incarnation du Christ, le visage de l'homme est investi de la présence de Dieu. L'icône byzantine, qui est une image sacrée sur bois, est la représentation des Écritures impossible à modifier dans aucun de ses traits. Les visages ne possèdent donc aucune individualité car ils font partie d'un canon religieux qui exprime une spiritualité surnaturelle. Toute corporéité est ici abolie pour reproduire l'icône sacrée, que l'on qualifie d'*acheiropoiétes*, « faite en l'absence de mains », parce qu'elle est la forme même de l'âme.

L'art chrétien, dès le Moyen Âge, intégrera dans le visage les nuances de la souffrance du Christ et, bientôt, les tonalités de l'émotion des hommes. Au point de départ de cette exaltation du visage, on trouve la *véronique*[6], cette figure ombrée que la sueur et le sang du visage divin imprimèrent sur le mouchoir tendu par une femme pleine de compassion dans la montée du Golgotha. Ce que l'on a appelé la *vera icon*, l'« image authentique » de Dieu, transformée dans le prénom Véronique, deviendra le modèle du visage humain. Il se présente sous la figure en gloire du Christ *Pantocrator*, le « tout-puissant », qui figure pour la première fois sur une icône du monastère Sainte-Catherine du Sinaï, plus tard sur les mosaïques de Sainte-Sophie à Istanbul, avant d'imprimer son image sur l'art chrétien. Le mystère de l'incarnation devient dès lors dans la peinture occidentale le mystère de la figuration.

Le visage de l'homme succède au visage de Dieu à la Renaissance tout en gardant sa dignité suprême. C'est en 1435, dans le *De pictura* d'Alberti, le premier théoricien de la peinture, que le modèle du portrait prend la figure de Narcisse. Le jeune homme apparaît, face à son reflet dans l'eau, comme la représentation du peintre ou du spectateur devant le tableau ; il en est ainsi du *Narcisse* du Caravage à la Galleria Nazionale d'Arte Antica de Rome. Les peintres européens donnent au visage humain une profondeur psychologique inconnue qu'il tient du statut religieux de la créature, mais aussi, avec l'humanisme naissant, de l'héritage grec de l'âme. Tous les hommes pourront être représentés sur un tableau de chevalet et les sujets profanes prendront ainsi la suite des sujets religieux. En peinture, le visage sera une copie de la face du Christ au même titre que, en littérature, le récit sera un écho de la parole de Dieu héritée des *Confessions* de saint Augustin. Le visage humain est désormais, jusqu'à la rupture du cubisme et de l'abstraction, la figure d'une subjectivité infinie. Pour l'époque chrétienne, c'était celle de Dieu ; pour le monde moderne, c'est celle de l'homme. Et si l'origine de la peinture occidentale est la figure mythique de Narcisse, la dignité du visage humain, sur laquelle joue la chirurgie esthétique, sera accomplie par la représentation du visage de n'importe quel homme : ainsi celui d'un simple marchand, serait-il riche comme ce Giovanni Arnolfini que Van Eyck a représenté dans sa maison de Bruges.

Si l'enseignement chrétien a reconnu dans le visage humain la Sainte Face, la tradition philosophique, de façon différente, a renforcé cette suprématie du visage en l'associant à l'idée de beauté. La culture grecque avait magnifié le corps humain dans ses proportions parfaites, celui du *kouros* ou celui de la *korè*, le jeune homme ou la jeune fille idéalisés. Mais le courant platonicien, et, au-delà de lui, le néoplatonisme ont insisté sur ce que nous pouvons appeler le visage de la beauté qui ne se réduit pas à la seule beauté du visage.

En effet, pour Platon, le visage n'est pas le reflet de l'âme à travers le regard qui vient se poser sur nous. Il est la manifestation de l'idée, invisible, de la Beauté suprême. Cela explique pourquoi Socrate parlait avec humour de sa laideur : on raillait à Athènes ses yeux exorbités, son nez écrasé et sa ressemblance avec une tête de Silène qui relèverait aujourd'hui d'une chirurgie esthétique ! Mais Platon, par la bouche d'Alcibiade, indique que, sous les traits grossiers de Silène, le satyre qui avait élevé Dionysos, on peut découvrir la beauté de l'âme de Socrate : l'homme était semblable à ces statues grotesques des ateliers de sculpteurs qui, ouvertes par leur milieu, contiennent des figures de dieux[7]. Le visage pourrait ainsi, par contraste et non par similitude, révéler un être intérieur dont l'essence est belle.

Platon va cependant plus loin dans *Le Banquet*. Il émet l'hypothèse que l'âme de l'homme est belle dans la mesure où elle reflète l'idée qui l'anime, l'idée de Beauté et, à sa source, l'idée de Bien. Car la Beauté, que Socrate voit comme ce qu'il y a de « plus lumineux », est l'éclat du Bien. La langue grecque autorise cette identification. Le terme d'*idea*, dont est issu le mot *idée*, vient de la racine indo-européenne *Fid-* présente dans le latin *video*. Elle a donné le mot « vision » et le mot « visage », car le *visage* d'une personne est la partie du corps dont on a la *vision* immédiate parce qu'elle se manifeste comme un *vis-à-vis*. Mais quand nous regardons un visage, ce visage qui à son tour nous regarde, l'échange des regards produit une reconnaissance mutuelle. Quel que soit mon sentiment à son égard, je ne regarde pas un visage comme je regarde une table ou une chaise, ni même comme je regarde un portrait, lequel représente pourtant un visage. Dans le regard que je porte sur autrui, il y a la réponse muette à l'attente de ce visage autre que je reconnais comme *autre* tout en le faisant *mien*, car c'est le visage d'un être humain. L'animal n'a pas de visage, il a un mufle, un groin ou un museau, mais pas un visage d'où vient sourdre un véritable regard.

Le visage exprime ainsi la beauté de l'idée d'homme dans sa manifestation *sensible*, alors que l'idée abstraite d'homme, son « humanité », est une réalité non sensible, mais *intelligible*. La beauté nous fait reconnaître dans ce visage tourné vers nous, qui appelle la reconnaissance, cette dimension secrète de l'homme qui nous échappe puisque aucun de nous n'épuise l'idée d'humanité. Image visible de l'invisible, le visage autorise ainsi la transgression métaphysique vers autre chose qu'une simple face trouée de deux yeux, tel un masque, et affublée d'un nez au-dessus d'une bouche.

C'est ce que révèle la tradition du portrait qui a été fascinée par l'au-delà d'un regard et d'un sourire. Que dit en effet Mona Lisa au spectateur qui la contemple, sinon le mystère d'un tracé visible qui renvoie à une forme invisible ? Léonard peint directement l'âme, il le dit lui-même dans son *Trattato della pittura*, car l'âme, comme le corps humain, dévoile et exalte la beauté du monde. Mais si le visage de l'homme, dans sa figuration picturale, cesse d'être pensé comme l'image d'une beauté supérieure, le portrait tend à disparaître de la représentation artistique car on ne peut peindre ce qui est le simple reflet de son image. Il reste alors à déformer, à déconstruire ou à détruire le visage et, en même temps, à renoncer à la beauté. Ce sera le cas des portraits cubistes depuis le début du XXe siècle, puis des tentatives des écoles figuratives ultérieures : on songe à Fautrier, avec les figures brisées des *Otages*, ou à Sosno, avec les oblitérations des visages, mais également à Warhol avec les sérigraphies de Marilyn qui occultent le visage de la *star* dans leur reproduction indéfinie. Le visage ayant perdu son *aura*, comme l'œuvre cultuelle selon Walter Benjamin[8], l'art contemporain n'hésitera plus à décomposer ses traits pour les recombiner, comme les pièces d'un puzzle, avant d'aboutir à une image qui n'est plus un visage et qui ne renvoie qu'à sa propre simulation.

Si le visage n'est plus l'épiphanie de la beauté, du moins dans les arts plastiques, et ne renvoie plus au visage de l'Idée, pour Platon, au visage du Christ, pour Raphaël, au visage de Dieu, pour Levinas, on note pourtant que les hommes et les femmes d'aujourd'hui restent préoccupés par le visage qu'ils présentent aux autres et à eux-mêmes. L'expérience du miroir, on ne le sait que trop, est le plus souvent cruelle. Meurtri par les tourments de la vie, chacun cherche à faire « bon visage » ou à se « composer un visage », c'est-à-dire à modifier son apparence pour obtenir la reconnaissance de ce qu'il est. Lorsqu'un homme veut changer ce que les autres voient de lui, son corps certes, mais avant tout un visage sur lequel se gravent à mesure les signes du temps, c'est parce qu'il pense que son apparence ne renvoie pas, aux yeux d'autrui, à ce qu'il ressent au fond de soi. Le *visage* qui est le sien ne correspond plus à l'*idée* qu'il a de lui-même et qui, dans son exigence, se situe *au-delà* de lui-même.

Mais qu'est-ce qu'un beau visage pour notre vision contemporaine ? De nombreuses enquêtes sociologiques ont montré qu'il y avait des critères de beauté universels qui permettent de distinguer la beauté des visages. Jean-François Amadieu, en s'appuyant sur plusieurs études expérimentales, conclut de façon toute classique que l'harmonie, l'équilibre, la symétrie des formes et des proportions imposent un sentiment de beauté à la majorité des hommes. Étudiant la *physical attractiveness*, il note que « le sentiment du Beau n'est pas le fruit du hasard. L'attirance pour un visage, un corps, une personne, n'est donc pas aléatoire[9] ». Certains travaux de psychologie ont en effet montré que le modèle standard de beauté était fondé sur l'attirance exercée par une apparence physique qui est la moyenne des apparences considérées. Un visage d'homme ou de femme présenté à différents sujets parmi d'autres visages comparables l'emporte nettement sur ces derniers, en matière de beauté, s'il résulte d'une image composite.

C'est ce qu'a établi par exemple une série d'expériences faites en Nouvelle-Zélande avec des étudiants nigérians, chinois, indiens et néo-zélandais[10]. D'autres expériences renforcent ces conclusions en établissant que le plus beau visage choisi parmi un ensemble de visages proposés à des sujets n'est pas la moyenne de tous les visages, mais la moyenne des visages les plus beaux ! Toutes ces enquêtes tendent à montrer que les normes de beauté sont bien universelles et ne tiennent pas compte des frontières géographiques ou culturelles. En particulier, la beauté de la femme caucasienne s'est imposée partout au point de devenir le standard des opérations de chirurgie esthétique dans le monde.

L'uniformité des critères et des jugements de beauté est ainsi frappante dans toutes les recherches internationales qui portent sur l'apparence physique.

L'apparence

L'existence est une succession d'apparences aux yeux de l'homme de la rue et du philosophe, comme à ceux du chirurgien esthétique et de son patient. Chaque individu est tributaire de son aspect physique, de la naissance à la mort, même s'il peut le modifier dans une certaine mesure par le maquillage, le masque et le vêtement, ou par le jeu de l'acteur. Mais quelle est la vérité de cette apparence qui affecte mon corps, c'est-à-dire la façon dont il apparaît aux autres comme il m'apparaît à moi-même ? Le corps d'autrui est ce qui arrête mon regard dès que celui-ci se porte dans sa direction : sa plénitude et son opacité m'empêchent de le nier. Je subis ainsi sa présence, que je le veuille ou non, qu'elle me soit agréable ou non. Il en est de même de mon propre corps qui arrête également mon regard quand je rencontre un miroir, comme Narcisse, pour me voir moi-même, ou quand je baisse la tête pour voir les autres parties de mon corps.

Mais, à la différence des autres corps que le regard peut cerner, mon corps ne peut pas être saisi en totalité car ma tête est orientée d'un seul côté. Je ne peux voir ma nuque, mon dos et mes jambes, sinon en me tenant entre deux miroirs, ce qui n'est pas aisé. Je ne peux voir non plus mes yeux ni croiser mon regard, du moins directement, sans passer une fois encore par un miroir. Quand celui-ci est absent, je demeure pour une grande part aveugle à moi-même. S'il n'y avait pas dans le monde des plans de réfraction (un étang, une surface réfléchissante, un miroir ou l'œil d'autrui), je ne saurais même pas que j'ai un visage ni à quoi il ressemble avant de rencontrer une autre personne. Un aveugle de naissance, certes, peut toucher son visage et savoir qu'il en possède un ; mais ce n'est pas, en toute rigueur, un *visage*, c'est-à-dire *ce qui est vu*, puisque l'aveugle n'a pas de vision. On peut percevoir le corps par d'autres sens, le toucher en premier lieu, par l'épreuve du contact et la magie de la caresse, ainsi que par l'ouïe qui en révèle le bruit ou le son, le goût, qui en révèle la saveur, et l'odorat qui en révèle le parfum. Dans toutes ces expériences sensibles, d'ordre *esthétique* donc, je ressens ma dépendance, voire ma passivité, envers le corps étranger qui est offert à mes sens. Je ne peux faire autrement que reconnaître qu'il *apparaît* à mon corps et que celui-ci en dépend, que cette dépendance soit agréable dans le plaisir ou désagréable dans la souffrance. Nul ne peut échapper à la force, et dans certains cas, à la tyrannie de l'apparence.

Mais mon corps possède une autre différence, plus fondamentale, à l'égard du corps étranger qui apparaît en dehors de moi. Il est *mien* et non *sien*, ce qui revient à dire que je le vis de l'intérieur et pas seulement que je le vois de l'extérieur. Ce corps que je ressens à chaque moment de mon existence comme inséparable de moi sans m'en détacher, serait-ce dans la douleur, est vécu à travers *ma* subjectivité. Celle-ci demeure irréductible à l'objectivité. La science nous enseigne qu'un corps est un objet matériel, composé de molécules et d'atomes invisibles, et qui est donné à la perception comme un ensemble de qualités indépendantes de celui qui les perçoit. Quand je me trouve devant l'Arc de Triomphe de l'Étoile, à Paris, je vois bien un objet particulier, en forme de portique couvert de statues et de bas-reliefs, qui possède trois dimensions, un volume donc, dans lequel je puis pénétrer pour le visiter. Mais ses constituants me sont impénétrables : je ne peux entrer dans la pierre et confondre mon corps avec la masse de l'édifice. Et si je ne puis le confondre, c'est parce que ce corps, qui est *le mien*, ne peut être objectivé par moi comme j'objective le corps de la construction en question.

En outre, au moment où je ressens mon corps, ma conscience est parcellaire puisque je ne perçois pas mes organes internes ni ce qui se passe en moi. On peut, cependant, c'est ce que fait le chirurgien, objectiver le corps d'un patient à partir de connaissances anatomiques, physiologiques ou d'autres disciplines médicales. Cette objectivation physique est renforcée par des appareils techniques qui considèrent le corps comme un objet, au même titre que les autres objets du monde. Sous le portique de sécurité d'un aéroport, mon corps est traversé par des radiations électromagnétiques ainsi que mes bagages, mes vêtements et les autres objets matériels. Mais ce corps qui est objectivable possède une différence ontologique radicale avec les autres : c'est le corps d'une personne qui, avant d'être objectivé par une pratique quelconque, est *subjectivé* par celui qui éprouve sa vie intérieure au point de se confondre avec lui. Dès lors, je n'*ai* plus un corps, au même titre que j'ai un téléphone portable, lequel pourrait m'être greffé comme une puce électronique dans mon cerveau, je *suis* mon corps de telle sorte que je me sens inséparable de lui.

Comme l'a montré la phénoménologie existentielle, on doit distinguer entre le « corps organique », celui qui se réduit à des relations spatiales et mécaniques susceptibles d'être étudiées, mesurées et transformées, par exemple par un chirurgien, et le « corps propre », celui qui est une chair souffrante et vécue, par exemple par un patient. Il est ressenti comme le noyau physique et psychique de mon existence qui me donne la puissance de percevoir, de penser et d'agir, et, finalement, comme la possibilité de m'insérer, en tant que sujet, dans le monde. Et ce monde qui est mien, même quand il tend à m'exclure en raison de ma maladie, de ma laideur, ou de mon crime, est le monde de tous les objets et le monde de tous les sujets. Le monde des choses et le monde des hommes sont deux mondes qui n'en font finalement qu'un, celui du monde des apparences.

On comprend que l'être humain tienne à son apparence physique qui n'est rien d'autre que la façon dont il s'apparaît psychiquement à lui-même. Il en résulte qu'une apparence imparfaite, qu'elle soit due à un défaut physique, à une maladie, à une déformation du corps et du visage, perturbe le sentiment que la personne a d'elle-même et qui se manifeste dans l'image du corps. Il s'agit du corps propre de la phénoménologie qui est le corps subjectif de l'expérience humaine telle que chacun la vit, et non du corps organique que le corps propre devient quand on l'objective par l'observation de la science. Mon corps propre m'est tellement intime qu'il m'est impossible de le dissocier de moi, c'est-à-dire de ma conscience, de mon esprit ou de mon âme, car il est l'ancrage immédiat de ma subjectivité. Loin d'être un corps parmi les autres corps, à ce titre un simple objet du monde, il est *là* au centre de ma représentation du monde. Tout ce qui m'apparaît prend place à partir de ce site initial, ce point d'origine dans l'espace et dans le temps qui ordonne tous mes points de vue sur les choses et les êtres et, bien entendu, sur moi-même.

Une erreur généralement reçue veut que l'apparence et le corps aient été dépréciés par la philosophie depuis Platon, par le judaïsme depuis Moïse et par le christianisme depuis saint Paul. Pour la Bible, déjà, s'il est vrai que la chair n'est que « poussière » qui doit retourner à la « poussière » (Genèse, 3, 19), Yahvé est « le Dieu des esprits de toute chair » (Nombres, 16, 22, et 27, 16), parce que la chair est indissociable de l'esprit. Aussi la créature humaine est-elle un seul tout que l'hébreu nomme *nephesh*, un terme qui sera traduit en grec par *psyché*. L'Évangile attribue un statut encore supérieur au corps de l'homme puisque le Fils de Dieu s'est *incarné* selon le mot de Jean (1, 14) : « Le Verbe s'est fait chair. » On sait que Jésus ne se dévouait pas seulement à l'enseignement des âmes, mais à la guérison des corps. Selon Jean (7, 23), Jésus rend d'abord « la santé à un homme tout entier », inséparablement corps et âme donc, une expression que pourraient reprendre les chirurgiens esthétiques sensibles à cette fragilité de la chair. Jésus répondit à la foule qui l'accusait d'avoir guéri le malade un jour de sabbat : « Cessez de juger sur l'apparence, mais jugez selon la justice ! » La justice ne se confond pas ici avec l'application de la Loi selon la lettre, mais selon l'esprit : on peut lever l'interdit du sabbat pour guérir un malade.

On reproche parallèlement à Platon, et à la philosophie qu'il a largement influencée, d'avoir dévalorisé le corps et l'apparence au bénéfice de l'âme et de l'être. Comme la précédente, cette erreur est causée par la difficulté de distinguer en l'homme ce qui relève du corps, et donc de son apparence, et ce qui relève de l'âme, et donc de son être. Qui *suis*-je en réalité : un corps ou une âme, ce qui se manifeste aux yeux du corps, ou ce qui se dissimule aux yeux de l'esprit ? Le plus matérialiste des hommes est contraint, quand il *pense* à son corps ou qu'il *définit* la matière, d'admettre que le moyen par lequel il effectue sa réflexion n'est pas une action corporelle. Même s'il reconnaît qu'elles sont matérielles, c'est-à-dire qu'elles sont produites par les neurones de son cerveau, il attribue ses opérations mentales à sa pensée, à son intelligence, à son esprit, à son psychisme, quand ce n'est pas à son âme, des notions qui ne sont pas directement corporelles, et qui, en outre, ne sont pas apparentes.

Personne n'a jamais pénétré un processus de pensée ; on n'en voit que les effets qui sont mesurés par les diverses techniques d'imagerie cérébrale : tomographie par émission de positons (TEP), imagerie par résonance magnétique (IRM), stimulation magnétique transcrânienne (SMT), électroencéphalographie (EEG) ou encore magnétoencéphalographie (MEG). L'enregistrement neurologique ne donne aucune information sur les contenus des processus psychiques qui peuvent être logiques ou illogiques, moraux ou immoraux. Les traces électriques renseignent les praticiens sur le fonctionnement du cerveau des patients, mais aucunement sur la signification de leurs pensées. Sans revenir au dualisme du corps et de l'esprit, et sans nous prononcer sur sa nature ultime, notre expérience vécue indique que notre pensée ne se réduit pas à la matérialité, pas plus que l'éthique ne se réduit à la neurologie. Pour le chirurgien comme pour le patient, la conscience n'est pas au bout du bistouri.

Il est devenu habituel depuis Nietzsche d'opposer le monde des apparences, c'est-à-dire le *monde sensible*, qui est immédiatement perçu par les sens, et le monde des Idées, c'est-à-dire le *monde intelligible*, qui est appréhendé indirectement par la pensée. Tout se passe comme s'il y avait deux mondes entre lesquels le destin partagerait les hommes. Les uns, c'est-à-dire les savants, seraient appelés à la connaissance dans les hauteurs célestes de l'esprit ; les autres, la majorité des hommes, seraient voués à l'ignorance dans les profondeurs terrestres de la matière. On retrouve ce clivage symbolique dans la vision simpliste, et néanmoins enracinée dans le public, de chirurgiens démiurges, maîtres d'une technique qui modèle les corps à leur fantaisie, et de patients désemparés, esclaves d'une apparence qu'ils ne peuvent supporter.

Cette opposition du monde des idées et du monde des apparences n'est pas plus vraisemblable pour la philosophie que pour l'existence. Il est vrai que, dans un premier temps, Platon fait du corps le négatif de l'âme puisqu'il la trouble, du fait de ses désirs incessants, et l'empêche de se consacrer à la recherche de la vérité. La sagesse consisterait alors à se détacher du corps – Montaigne s'en souviendra en écrivant que « philosopher, c'est apprendre à mourir[11] » – pour permettre à l'âme, allégée, de se livrer à la connaissance des choses elles-mêmes. Le *Phédon* soulignera cette conduite de fuite hors du monde dès que l'âme est déliée par la mort de ses liens corporels en partant vers « là-bas ». Cette échappée métaphysique retentira encore chez Rimbaud : « La vraie vie est ailleurs ! »

En réalité, ce que Platon reproche au corps, ce n'est pas sa matérialité, comme le montre la dialectique de l'amour des beaux corps du *Banquet*. C'est l'intensité des plaisirs et des peines, en raison de la violence des désirs humains, qui enchaîne tellement l'âme à son corps que son moindre défaut se répercute dans l'âme. Platon met en évidence le retentissement psychologique des troubles corporels qui sont liés aux apparences. Il en résulte que le corps n'est pas coupable des maux de l'individu ; il est plutôt le lieu de son enfermement dans sa propre prison dès que l'âme, car c'est d'elle qu'il s'agit, se laisse prendre aux pièges du désir. Les exigences incontrôlables de celui-ci, qui n'est jamais rassasié, ce que redécouvrira Freud avec le dynamisme des pulsions, commandent aussi bien l'instinct de vie, *Éros*, que l'instinct de mort, *Thanatos*. On comprend que Socrate puisse affirmer que notre « corps », voué à la mort même dans l'achèvement de ses désirs, est un « tombeau[12] ». L'expression platonicienne, empruntée à une tradition antique, permet un jeu de mots troublant. « Corps » se dit en effet en grec, et le terme est passé dans la langue médicale, *sôma* ; « tombeau » se dit pour sa part *sêma*. Lorsque Socrate déclare que « notre corps est un tombeau », il ne joue pas seulement sur l'allitération *sôma/sêma*, à la voyelle près, mais sur le double sens du terme *sêma* qui signifie le « tombeau », mais aussi le « signe », dans la mesure où tout tombeau est un signe de mort.

Le corps, dans ses manifestations contrastées de la naissance au trépas, est à la fois un signe de vie, quand il respire et se met en mouvement, et un signe de mort, quand il rend son dernier souffle et s'immobilise en un cadavre. Qu'il soit « signe » implique qu'il *signifie* aux yeux des autres par son attitude et son comportement, par exemple son sourire, son regard, son écoute, sa caresse ou sa danse. Le corps montre par là, en mobilisant une intention, que la personne transmet un message à ceux auxquels elle s'adresse. Le signe est bien ici une pure apparence puisqu'il se donne dans le seul acte d'apparaître. Et cet acte est immédiat : dès que j'ouvre les yeux sur le monde, des choses m'apparaissent et se donnent à moi comme telles, sans que je puisse rien y changer. Je ne sais pas encore si elles *sont* là où je les vois, donc s'il y a bien des choses réelles qui s'offrent à mon regard dans le lieu qui est le leur ; mais je ne peux nier qu'elles m'*apparaissent* là. Telle est la magie, et même la *lanterne magique*, de ces apparences suscitées par notre désir.

L'exemple privilégié du cinéma permet d'éclairer la nature étrange de l'apparence dans la chirurgie esthétique. Dès le début de la projection, les spectateurs voient apparaître sur l'écran, un écran qui est vite oublié au profit de l'action qui s'y déroule, un ensemble d'images qui se succèdent pour former une intrigue avec des personnages, des paysages et des villes. Ils peuvent prendre des formes réelles, en reproduisant l'aspect des corps, ou imaginaires, comme dans les dessins animés. Mais, dans tous les cas, les images qui s'agitent sur l'écran et qui se succèdent dans un ordre imprévisible sont des jeux de lumières et d'ombres réels. Nous ne pouvons pas plus nier leur présence que celle de la salle ou celle des spectateurs. Mais quel est leur statut ontologique, autrement dit, *que sont-ils ?* Nous ne nous demandons pourtant pas, sauf quand le film est médiocre et que notre attention se relâche, si le déroulement de l'intrigue est réel ou fictif. Non seulement, quand nous sommes « pris » par l'action, nous sommes dupes d'un flux d'apparences qui suscite en nous une succession d'émotions, mais encore nous ne mettons pas en cause leur présence du fait du réalisme cinématographique. Les images deviennent comme par magie leur réalité et leur justification en raison, d'une part, de leur activité qui se déploie sur l'écran, et, d'autre part, de la passivité des spectateurs soumis à leur présence fictive.

Dans son ouvrage *La Projection du monde*, le philosophe américain Stanley Cavell a décrit ce phénomène paradoxal de l'apparence cinématographique. Il peut nous aider à comprendre la dialectique de l'apparence et de l'être dans la demande de chirurgie esthétique. Pour Cavell, le cinéma n'est pas un enregistrement de la réalité, mais une « projection », *view*, au cours de laquelle les objets filmés participent à leur propre recréation. À chaque projection d'un film, en effet, les apparences qui se succèdent sur l'écran sont autoréférentielles et réfléchissent, comme en miroir, leur origine physique. « Leur présence renvoie à leur absence », ou encore à « leur situation dans un autre lieu », c'est-à-dire au lieu du tournage[13]. Tel est le paradoxe du cinéma, à ce titre unique parmi les autres arts : la *présence* excessive du monde, qui est immédiatement donné à notre regard, s'inscrit sur le fond d'une *absence*. La caméra décèle le monde à partir d'une dissimulation initiale qui nous échappe et qui est la prise de vue telle qu'elle a été enregistrée. Nous voyons indubitablement sur l'écran les *apparences* d'êtres et de choses qui ne *sont* pas présents puisque le tournage du film a été fait avant la projection dans un lieu différent de la salle de spectacle. Mais, de façon aussi paradoxale, les spectateurs ne sont pas présents aux choses qu'ils voient puisqu'elles se déroulent sans eux. L'étrangeté ontologique du cinéma tient à cette double absence, ou à ce double retrait, dans lequel s'instaure l'apparence du réel.

Lorsque je visionne un film, la réalité qu'il met en image est présente à ma conscience – Rita Hayworth enlève les gants noirs de Gilda devant moi, en ce moment précis –, mais en retour je ne suis pas présent à cette réalité. Je ne me trouve pas dans le cabaret sud-américain où Gilda chante, ni dans le studio d'Hollywood où la Columbia a tourné le film. On peut mettre en évidence cette asymétrie des acteurs et du public en revenant à l'expérience du théâtre. Le public d'une pièce est un ensemble de personnes réelles devant qui les acteurs sont présents, mais ce public n'est pas présent aux personnages et aux situations de la pièce. Le cinéma creuse encore davantage cette solitude du spectateur dans la salle obscure : il permet ainsi au public d'« être absent mécaniquement », remarque Cavell, puisque le cinéma est, sur le plan matériel, une « succession de projections automatiques du monde »[14]. Mais cette projection du monde, qui est réalisée par un appareillage technique complexe, est en définitive une projection du désir des spectateurs qui cherchent à voir ces apparences pour le seul plaisir de goûter ces apparences.

Si l'apparence cinématographique reproduit la vie elle-même, au point que les acteurs, les metteurs en scène, les producteurs, les critiques ou les cinéphiles, identifient leur vie au cinéma, on peut dire parallèlement que la vie elle-même tend à reproduire l'apparence cinématographique. C'est le *désir* des uns et des autres qui fait le lien entre l'apparence et la vie, et tout désir suscite, dans le monde réel ou dans le monde imaginaire, un conflit d'apparences. Ainsi, dans le domaine de la chirurgie esthétique, les patientes qui souhaitent modifier les traits de leur visage ou l'aspect de leur silhouette sont inspirées par un désir analogue à celui que révèle le cinématographe. Elles n'essaient pas de ressembler à une aussi belle femme que Julia Roberts, mais à changer une apparence pour une autre comme la petite prostituée de Beverly Hills se transforme, par la magie de *Pretty Woman*, en une femme racée, ou comme la marchande de fleurs que jouait Audrey Hepburn se métamorphose, par la magie de *My Fair Lady*, en élégante aristocrate. Leur apparence actuelle devra laisser la place à une nouvelle apparence de telle sorte que, comme dans le paradoxe cinématographique de Cavell, leurs présences diverses se détachent sur un fond d'absence : celui d'un être qu'aucune apparence ne dévoile.

L'être

L'écran du cinéma n'est pas un cadre neutre borné par ses limites spatiales ; c'est plutôt un moule actif qui s'interpose entre un monde apparent et un spectateur en retrait qui, de ce fait, devient invisible. Il en est de même du corps humain : ce n'est pas un simple cadre où s'inscrivent les comportements de l'individu. C'est un écran qui donne à voir les apparences, ces obscurs *objets* du désir, à la condition que le *sujet* cache une réalité invisible : son être. Le corps est ainsi une succession d'apparences, écrin aussi bien qu'écran, puisqu'il protège cette instance cachée aux yeux des autres et de moi-même qu'est *mon être*. Et c'est bien cet être, c'est-à-dire ce que *je suis*, qui désire et produit ces apparences visibles alors que lui-même demeure invisible. Dès que le désir entre en jeu, la réalité prend la forme mythique de l'imaginaire. Lorsque Stanley Cavell écrit que « le mode dramatique du cinéma est le mode mythologique[15] », il révèle en même temps le mode dramatique de l'existence. Ce que le cinéma possède en commun avec le mythe, mais aussi avec la vie, c'est le désir d'appréhender ce qui se trouve derrière les apparences et de lever le masque pour découvrir le vrai visage des choses. Le cinéma est la manifestation la plus achevée du désir présent chez les êtres humains de vivre dans un monde parfait comme ceux des mythes et des contes. Et cette réalisation doit être accomplie par le seul effet du désir, c'est-à-dire, comme l'écrit Cavell de façon décisive, « de manière *magique*, en un mot[16] ».

Le cinématographe, cette écriture d'images qui est une écriture d'apparences, rend aussitôt réel, comme jadis les lanternes magiques des colporteurs ou les baguettes magiques des fées, les désirs humains les plus prodigieux : voler dans les airs, comme dans *Superman*, se transformer en araignée, comme dans *Spider-Man*, insuffler la personnalité d'un homme paralysé dans un autre corps, comme dans *Avatar*, ou transformer un médecin généreux en monstre assoiffé de sang, comme dans *Docteur Jekyll et Mister Hyde*. Le jeu des apparences est ainsi un jeu de métamorphoses qui cache l'être véritable. Telle était déjà la leçon du mythe platonicien de la caverne. Notre condition d'êtres humains est comparable à celle de prisonniers qui, depuis l'enfance, seraient enchaînés dans une caverne. Du monde réel, ils ne verraient que des reflets en perpétuel mouvement sur les parois rocheuses. Platon semble dire que ces images mouvantes sont produites par un feu lointain, caché par un petit mur et allumé par d'autres hommes libres d'aller et de venir. Ils transportent divers objets dont les ombres, sous l'action du feu, sont projetées automatiquement – pensons aux projections automatiques du monde cinématographique – sur le fond de la caverne.

Les prisonniers, dans leur situation passive comparable à celle des spectateurs contemporains, croient que la succession des apparences manifeste l'être des choses sans savoir qu'ils en sont les simulacres. En réalité, ces ombres, que Platon appelle *idoles* et *fantasmes*, ne sont rien d'autre que la projection des désirs des prisonniers qui se soumettent à leur condition passive. Nous ne pouvons échapper à la succession de nos désirs, toujours inassouvis, qui projettent sur l'écran de la caverne, comprenons sur l'écran de notre corps, des fantasmes inconscients qui demandent à être satisfaits. Mais l'être humain ressent en lui un autre appel que celui de ses désirs : celui de sa raison qui veut comprendre ce que *sont* les apparences qu'il perçoit, et ce qu'il *est* lui-même. Est-il une apparence au même titre que les apparences de la caverne ? La caverne, c'est-à-dire le monde, est-elle à son tour une apparence d'apparences ? Y a-t-il une autre réalité que celle des apparences, et qui n'*apparaît* pas à nos yeux tout en réglant en secret le jeu des apparences ? Peut-on sortir de la caverne, et échapper aux ombres obscures, pour découvrir un autre monde, à la surface, qui serait le monde véritable, cette instance ultime qui produit les apparences sans être produite par elles? Sous le masque que je présente, y a-t-il un visage qui ne se confond pas avec lui?

Ce mythe peut paraître étrange, à première vue, mais cette étrangeté, précisément, n'est qu'une apparence. Il n'est pas plus étrange qu'un conte comme *Peau d'âne* qui met en scène une princesse qui, pour échapper au désir de son père, a pris l'apparence d'un animal et le visage d'une servante, mais qui va perdre cette apparence et ce visage pour retrouver son être et sa condition véritables. Que désire d'autre une patiente qui vient consulter un chirurgien esthétique? Elle ne souhaite pas avoir, comme l'héroïne du conte, une robe couleur de temps, une robe couleur de lune ou une robe couleur de soleil, dans une surenchère d'illusions, mais retrouver l'apparence à laquelle elle s'identifie et qui est, pour elle, son être véritable. Elle ne veut plus être perçue, et même jugée, sur une *apparence* qui ne révèle pas aux autres ce qu'elle *est*, mais sur un *être* qui doit se présenter sous sa véritable *apparence*. Le problème, pour le chirurgien comme pour le patient, consiste à résoudre ce conflit d'apparences pour retrouver, pour autant qu'il existe, l'être qui les produit. Car la difficulté psychologique, et non seulement physique, est bien là. Si l'on suppose que ce sont les prisonniers de la caverne, les spectateurs de cinéma ou les patients de chirurgie esthétique qui produisent des apparences dont ils veulent se défaire quand elles ne les satisfont pas, peut-on atteindre, par quelque moyen que ce soit, un être qui serait plus qu'une simple apparence?

Pour Descartes, la révélation essentielle de l'être humain est celle de la pensée: *je pense, donc je suis*. L'être s'identifie, par le seul acte de penser, à la pensée qui est plus certaine encore que le corps car, même si je puis nier, si étrange que soit l'hypothèse, la réalité de mon corps tel qu'il m'apparaît, je ne peux nier celle de ma pensée. En pensant que je n'ai pas de pensée, je pense tout de même. Je serais donc une chose qui pense et rien de plus. Mais je suis aussi, pourrait-on répondre à Descartes, une chose qui désire, et il n'est pas certain que le désir soit identique à la pensée. Peut-être le fond de mon être est-il désir et non raison, comme le soutenait Spinoza avec sa théorie du *conatus*, l'effort de tout être de persévérer dans son être : « Le désir est l'essence même de chacun, c'est-à-dire encore sa nature[17]. » Or le désir est l'origine de toutes les apparences si la raison est l'origine de toutes les vérités. C'est ce que semblent enseigner les mythes, les contes et, plus généralement, le monde de l'imaginaire qui est commandé par un jeu d'apparences et de métamorphoses suscités par le désir.

La métamorphose des dieux et des héros est le trait le plus constant des mythes universels. Ils peuvent changer d'apparence selon leur désir du moment à l'image de Zeus qui, séduit par la beauté d'Europe, prend la forme d'un taureau pour emporter la jeune fille de la rive de Tyr jusqu'en Crète. Tous les changements d'apparence sont possibles dans ce monde de métamorphoses tellement ancré dans notre imaginaire que les modifications de la chirurgie esthétique n'en sont que la déclinaison tardive. L'être humain peut être transformé en animal, comme on le voit dans l'épisode de l'*Odyssée* où la magicienne Circé métamorphose les compagnons d'Ulysse en pourceaux. Ménélas, dans un autre épisode, se bat contre Protée, la divinité marine, qui prend successivement des formes de lion, de dragon, de panthère, de porc géant, d'eau courante et d'arbre, avant de disparaître sous la mer[18]. Plus près de nous, la hantise de la métamorphose humaine en animal est exprimée par les personnages de Ionesco dans *Rhinocéros* qui sont tous pris de « rhinocérite », faute de résister à l'emportement du mal, et surtout par le héros de Kafka, Grégoire Samsa, qui se retrouve un matin transformé en cancrelat tout en conservant son identité[19]. Mais est-il encore lui-même, en son *être* initial, quand il a l'apparence d'une vermine que sa famille ne reconnaît pas ? Son père finalement lui lancera par dégoût une pomme qui, fichée dans la chair de son dos, pourrira et le tuera.

La transformation de l'animal en homme est tout aussi saisissante. Le récit de *La Belle et la Bête*, imité du conte d'Apulée *Amour et Psyché* et rendu célèbre par Mme Leprince de Beaumont, raconte l'histoire d'une fille de marchand, Belle enfant. Elle se sacrifie pour sauver son père qui a offensé un seigneur au visage monstrueux. Ce dernier, la Bête, lui laissera la vie sauve à condition qu'une de ses filles vienne mourir à sa place. Belle vient donc au château pour rencontrer la Bête, prisonnière d'une apparence qui l'empêche de révéler son humanité. « Mais outre que je suis laid », dit-elle à Belle, je n'ai point d'esprit : je sais bien que je ne suis qu'une Bête ! » La leçon du conte pourrait être celle de tout enseignement de chirurgie esthétique. La Bête est si disgraciée par la nature qu'elle croit que, en dépit de son bon cœur, Belle ne pourra jamais l'épouser[20]. Quand le monstre se laisse mourir de faim, la Belle, émue par son amour, accepte de l'épouser pour le sauver. À ce moment, la métamorphose s'opère et la Bête reprend les traits humains d'un Prince à qui une méchante fée avait donné les traits d'un monstre. On retrouve dans ce récit emblématique le jeu de contraste des apparences qui se trouve à deux reprises inversé. La beauté est transformée en laideur une première fois par la cruauté du destin, et la Laideur est retransformée en Beauté par la faveur de l'amour. Transposée à notre époque, le sentiment de Belle pour la Bête prend la forme de la compassion du chirurgien esthétique pour sa patiente. Elle peut redonner à une personne disgraciée le visage qu'elle a perdu ou qu'elle espère et qui révèle son être profond.

Les métamorphoses concernent également, et là nous nous rapprochons davantage du pouvoir de la chirurgie esthétique, la transformation d'un être humain en un autre être humain. C'est là toute la littérature du double ou de l'ombre, depuis le *William Wilson* d'Edgar Poe jusqu'au *Docteur Jekyll et Mister Hyde* de Robert Louis Stevenson ou au *Portrait de Dorian Gray* d'Oscar Wilde. La conversion de l'homme méchant en homme bon ou la perversion de l'homme bon en homme méchant, à partir de leur changement d'apparence physique, possède une dimension éthique plus soutenue que dans les cas précédents. Cette fois, ce n'est plus l'apparence animale qui témoigne de la beauté ou de la laideur de l'âme du personnage, mais son apparence humaine qui renvoie à la bonté ou à la méchanceté de son être.

Dans le film d'Allan Dwan, *Les Passagers de la nuit*[21], le héros, emprisonné pour le meurtre de sa femme, s'évade et subit une opération de chirurgie esthétique pour échapper à la police. Le changement physique est la manifestation de sa conversion morale puisque l'on apprend qu'il est innocent quand il dévoile le véritable coupable. La métamorphose est d'autant plus saisissante que la première partie de l'œuvre est filmée en caméra subjective : le spectateur ne voit pas le visage d'Humphrey Bogart, mais voit tout ce qui se passe à travers ses yeux. La révélation de la vérité est donc parallèle à la révélation du visage du personnage qui dévoile sa véritable identité. Le film de John Woo, *Volte-Face*, est tout aussi saisissant. Un agent du FBI, Sean Archer, capture un terroriste, Castor Troy, qui tombe dans le coma. Archer, grâce à une opération chirurgicale, prend le visage de Troy pour démanteler définitivement le réseau criminel. Mais Troy, sorti du coma, prend à son tour le visage d'Archer par une nouvelle opération chirurgicale pour se venger du policier[22]. Une grande partie des œuvres littéraires, dramatiques et cinématographiques joue sur le changement d'apparence d'un même personnage qui symbolise le changement de son être.

La transformation de l'homme en objet est génératrice de l'angoisse la plus grande puisque la métamorphose change ici de niveau ontologique. La vie humaine ne sombre plus dans l'animalité, une forme de vie qui peut être celle d'un bel animal, mais se confond avec la matérialité. Dans la Bible, la femme de Loth est transformée en statue de sel pour avoir regardé en arrière en quittant Sodome au moment de la destruction de la ville. La mythologie grecque rapporte comment Orion, le plus grand des chasseurs, fut transformé à sa mort en amas d'étoiles par Zeus comme le scorpion qui l'avait mordu fut transformé en étoile par Héra. Quant à Aphrodite, elle avait fait de la statue de Pygmalion, Galatée, une femme véritable que le sculpteur allait aimer ; il s'agissait d'une sublimation, la dureté de l'ivoire immobile devenant la tendresse d'une chair mouvante. Mais si la femme, figée dans l'apparence de son corps, qu'il soit beau ou laid, est transformée par le regard d'autrui en objet, elle perd son identité de femme et la dignité qui s'y attache. On reconnaît ce que Sartre a appelé la *chosification*. Elle consiste, pour l'être humain, à regarder un autre être humain comme une chose, désirable ou non, c'est-à-dire à lui dénier son humanité.

Sartre prend un exemple très particulier sur lequel nous reviendrons : le regard du voyeur qui épie une femme par un trou de serrure en réduisant son corps à un objet de désir. Quelqu'un survient et surprend le voyeur qui a honte de son attitude. Cette fois, c'est lui la chose, et non plus la personne qu'il observait sans qu'elle le sache. Sartre réduit ici les rapports humains aux seuls rapports de chosification : lorsqu'on regarde autrui, pour lui, on ne voit pas son regard, mais ses globes oculaires qui sont des choses sans pouvoir pénétrer dans sa conscience. Je ne ressens le regard d'autrui comme le regard actif d'une conscience, et donc d'un être humain, qu'au moment où ce regard se pose sur moi comme sur n'importe quelle chose, et par là même, me chosifie. Je suis alors regardé comme une chose fixée dans sa choséité, tout comme la personne laide est figée dans sa laideur : « Je suis ceci », « Je suis cela », pour le regard des autres, « Je suis belle », « Je suis laide » à leurs yeux sans que personne ne puisse s'arracher à cette détermination qui fige pour Sartre le sujet en un objet.

Dans quelle mesure cette aliénation commande-t-elle la représentation de l'être humain, et surtout de la femme, dans la publicité, le sport, le spectacle, mais aussi la politique, l'économie et les autres domaines d'activité de l'homme ? Si la recherche d'une belle apparence, *good look*, ou, plus simplement, d'une nouvelle apparence, *new-look*, s'est imposée, non seulement aux critères objectifs de la mode, mais encore à la demande subjective des individus, c'est dans la mesure où l'apparence tend à prendre le pas sur l'être. Celui-ci risque de s'évanouir au profit d'un « apparaître » qui ne renvoie à rien d'autre qu'à lui-même. L'apparence apparaît, puis disparaît pour laisser la place à une nouvelle apparence, sans qu'un être demeure présent sous cette suite d'apparences. On le constate avec les changements incessants de la mode, où l'on brûle aujourd'hui ce que l'on adorait hier, en *fashion-victim*, pour permettre aux nouvelles apparences qui se précipitent de se substituer aux anciennes. Nous observons cette succession d'apparences qui construit notre être : le corps tel qu'il m'apparaît, l'image du corps telle que je la construis, l'image idéale de soi telle que je la fantasme et l'*imago* telle que je la désire. L'exemple d'Orlan est particulièrement significatif de cet « art charnel ». En 1993, l'artiste plasticienne demande au Dr Marjorie Cramer, une chirurgienne new-yorkaise, de transformer son visage par une série d'implants dans les tempes : « Le corps devient un *ready-made modifié* car il n'est plus ce *ready-made idéal* qu'il suffit de signer[23]. » L'opération, baptisée *Omniprésence*, récuse les règles médicales de la chirurgie esthétique et annule les normes habituelles de la beauté. Elle sera diffusée en direct de la clinique à la galerie Sandra Gering de New York, au centre Georges-Pompidou de Paris et au centre Mac-Luhan de Toronto. De défiguration en refiguration, le masque des apparences semble avoir triomphé de la pérennité du visage.

Il reste que le principe même de la métamorphose, qu'elle soit naturelle – la *larve* sort de l'œuf et devient *chenille* qui se transforme en *chrysalide* avant que celle-ci libère le *papillon* – ou culturelle – les transformations d'un être humain dans l'ordre physique et moral – suppose qu'une réalité permanente subsiste sous les changements qui adviennent à *quelqu'un* ou à *quelque chose*. Quand un insecte passe d'une forme à une autre, en présentant une succession déterminée de phénomènes anatomiques et physiologiques, il reste bien *le même* insecte, disons un papillon pour prendre sa forme finale, et non un autre insecte ou un autre animal, par exemple la grenouille qui connaît également une série de métamorphoses. Les mythes, avec Zeus qui devient taureau mais qui redevient Zeus après son union avec Europe, et les contes, avec le prince qui devient crapaud avant de retrouver sa forme de Prince grâce à une princesse, n'enseignent qu'une chose : la continuité et la permanence des êtres qui subissent ces métamorphoses. S'il peut y avoir des transformations physiques dans le monde, et ainsi une succession réglée d'apparences, c'est sur le fond d'une croyance en la continuité des formes imaginaires et des procédés magiques pour le mythe, et d'une conviction parallèle en la stabilité des lois naturelles et des procédés expérimentaux pour la raison.

Telle est la conclusion à laquelle aboutissent les mythes, les contes, la littérature, le cinéma ainsi que la philosophie : pour qu'une apparence apparaisse et disparaisse avant de laisser la place à une nouvelle apparence, il faut qu'un substrat reste présent sous l'apparence elle-même. Autrement dit, toute apparence est apparence *de quelque chose*, en ce qui concerne le monde, et *de quelqu'un*, en ce qui concerne l'homme. C'est ce qu'enseignent, à l'origine de la philosophie, le mythe de la caverne et, à notre époque, l'art du cinéma. Si les apparences ne naissent pas du néant, mais sont la projection soit d'un mécanisme objectif, soit d'un désir subjectif, elles proviennent de ce qui se tient sous les apparences et ne se confond pas avec elles. La philosophie l'appelle l'*être* pour désigner par là simplement ce qui *est* caché derrière les apparences. L'être d'une chose – la nature ultime de la matière que nous ne connaissons pas encore – et l'être d'un homme – la nature ultime de son esprit que personne n'atteint – renvoient à la présence continue qui soutient la présence discontinue des apparences.

Lorsqu'un patient demande à un chirurgien esthétique de modifier son apparence, en agissant sur son visage ou sur son corps, il essaie de concilier deux domaines qui sont distincts. L'*être*, nous l'avons vu avec l'exemple du cinéma où l'origine de la projection relève de l'invisible, c'est-à-dire du désir du spectateur d'assister en cachette à une intrigue dont il est exclu, ne se présente jamais dans la réalité qui est formée d'un flux d'apparences. L'homme n'échappe pas à cette règle : « lorsque l'enfant paraît », il n'est qu'une apparence fragile d'être humain ; lorsque l'adolescent paraît, il fait disparaître l'enfant en lui ; lorsque l'adulte paraît, c'est l'adolescent qui disparaît, et il en est ainsi jusqu'à la vieillesse et la mort en un jeu continu d'apparences qui, insensiblement, se succèdent les unes aux autres. Comme le masque du comédien ou la mise en scène de la pièce, les apparences ont la double fonction de révéler ce qui doit apparaître aux yeux des spectateurs, et de dissimuler ce qui permet aux apparences d'apparaître.

L'être est comme l'endroit du décor, là où l'apparence est son envers, comme le laisse entendre Camus dans *L'Envers et l'endroit*.

Il est à sa fenêtre, une froide après-midi de janvier : le jardin lui apparaît de l'autre côté, avec ses feuillages où coule une lumière tamisée. Tout n'est alors qu'apparences paisibles et heureuses ; mais de cette joie qui inonde le monde, le narrateur ne perçoit que « des ombres de ramures qui jouent sur mes rideaux blancs ». Il a beau tenter de pénétrer ce de quoi le monde est fait, et, à travers le monde, ce de quoi l'homme est fait, ce qu'il nomme le « secret du monde », il ne rencontre, face à lui, que l'« envers du monde[24] ». La chirurgie esthétique redécouvre la même leçon : face à sa patiente, le médecin ne voit que l'envers de son visage, celui que la patiente ne supporte plus sans savoir celui qu'elle pressent au fond d'elle et qui assurera son identité. Toute la difficulté de la rencontre, de chaque côté du miroir, comme chez Camus, de chaque côté de la fenêtre, tient à la reconnaissance de l'endroit du visage, celui qui dit l'être de la personne.

CHAPITRE VII

Quel est le sens
de la chirurgie esthétique ?

On peut distinguer plusieurs phénomènes caractéristiques pour définir les Temps modernes. Le silence des anciens commandements religieux, l'apparition d'une science toute-puissante avec ses prolongements techniques, l'avènement de la démocratie et le développement de l'individualisme, la mondialisation de la communication et de l'économie en sont les caractères les plus saillants. Les philosophes et les sociologues ont longuement étudié ces innovations qui ont été autant de ruptures avec les sociétés traditionnelles. En ce qui concerne l'image de l'homme et de la femme, dans l'art et dans les théories esthétiques, la modernité est marquée par l'épuisement de la conception transcendante de la beauté. L'aspect éternel de l'harmonie du corps, sublimé par la sculpture et la peinture, s'efface au profit de ses aspects passagers qui veulent être appréciés pour eux-mêmes. Ce n'est pas un hasard si *mode* et *modernité* vont ensemble puisqu'ils désignent, d'après le latin *modus*, une même façon d'être ou, plus exactement, de paraître. On pourrait soutenir en ce sens que la modernité est le triomphe des apparences comme le prouve le diktat de la mode dans tous les domaines de la vie quotidienne.

L'apparence de l'être humain s'est soumise à son tour à cette exigence de changement. Puisque je peux changer de vêtement, de comportement, de goût et même d'idée en fonction des tendances du temps et des codes de la société, pourquoi ne pas changer de visage, de poitrine ou de silhouette dès lors qu'ils ne me satisfont plus ? D'autant que la mode me propose, non seulement des modèles de beauté, mais des produits cosmétiques et des interventions chirurgicales susceptibles de me satisfaire. Tous ces phénomènes se sont conjugués dans l'avènement d'une civilisation consumériste et ont contribué à fertiliser l'imaginaire social autour de la chirurgie esthétique. Son pouvoir médical a cristallisé un ensemble diffus d'espoirs venus des mythes et des contes – « Miroir, mon beau miroir, dis-moi qui est la plus belle ? » – et des remèdes miracles – les élixirs de jouvence ou le sérum de Bogomoletz – pour acquérir une beauté qui s'était absentée ou pour rétablir une jeunesse qui s'était enfuie.

Le pouvoir du chirurgien plasticien

L'imaginaire collectif sur les pouvoirs de l'homme a contribué à la construction chimérique de la chirurgie esthétique. Les progrès scientifiques, rendus manifestes aux yeux de tous par leurs applications techniques, ont révélé le potentiel sans mesure de l'intelligence humaine. Les philosophes avaient les premiers insisté sur la perfectibilité de l'homme qui le distingue de l'animal au point de le rendre, selon le mot de Descartes, « maître et possesseur de la nature[1] ». Les écrivains les ont suivis en imaginant les inventions les plus extravagantes qui modifieraient la condition humaine, chez Cyrano de Bergerac qui voyait poétiquement l'homme conquérir les Empires de la Lune et du Soleil, ou chez Jules Verne qui expliquait scientifiquement comment l'humanité s'arrachera à la planète, explorera les océans et pénétrera au centre de la Terre. Au XXe siècle, les auteurs de science-fiction n'ont pas hésité à imaginer l'humanité conquérir l'espace du cosmos, changer à volonté de corps lorsque celui-ci est paralysé[2], découvrir le secret de la vie éternelle et se déplacer dans le temps pour modifier ses épisodes passés[3]. Comment les sociétés modernes, qui ont pris le contrôle du monde matériel, ne croiraient-elles pas qu'elles peuvent aussi assurer, par la médecine, la chirurgie, les neurosciences ou d'autres disciplines, le contrôle du monde humain ? Si la technique réussit à modifier la nature, pourquoi ne l'utiliserait-on pas pour modifier l'homme et, en suspendant le temps, lui donner une illusion d'éternité ?

La demande sociale de chirurgie esthétique s'est fortement développée lorsque l'adhésion moderne à la puissance de la technique a réactivé l'ancien fantasme de la transformation du corps. Ce qui n'était encore que virtuel dans les rêves et les romans, c'est-à-dire la suppression des limitations du corps, est devenu réel quand les progrès de la médecine, de la biologie et de la chirurgie ont permis au désir d'aller au-delà des possibilités du corps. Ray Kurzweil, le théoricien du pouvoir transhumaniste pense ainsi que l'homme pourra dépasser ce qui paraissait indépassable : « Nous aimons vivre, évoluer encore et toujours plus vite et plus loin. Nous voulons devenir l'origine du futur, changer la vie au sens propre et non plus au sens figuré, créer des espèces nouvelles, adopter des clones humains, sélectionner nos gamètes, sculpter notre corps et nos esprits, apprivoiser nos gènes, dévorer des festins transgéniques, faire don de nos cellules souches, voir les infrarouges, écouter les ultrasons, sentir les phéromones, cultiver nos gènes, remplacer nos neurones, faire l'amour dans l'espace[4]. » Comment la chirurgie esthétique échapperait-elle à ce vertige de transformation qui confond le réel et l'imaginaire en un même désir : celui de modifier le corps humain par des améliorations qui repousseraient le plus loin possible son affaiblissement, sa décrépitude et sa mort ?

Le premier enjeu de la chirurgie esthétique fut, nous l'avons indiqué plus haut, un enjeu d'identité collective et non pas individuelle. Aux États-Unis, une terre d'immigration, les différents groupes ethniques ont cherché à transformer physiquement leur corps pour être admis par les habitants du pays d'adoption. Or il ne leur suffisait pas de modifier leur moyen de communication en apprenant une langue nouvelle ; il leur fallait aussi modifier leur aspect physique pour ressembler à ceux avec lesquels ils allaient vivre. Les annales de la chirurgie plastique rapportent qu'en 1887, le chirurgien John Orlando Roe de Rochester (New York) corrigea le nez en trompette d'un immigrant irlandais sans laisser de cicatrice. Ce n'était pas pour des raisons médicales, mais pour des raisons d'ordre social. Les Irlandais, qui émigraient alors en masse de leur pays, voulaient corriger le trait visible de leur origine celte, le nez fort et retroussé, pour être admis dans la caste des Anglo-Saxons[5]. Le chirurgien américain avait alors établi une typologie des cinq formes de nez qu'il distinguait sur ses patients : grec, romain, juif, retroussé, céleste (*sic*), et des cinq traits de caractère qu'ils étaient censés incarner : le raffinement, pour le nez grec ; le courage, pour le nez romain ; le sens du commerce, pour le nez juif ; la faiblesse, pour le nez irlandais ; l'indiscrétion, pour le nez céleste. John Roe affirmait même, en suivant la mode raciale du temps qui se développait aux États-Unis, que les nez retroussés étaient un signe de dégénérescence de la race humaine qu'il fallait corriger.

Les oreilles étaient aussi concernées par ces retouches esthétiques et raciales. Un autre chirurgien américain, Edward Talbot Ely, faisait à New York la correction des oreilles décollées, un autre signe de dégénérescence des Irlandais, décidément peu gâtés par la nature. Il avait opéré en 1881 un petit Irlandais de 12 ans aux oreilles de chauve-souris qui ne supportait plus les moqueries et les humiliations de ses camarades. Curieusement, même si personne ne relie plus ces défauts esthétiques à des caractères raciaux, ce type d'opérations continue d'être pratiqué en Irlande. On y traite peu les rhinoplasties, mais surtout les otoplasties, car, selon la remarque d'un chirurgien de Dublin, « ce qu'on appelle les "oreilles de chauve-souris" en Irlande, ou "oreilles en coupe de club de foot" en Angleterre, est une caractéristique celte[6] ». Il est d'ailleurs de tradition en Angleterre de se moquer des Irlandais dont les oreilles sont *cabbage ears*, « en feuille de chou ». De fait, les otoplasties sont parmi les rares opérations de chirurgie esthétique remboursées par la Sécurité sociale irlandaise.

La question des oreilles et du nez juifs fut plus délicate à traiter socialement celle des oreilles et du nez irlandais. Nous avons déjà indiqué que le chirurgien Jacques Joseph avait été le premier à pratiquer des rhinoplasties sur des nez de type sémite. Lui-même était juif et avait transformé son nom de Jakob Joseph en Jacques Joseph pour s'intégrer dans la population berlinoise. Il souhaitait en conséquence, pour une meilleure intégration des juifs en Allemagne, supprimer les traits raciaux qui donnaient naissance aux stéréotypes racistes. Après sa première opération sur le nez d'un jeune homme perturbé par les remarques sur son nez juif et qui en était venu à se retirer de la vie publique, il justifia en 1898 devant un congrès de médecine son intervention esthétique par des considérations psychologiques et morales, mais à incidente sociale. L'état mélancolique de son patient avait disparu, il recevait maintenant chez lui ses amis et ses connaissances, et il se disait parfaitement satisfait de son nouveau visage[7]. Il va de soi que, en Europe et surtout en Amérique, la stigmatisation du « nez juif », même adoucie en « nez ethnique », perdura au XXe siècle, au point que les juifs intériorisèrent souvent les remarques raciales que l'on faisait à leur détriment et constituèrent le groupe social le plus concerné par la chirurgie esthétique.

En dépit du retour à une ethnicité revendiquée dans nos sociétés depuis une cinquantaine d'années, comme le rappelle le slogan américain *Black is Beautiful*[8], les divers immigrés qui veulent s'intégrer dans leur nouveau pays, parfois à plusieurs générations près, continuent d'adopter le modèle « caucasien » selon l'expression qui désigne les personnes de race blanche. Le pouvoir ethnique de la chirurgie esthétique concerne en conséquence tous les groupes désireux de se rapprocher de ce modèle physique en effaçant les traits ethniques qui les distinguent. C'est ce qui se passe pour les Afro-Américains des États-Unis qui, en se contentant de demandes modestes, se font rectifier un nez négroïde, mais qui, en exigeant du chirurgien de supprimer leur pigmentation et leurs traits raciaux, sombrent dans la caricature comme dans le cas de Michael Jackson, devenu plus blanc qu'un Blanc ! En dépit de la beauté d'acteurs, de mannequins et de sportifs noirs qui est largement exposée dans les médias, le modèle, sinon même le canon, de la beauté masculine et surtout féminine, demeure le modèle caucasien revisité par Hollywood, les cosmétiques et les photographes internationaux.

Contrairement à ce que l'on pourrait croire, une société métissée n'accepte pas spontanément une diversité de modèles physiques, mais impose un canon unique qui synthétise les meilleurs traits des modèles raciaux. Toute société a en effet tendance à imposer à chacun des normes physiques, comportementales et langagières rigoureuses de sorte que sa cohésion est renforcée par l'imitation réciproque de ses membres. Le Brésil en est le meilleur exemple. On sait que ce pays est la terre d'élection de la chirurgie esthétique depuis plus d'un siècle, et que Ivo Pitanguy, pour les uns le « père de la chirurgie esthétique », pour les autres le « Michel-Ange du bistouri », est le chirurgien le plus renommé au monde. C'est le mélange des races noire, blanche, indienne, métissée, qui a conduit les Brésiliens, hommes et femmes confondus, à rechercher un équilibre entre leurs différents traits ethniques en prenant le meilleur de chacun. Mais, ici encore, c'est le modèle caucasien qui s'est imposé car les Brésiliens ont peur d'être trop « noirs » en révélant ainsi une ascendance d'esclaves.

Le modèle blanc, social et économique, impose donc aux Brésiliens de présenter une allure moderne qui utilise les techniques chirurgicales pour se doter d'un corps remodelé. Les réductions mammaires, offertes par leurs familles aux jeunes filles dès la puberté, sont symétriques des augmentations de leurs fesses, *bum bum* dans la langue courante, afin de parader à Ipanema comme la fille du même nom qui « marche comme une algue, portée sur l'aile d'une vague » ! Le plus étonnant, Ivo Pitanguy s'en est félicité en saluant l'effet démocratique de la chirurgie esthétique, est le nombre de personnes des classes défavorisées, voire des classes pauvres, qui réussissent à s'offrir des opérations de chirurgie plastique. Les processus d'imitation qui confortent l'identité d'un peuple prennent ici essentiellement la voie de la transformation physique de sorte que le « type brésilien » est devenu un type humain reconnaissable.

Les opérations de chirurgie esthétique connaissent également un développement important dans les pays orientaux, non pas pour intégrer de futurs émigrants dans un pays où les traits physiques sont différents, mais pour ressembler le plus possible au modèle occidental dominant. Dès la fin du XIXe siècle, les chirurgiens japonais entreprirent d'opérer la paupière unique des femmes. La paupière asiatique n'a pas en effet de pli palpébral à la paupière supérieure à l'inverse de la paupière caucasienne ; ce pli réalise, ainsi, une séparation en une paupière verticale au-dessus du pli et une paupière horizontale en dessous. L'intervention sur la paupière asiatique consiste à créer le pli de la paupière supérieure au-dessus de la ligne des cils, car les Asiatiques considèrent qu'il s'agit d'un défaut qui donne à l'œil un regard sans éclat. Les blépharoplasties se sont multipliées, tant en Chine qu'au Japon, au point que les sociologues parlent d'une mode des « doubles paupières » qui permet aux femmes orientales de se conformer au modèle médiatique imité des femmes occidentales. D'autres opérations du visage, le nez en particulier, mais aussi les augmentations mammaires car dans leur majorité les poitrines asiatiques sont peu importantes, ont permis à l'apparence physique des femmes orientales de ressembler le plus possible à leurs modèles occidentaux. On peut d'ailleurs constater, dans les mangas, à quel point le dessin des personnages, avec leurs grands yeux à la Walt Disney, leur petit nez et leur petite bouche, ne correspond pas vraiment au modèle asiatique. Ce sont des visages occidentalisés et, pourrait-on dire, neutralisés, afin d'assurer à ces bandes dessinées leur plus grande diffusion. Osamu Tezuka, le « dieu du manga » et l'un des créateurs de ce style dans les années 1950, a reconnu d'ailleurs s'être inspiré de *Blanche Neige*, de *Pinocchio* et de *Bambi*.

La Chine, en rejoignant le monde capitaliste après Mao Zedong, a rejoint également le monde de la chirurgie esthétique. L'explosion des opérations plastiques a été à l'échelle gigantesque du pays. On comptait en 2003 1,5 million de salons de beauté qui employaient 11,2 millions de personnes pour prodiguer les soins esthétiques ; leur chiffre d'affaires avait augmenté de 20 % pour se monter à 168 milliards de yuans (15,43 milliards d'euros). Les Chinoises des grandes conurbations comme Pékin et Shanghai se font systématiquement débrider les yeux et modifier l'arête du nez pour éviter, selon l'expression d'un chirurgien chinois, d'avoir un profil « plat comme une galette de riz ». La soif de transformation des jeunes femmes est telle que, sur le site Internet de *Chine Informations*, on apprend que le 18 décembre 2004, le premier concours de Miss Chirurgie esthétique a été organisé à Pékin. Il était ouvert aux femmes de tous les pays à condition de fournir une preuve de « non-authenticité » de sa beauté signée par un chirurgien en plasturgie.

La lauréate, Mlle Feng Xian, s'est déclarée fière de sa beauté artificielle due à un débridage d'yeux, des injections de Botox® et des liposuccions, et s'est préparée à devenir chirurgien esthétique. Dans le même concours, Mme Liu Yulan, 62 ans, qualifiée de « plus belle rose du crépuscule de la province du Hebei, faite de main d'homme », se présenta au public avec un visage sans rides et des yeux débridés. Elle justifia ses opérations en déclarant : « La recherche de la beauté est éternelle. La chirurgie esthétique ne devrait pas n'être réservée qu'aux jeunes. » Quant à Mlle Liu Xiaojing, 22 ans, elle annonça peu avant le concours qu'avant son opération, trois ans auparavant, elle était un homme. Et le transsexuel de conclure : « La beauté est le rêve de tout le monde, pas seulement des femmes mais aussi des hommes. »

Le gouvernement chinois a eu l'idée d'une telle manifestation après qu'une candidate s'était vu refuser l'inscription à un concours de beauté parce qu'elle avait dépensé plus de 110 000 yuans (10 000 euros) en chirurgie faciale. Le *China Daily* rapportait, toujours en 2004, que plus de 20 milliards de yuans étaient dépensés chaque année dans des opérations plastiques destinées à modifier l'apparence des patientes. Mais en même temps, et là nous basculons du côté négatif de la chirurgie plastique, le même journal indiquait que, en dix ans, 200 000 Chinois avaient été défigurés par des interventions faites par du personnel non qualifié. Beaucoup d'hôpitaux sont en effet débordés par une demande qui a été multipliée par dix en quatre ans sous l'influence des normes esthétiques venues d'Occident[9]. On évalue à plus d'un million les personnes qui subissent une opération de chirurgie esthétique chaque année en Chine.

Pour souligner encore le pouvoir social et économique qu'a pris la chirurgie plastique chinoise en changeant l'apparence des femmes, nous citerons l'exemple de Mme Shi Sanba, 55 ans, chirurgienne esthétique de profession. Elle a subi cinquante opérations depuis 1985 pour le nez, les rides, les yeux, les poches autour des yeux, le menton, la poitrine et le ventre. Qualifiée dans les médias de « Michael Jackson chinoise », Mme Shi, qui déclare avoir voulu être belle depuis l'enfance, possède une clinique de chirurgie esthétique à Pékin dotée de 80 médecins et infirmières. Elle justifie le nombre de ses opérations par son désir esthétique, mais aussi par son devoir professionnel. « Depuis que je suis dans ce métier, je dois continuer à essayer les différents nouveaux matériaux pour la chirurgie esthétique afin de pouvoir fournir à mes clients des informations de première main, comme par exemple, ce que je ressens lorsque ces matériaux sont implantés à l'intérieur de mon corps[10]. »

Comme on le constate, le pouvoir réel de la chirurgie esthétique possède une résonance sociologique dans la mesure où il affecte la représentation symbolique, et par conséquent, l'imaginaire des peuples sur l'ensemble de la planète. Issue de la chirurgie réparatrice, pour des raisons fonctionnelles, cette discipline médicale est passée d'un problème d'esthétique individuelle, à la suite du défaut physique de tel ou tel patient, à un problème d'esthétique collective, et finalement de mode internationale. Alimentées par la télévision, le cinéma, la publicité et l'univers d'images qui est aujourd'hui le nôtre, les demandes de correction sont désormais fondées sur les modèles médiatiques qui ont imposé les normes de beauté occidentales sur le plan mondial. Il en résulte que cet imaginaire est responsable de la fuite en avant incontrôlée qui conduit certains chirurgiens à pratiquer des opérations insensées sur leurs patients avec des icônes mondiales comme Michael Jackson ou Orlan. Complices des fantasmes de leurs patients, ils ont cru pouvoir jouer impunément avec la chair d'autrui sans tenir compte des retentissements que ces opérations ont eus sur leur psychisme.

La grande victime en fut la chirurgie esthétique qui a été et reste éclaboussée par ces excès. C'est la raison pour laquelle, jusqu'à la fin des années 1970, cette discipline a été mise au ban de la chirurgie plastique comme une fille rebelle qui refusait les normes professionnelles et éthiques de la discipline mère. Il est utile de rappeler qu'un grand nombre de ces praticiens excessifs ne sont pas des plasticiens confirmés, l'encadrement hospitalo-universitaire canalisant la fonction de chirurgien vers un métier difficile qui oblige à un comportement éthique. Ces folies du bistouri ont été autant d'alarmes pour rappeler la profession au bon sens moral et à l'objectivité médicale. La Société française de chirurgie plastique, reconstructrice et esthétique et la Société française des chirurgiens esthétiques plasticiens ont toujours conseillé à leurs membres une réserve vis-à-vis de la médiatisation et de ses comportements outranciers. Mais redresser une image altérée par une diffusion importante de ces ratés et de ces échecs est malaisé alors que la majorité des plasticiens font leur métier avec passion dans l'intérêt de leurs patients. Il faut faire appel à la science, à la rigueur, à la raison et à un sévère encadrement juridique pour que la chirurgie esthétique trouve ses lettres de noblesse. Cette mutation a commencé dans les années 1970 et a évolué progressivement pour arriver aujourd'hui à maturité dans la plénitude de son exercice. Il a fallu brider les tentatives commerciales de certains praticiens pour apporter une certaine sérénité à leur discipline.

On ne peut plus nier, aujourd'hui, le rôle social de la chirurgie esthétique. Le constat de son exposition médiatique est le reflet de son pouvoir. Est-ce une médiatisation animée par l'imaginaire collectif que nous évoquions précédemment, dans lequel les journalistes s'engouffrent pour rédiger un article à sensation ou pour évoquer sa véritable mission ? Les interrogations du public restent aujourd'hui nombreuses sur la cible de la chirurgie esthétique, sur la sécurité des opérations pratiquées, sur la qualité de ses résultats, et sur les hommes et les femmes qui se consacrent à cette discipline médicale. L'un des objets de notre livre est de montrer que sa mission est plus bénéfique aux patients concernés que ce que l'on veut croire. Balançant entre ces deux images opposées, celle d'une chirurgie vertueuse et celle d'une chirurgie sans morale animée par l'argent et la gloire, son rôle est souvent mal compris ou même dévoyé. En termes économiques, la chirurgie esthétique doit faire sens pour valoriser son rôle social. En termes éthiques, la chirurgie esthétique doit prouver sa dignité. En termes individuels, elle doit remplir sa mission humaine pour assurer ses lettres de respectabilité.

Donner du *sens*, pour des hommes qui sont en position d'autorité comme les médecins, signifie offrir à des patients qui sont en demande à la fois une *direction* à prendre et une *signification* à découvrir. Le sens de la chirurgie esthétique est alors indubitablement d'ordre social. En orientant ses patients vers une image qui les réconciliera avec eux-mêmes et en leur permettant de trouver un équilibre dans leur vie, elle satisfait le besoin de s'accomplir qui couronne le dernier étage de la pyramide de Maslow. C'est là le sommet des aspirations de l'être humain dans son exigence d'épanouissement personnel. Loin de se réduire à la seule amélioration de l'esthétique corporelle, la chirurgie plastique contribue à l'amélioration de la condition humaine en ce sens qu'elle répare ce qui est souvent vécu comme une injustice : elle permet alors de réaliser l'adéquation de l'être et de l'apparence sans aucune culpabilité. Le sens ultime qu'elle propose à ses patients sans rien leur imposer, c'est le sens d'une dignité retrouvée quand une personne peut affronter sans crainte son propre regard. Kant l'a bien montré : alors que la valeur se réduit au prix que peuvent avoir les choses que l'on acquiert, la dignité se mesure au respect que l'on doit avoir pour les autres et pour soi-même. C'est à cette dignité humaine perdue que la chirurgie esthétique doit se confronter dans chacun de ses actes pour pouvoir à son tour la rétablir.

Le devoir du chirurgien plasticien

Pour aider à rétablir la dignité du patient, il est nécessaire au chirurgien d'être fidèle à une éthique médicale qui ne se limite pas à la seule déontologie professionnelle. Les échecs très médiatisés de certaines opérations de chirurgie plastique ont souvent terni ou, du moins, occulté l'image du chirurgien plasticien. Le grand public en est venu à oublier que ce praticien est d'abord un médecin qui a suivi un long parcours. L'obtention de cette spécialité médicale qu'est la chirurgie plastique, qu'elle soit réparatrice ou esthétique, n'est pas aisée. Nous rappelions plus haut que la formation du chirurgien plasticien est l'une des plus longues des cursus universitaires et l'une des plus ardues, car elle nécessite un investissement intellectuel et une pratique clinique de tous les jours. Cette formation débute dans un premier temps par des études scientifiques dans les facultés de médecine qui sont sanctionnées, en dehors des examens réguliers, par deux concours majeurs : le concours de première année et le concours de l'internat. Ce dernier ouvre la voie de la formation chirurgicale du futur diplômé qui possède désormais le statut d'interne. Il lui aura fallu allier une forte détermination morale à un travail intellectuel intense pour se vouer à un exercice médical qui suscite, précisément par sa difficulté, de véritables vocations chez les étudiants.

Ce n'est qu'après la réussite au concours, à la fin de la sixième année de médecine, que la formation hospitalière commence véritablement. Cet apprentissage clinique à la chirurgie est analogue à un compagnonnage au cours duquel l'interne apprend son métier au contact du malade, sous le regard bienveillant de son chef de service. Du fait de son autorité scientifique et morale, ce dernier est souvent considéré comme le maître à soigner des internes des hôpitaux. Il s'agit d'un enseignement hiérarchique par cooptation accompagné d'un enseignement théorique. Du fait des nécessités opératoires qui ne souffrent pas de délai, l'interne en chirurgie ne compte pas son temps de travail et cumule ses obligations dans son service hospitalier, les gardes nocturnes et de fin de semaine, avec les études théoriques qu'il poursuit.

Le témoignage du Dr Henry Delmar est représentatif de celui de tous les chirurgiens plasticiens. « Je me souviens avoir commencé mon travail dans le service de chirurgie de l'hôpital de La Timone, à Marseille, un vendredi matin, avant de continuer sans interruption avec la garde du week-end, du vendredi soir au lundi matin, au service des urgences. Durant ces périodes, mes co-internes et moi-même n'avons pu dormir plus de deux heures quotidiennement : nous avons opéré sans cesse trois jours durant, tant le nombre de patients en urgence était important. Et nous avons repris notre travail habituel dans le service de chirurgie le lundi matin. Le lundi soir, j'étais exténué, mais heureux d'avoir participé à une mission de santé publique. Cette période d'apprentissage du métier de chirurgien, à l'époque de l'internat, est un moment extraordinaire dans la vie d'un spécialiste animé par la passion du métier, la puissance de soigner et la découverte d'un monde nouveau. »

Tous les six mois, les internes changent de service de chirurgie et, à chaque reprise, font la rencontre d'un patron différent, un chef de service qui transmet à ses étudiants son savoir, mais aussi le respect du patient. Les centres hospitalo-universitaires français, en tant que lieux de rencontres de la recherche scientifique et des actes thérapeutiques, sont certainement les lieux où l'on forge le mieux l'éthique du médecin. Le modelage du chirurgien en herbe est alors progressif. Il se fait au contact de personnes animées de la même passion qui contribuent à la formation d'un spécialiste en médecine générale, puis en chirurgie de haute volée, mais qui est également un homme d'une grande exigence morale. C'est un tel modelage qui explique le petit nombre de chirurgiens plasticiens, anciens internes des hôpitaux, impliqués dans des affaires juridico-médiatiques qui mettent en scène des médecins dont le souci moral est douteux.

L'aventure hospitalière terminée, le chirurgien plastique et esthétique peut s'installer en secteur libéral. Il est alors tenu par un code éthique qui dicte le comportement professionnel de tous les médecins. L'ordre des médecins est, comme on sait, un organisme professionnel et juridictionnel de régulation de la profession médicale. Créé en 1940, sur une ancienne proposition de Paul Bourget[11], puis institué à nouveau en 1945, il est composé de praticiens élus par leurs pairs qui veillent au respect des règles déontologiques : « Le praticien doit honorer le contrat moral qui le lie à un patient, répondre en conscience à une confiance et accomplir un devoir qui lui est propre. La société lui a confié un rôle privilégié : donner des soins aux malades, mais aussi, être le défenseur de leurs droits, de l'enfant dès sa conception, du vieillard, du mourant, du handicapé et de l'exclu des soins ; lutter contre les sévices quels qu'ils soient et quelles que soient les circonstances. Il doit être un acteur vigilant et engagé dans la politique de santé publique, qu'il s'agisse de la prévention, de l'épidémiologie ou de l'éducation de la santé. Toutefois, le médecin doit se garder, dans cette action de santé publique, des effets pervers d'une prévention collective autoritaire[12]. »

Le Code de déontologie s'applique à l'ensemble des médecins, quelle que soit leur spécialité. Ainsi, il leur est interdit de faire du commerce et de recourir à la publicité à la différence des pays anglo-saxons et de nombreux pays européens. En effet, surtout en chirurgie esthétique où l'acte opératoire n'est pas indispensable, il faut se garder d'influencer le patient dans sa prise de décision. Le rôle du chirurgien est d'abord celui d'un médecin qui conseille la personne venue le consulter en son âme et conscience. Cette conduite s'impose d'elle-même quand la relation entre le médecin et son patient est intense et réelle. La relation humaine se situe à un niveau où l'intérêt du patient est au premier plan. Le praticien proposera alors ce qui est pour lui une évidence sans détourner son attention de ce qu'il faut réaliser dans l'intérêt du patient. Cette atmosphère de confiance se doit de continuer après l'intervention chirurgicale jusqu'à la fin de la cicatrisation, car, si l'acte chirurgical s'arrête dans les jours qui suivent l'opération, ses effets durent plus longtemps pour la personne opérée. Il ne faut pas laisser naître chez elle un sentiment d'abandon qui pourrait lui être préjudiciable.

Pour approcher davantage le sens de la chirurgie esthétique, on pourrait dire que, si le praticien est impliqué dans la qualité du résultat opératoire, il l'est aussi dans le sentiment qu'éprouve le patient au décours de son intervention. On doit alors se demander dans quelle mesure un acte de chirurgie esthétique peut réussir la reconstruction identitaire d'une personne à travers l'acquisition de son *imago*. Les raisons en sont nombreuses et tiennent à l'acte chirurgical lui-même, au pouvoir du chirurgien de modifier l'apparence des patients, à la relation empathique qui s'instaure entre eux, et surtout au plaisir du service, et même du bienfait rendu. Cette mission profondément humaine donne tout son relief à ce magnifique métier. Pour le dire autrement, il est inconcevable pour un chirurgien plasticien de réaliser un acte opératoire sans avoir tenu compte du souhait de son patient, évalué son désir, éprouvé son histoire, bref sans avoir créé avec lui une véritable relation humaine.

C'est la raison pour laquelle les chirurgiens plasticiens français condamnent le tourisme médical *low cost* dont l'offre est florissante sur Internet. Il suffit de lancer un moteur de recherche informatique comme Google pour obtenir des dizaines d'adresses de cliniques ou d'officines en Europe, en Afrique du Nord et dans le monde entier. Sans même soulever la question de la compétence des médecins et de la qualité des services proposés dans certains pays, on doit dénoncer dans ces affaires commerciales l'absence de vraie relation médicale avec le patient, ni avant ni après une intervention chirurgicale, et le manque d'investissement de la part du praticien. Revenu dans son pays d'origine, le patient n'aura plus de nouvelles du médecin qui l'a opéré, et il n'aura droit à aucun contrôle de la qualité du résultat de l'acte opératoire. Or la responsabilité du chirurgien concerne l'accompagnement et la vérification des suites opératoires à court terme (une à deux semaines), à moyen terme (un à deux mois) et à long terme (six mois à un an).

Le praticien doit vérifier les conséquences esthétiques de son opération, car un acte chirurgical identique n'a pas le même effet sur des patients différents d'autant que la cicatrisation va modeler le résultat final. Une cicatrisation est d'autant plus active que l'acte a été agressif, que la réaction inflammatoire est potentiellement élevée ou que l'humeur du patient est dépressive. Or comment maîtriser ce phénomène aléatoire si ce n'est par un contrôle régulier, attentif et vigilant de la part du chirurgien ? Rien de cela n'est réalisé quand une société commerciale propose aux amateurs un séjour d'une semaine dans un hôtel de rêve pour l'implantation de prothèses mammaires au tarif de 2 500 euros, voyage compris. Mais, en dehors de l'acte chirurgical brut, rien n'est prévu : aucune visite préopératoire, aucune évaluation de la personnalité du patient, aucun moyen de réfuter une mauvaise indication, aucun contrôle au-delà de la semaine de séjour, aucune implication du chirurgien dans le résultat, aucune appréciation du rendu esthétique de l'acte, et aucune reconnaissance de la satisfaction du patient. Les chirurgiens esthétiques français reçoivent régulièrement des patients désemparés après des opérations douteuses à l'étranger. Les complications qui s'ensuivent exigent une prise en charge médicale alors que les personnes opérées n'ont plus d'interlocuteur pour assumer sa responsabilité. Quant à l'argument financier que la publicité fait miroiter, rappelons qu'il existe en France des établissements hospitaliers reconnus où opèrent des chirurgiens diplômés qui possèdent une assurance en responsabilité professionnelle. Ils offrent une qualité opératoire plus sûre que les cabinets étrangers à un prix équivalent, mais, il est vrai, sans les services touristiques de l'avion et de l'hôtel.

Le métier de chirurgien plasticien nécessite un apprentissage continu car la maîtrise de la chirurgie se conquiert à travers un exercice régulier modelé par le constat des complications et des effets secondaires. Ce modelage permet d'anticiper les erreurs, d'éliminer les mauvaises indications et les analyses erronées, et de refuser les demandes déraisonnables du patient et surtout en évitant d'accomplir ce que le médecin ne ressent pas comme une évidence thérapeutique. La remise en question du chirurgien est à l'image du maître japonais qui répète inlassablement les mêmes gestes de sa discipline pour essayer d'obtenir la perfection. L'échange entre collègues sur les connaissances théoriques et les procédés pratiques est permanent et constructif, chaque chirurgien apportant aux autres une nouvelle approche de tel ou tel acte ou une petite astuce. En outre, les concepts scientifiques aussi bien que les techniques opératoires, les instruments chirurgicaux ou les produits cosmétiques, évoluent sans cesse. Ainsi, les chirurgiens se trouvent dans la position d'éternels étudiants dont la soif de connaissances permettra d'améliorer la pratique et de progresser dans la relation clinique avec leurs patients.

Si nous envisageons le sens que présente la chirurgie esthétique, sous l'angle médical comme sous l'angle éthique, afin d'éviter les excès qu'elle ne doit pas commettre et de justifier les actes qu'elle peut réaliser, nous devons nous demander quelles en sont les limites. Elles nous paraissent de quatre ordres : technique, esthétique, psychologique et éthique. Si la première limite est imposée par la nature, les trois dernières dépendent de la culture de la société, de la demande des patients et, bien évidemment, de la personnalité des chirurgiens.

LE RESPECT DES LIMITES TECHNIQUES

La limite technique est donnée globalement par le squelette de l'individu, les muscles de la silhouette et par les tissus du visage. Nous nous heurtons ici à une série d'impossibilités. Pour le corps, si on peut faire grandir les personnes atteintes de nanisme par une extension du membre inférieur (fémur ou tibia), intervention qui est de ressort de la chirurgie orthopédique, on ne peut raisonnablement proposer ce traitement à tout le monde car c'est une chirurgie longue, d'au moins une année, de morbidité importante. On ne peut pas modifier les muscles chirurgicalement en dehors de la paroi abdominale. En effet, il est impossible, par exemple, de diminuer la taille des muscles des mollets, mais on peut resserrer la paroi abdominale lors d'une abdominoplastie. Il existe, toutefois, des techniques d'implantation de prothèses (mollets, fesses, pectoraux), mais ces techniques n'ont pas toujours bonne presse et sont réalisées essentiellement au Brésil.

On ne peut faire maigrir un patient par la chirurgie ; si l'on réussit à améliorer ses formes, il est impossible d'enlever un excès pondéral. En effet, une personne obèse possède de la graisse excédentaire dans toutes les parties du corps et dans la cavité abdominale. Or, toutes les graisses ne sont pas accessibles par la liposuccion d'autant que, par souci de sécurité, il n'est pas recommandé d'enlever plus de 7 % du poids du corps en graisse. D'autre part, la nature de la peau restreint les possibilités de la liposuccion sur certaines zones : les fesses, la face interne des cuisses, les bras et le thorax. On ne peut pas non plus transformer la texture ou la qualité de la peau et de la graisse. On pourra toujours, certes, corriger l'apparence d'une silhouette, mais on ne la transformera pas radicalement.

Concernant le visage, les limites de la chirurgie sont à peu près équivalentes. On ne peut pas transformer les tissus : une peau épaisse restera toujours épaisse et une peau fine, toujours fine. On ne peut, bien entendu, rajeunir une personne, en dépit des fantasmes de l'éternelle jeunesse. On ne réussit qu'à lui donner l'impression d'un aspect plus jeune ; mais cette impression aura un retentissement psychologique bénéfique sur le sentiment de jeunesse. On ne peut pas transformer le visage d'une personne en une autre personne. Je peux toujours rêver de ressembler à un acteur comme Brad Pitt, la chirurgie esthétique ne pourra rien pour moi. On peut modifier les rapports osseux du crâne et de la face, mais ces interventions sont réservées à la chirurgie réparatrice et n'apportent rien à la chirurgie esthétique.

LE RESPECT DES LIMITES ESTHÉTIQUES

Il est également possible de modifier les rapports de volume d'un visage, en modelant des pommettes plus prononcées ou en ciselant des lèvres plus charnues. Mais nous touchons ici à la deuxième limite de notre discipline : la limite esthétique. Le choix de telle ou telle modification n'est plus en effet l'affaire d'une décision médicale, mais celle d'une évaluation esthétique entre le beau et le laid, entre le naturel et l'artificiel, entre l'harmonie et le déséquilibre. Il entre dans ces appréciations des valeurs subjectives inhérentes à chaque individu, qu'il soit médecin ou patient. N'oublions pas que, si Dieu a créé l'homme à son image, le chirurgien plasticien, qui n'est ni un dieu ni un démiurge, n'a pas à imposer à ses patients son image, mais à les aider à constituer leur propre *imago*. Son devoir est de conseiller selon sa conception du beau, du naturel et de l'harmonie, tout en essayant de neutraliser son choix personnel.

C'est donc à travers la relation du médecin et du patient, et grâce à des techniques comme la méthode DÉSIRS, que les chirurgiens esthétiques parviennent à donner une pertinence à ces évaluations subjectives. Il n'existe pas ici de technique passe-partout, mais une combinaison de techniques qui s'adaptent au plus près de la personnalité de la personne traitée. C'est ainsi que le médecin pourra convaincre une patiente qu'il vaut mieux quelques rides aux lèvres plutôt que des lèvres soufflées, ou que des pommettes saillantes à l'âge de 60 ans ne sont pas forcément belles, et sûrement ni naturelles ni harmonieuses. Chaque visage de femme et d'homme a ses propres courbes de lecture que le chirurgien doit respecter. Une poitrine trop généreuse chez une patiente maigre ne crée pas un corps sexuellement attractif. Il faut se convaincre, là aussi, que la régularité des courbes attire plus le regard que l'excentricité des formes.

LE RESPECT DES LIMITES PSYCHOLOGIQUES

En troisième lieu, il ne faut pas perdre de vue les limites psychologiques des patients confrontés à une possible opération de chirurgie esthétique. Nous suivrons ici la typologie proposée par l'American Society for Æsthetic Plastic Surgery (ASAPS)[13] qui distingue plusieurs sortes de patients, et d'abord ceux qui sont en crise existentielle. Dans les périodes de fortes tensions psychologiques, ce qui est le cas d'un divorce conflictuel, de la mort d'un conjoint ou d'un échec professionnel, ils ne réussissent pas à réaliser leurs objectifs personnels. S'il existe des circonstances où la chirurgie neutralise l'épreuve douloureuse subie par le patient, il vaut mieux souvent attendre qu'il la surmonte avant de s'engager dans un acte esthétique. On peut mentionner ensuite les patients aux demandes irréalistes, comme ceux qui veulent à tout prix ressembler à une personnalité connue, ceux qui refusent les séquelles d'un accident ou d'une maladie et qui veulent recouvrer leur santé antérieure, ou ceux qui, à l'image de Gloria Swanson, courent en vain après le fantôme de leur jeunesse[14].

On n'oubliera pas, parmi les catégories de patients les plus réticents, les nomades médicaux qui vont de chirurgien en chirurgien en attendant des consultations qu'elles confortent leurs illusions. Le médecin comprend très vite que leur demande est moins physique que psychologique. C'est ce que l'on constate aussi chez les patients obsédés par un défaut mineur et qui s'imaginent, une fois le défaut supprimé, qu'une nouvelle vie leur apportera le bonheur. Obsédés par la recherche d'un visage ou d'un corps parfaits, ils sont incapables de comprendre qu'aucun résultat chirurgical ne correspondra jamais à leur idéal esthétique. Quant aux patients atteints de maladie mentale, comme les sujets délirants ou paranoïaques, ils ne relèvent pas non plus d'un traitement chirurgical. Les actes médicaux ne sont ici appropriés que s'il est avéré que les comportements de la personne en cause ne sont pas liés à une psychose. Il est nécessaire, dans ce cas, que le chirurgien se tourne vers son collègue psychiatre pour décider de la conduite à tenir.

LE RESPECT DES LIMITES ÉTHIQUES

Quant aux quatrièmes limites, les limites éthiques, elles sont à la fois d'ordre professionnel et d'ordre personnel. L'éthique médicale, selon le dictionnaire classique de Stedman[15], englobe les principes de conduite professionnelle appropriée au sujet des droits et des devoirs des médecins, de leurs relations avec les patients et leurs collègues praticiens, ainsi que les actions des médecins pour le soin des patients et les relations interpersonnelles avec leurs familles. Les normes proposées en France par le Comité consultatif national d'éthique pour les sciences de la vie et de la santé s'inscrivent dans la même perspective humaniste. « Notre conviction, écrit Alain Cordier, rapporteur de la commission Éthique et professions de santé, est que l'éthique n'est pas un regard porté par surcroît sur une pratique de soins qui lui resterait distincte. Elle constitue une ambition d'ensemble, une référence qui englobe toutes les dimensions de la pratique médicale et soignante. Plus l'exercice médical et soignant sera enrichi par la science et la technique, plus il sera soumis au droit, aux contraintes financières, voire au "consumérisme", plus le besoin de réflexion éthique s'affirmera[16]. »

Cette réflexion éthique n'est pas un supplément d'âme ajouté gracieusement à la déontologie professionnelle pour sacrifier à la tradition humaniste qui, depuis Hippocrate, a accompagné la pratique de la médecine. Nous avons déjà souligné à quel point, dans le cas de la chirurgie réparatrice mais aussi de la chirurgie esthétique, les praticiens avaient développé de nouvelles techniques de modifications du visage et du corps, non pas seulement pour des raisons de confort physique, mais pour des raisons de compassion morale envers les sujets en souffrance. L'exemple privilégié d'un pionnier comme Jacques Joseph, qui a été à la chirurgie plastique ce que Claude Bernard a été à la médecine expérimentale, souligne à quel point ce sont des soucis proprement éthiques qui ont présidé aux recherches en chirurgie esthétique, avec les conséquences positives d'une meilleure intégration sociale des personnes opérées.

On a pu dire que la relation médicale était fondée sur la rencontre, non pas d'un praticien et d'un patient, d'un savoir et d'une demande, mais d'une conscience et d'une confiance. L'expérience de la chirurgie esthétique justifie ce lien personnel enraciné dans un appel à l'aide : à la confiance du patient qui accepte librement de confier son corps aux mains d'autrui doit répondre la conscience du praticien qui accède généreusement à une demande douloureuse. Mais il doit toujours reconnaître les limites de son art. L'éthique personnelle accompagne ainsi nécessairement la déontologie professionnelle. En allant au-delà du prérequis de l'obligation médicale, le chirurgien apporte à ses patients plus qu'ils n'en demandent en participant à leur reconstruction identitaire. Si les limites professionnelles sont déterminées par la nature qui ne permet pas au chirurgien de modeler à son gré le corps humain, les limites éthiques qu'il s'impose sont celles de la reconnaissance de la dignité de la personne. Il ne s'agit pas pour lui de réussir une opération sur le plan de la technique chirurgicale, mais de satisfaire la demande d'un patient dont le défaut physique a un retentissement psychologique douloureux. La rénovation du visage que permet l'acte chirurgical dévoile alors, par-delà le jeu équivoque des apparences, la dimension authentique qui est celle de la personne.

La dignité du chirurgien plasticien

Dès lors que l'authenticité de la personne se trouve au centre de la préoccupation du médecin, comment interpréter la démarche commerciale de la chirurgie esthétique ? Elle peut en effet, si elle prend une place centrale dans le métier de chirurgien, dénaturer sa démarche éthique, et par voie de conséquence, attenter à la dignité de sa fonction. Dans une société vouée au double culte de la production et de la consommation, le risque encouru par la commercialisation de la chirurgie esthétique, du fait de sa difficulté et de son coût, concerne aussi bien le médecin que son patient. Pour avoir une clientèle, le premier vendrait du rêve au second en lui proposant des résultats irréalistes et en oubliant sa responsabilité personnelle. Quant au patient, il succomberait aux chimères que la publicité médicale lui offre en jouant sur ses fantasmes de jeunesse et de beauté. Nous vivons en effet dans des sociétés où les biens matériels ont pris le pas sur les biens intellectuels et spirituels. La recherche de produits et de services sans cesse nouveaux, d'autant plus indispensables aux consommateurs qu'ils sont porteurs d'avenir, les conduit à envisager le monde sous l'angle d'un gigantesque marché où tout se vend et s'échange, la santé comme le sexe, les enfants comme les organes. La publicité incite les acheteurs potentiels à vivre dans un univers d'images qui les persuadent que les objets qu'ils désirent seront satisfaits du seul fait qu'ils sont désirés. On convainc les consommateurs en affirmant que tel produit leur est personnellement destiné « parce que vous le valez bien » ! Cette valorisation prétendue de la personne est en réalité le masque de la valorisation du produit dès lors que le sujet ne vaut que par l'objet qu'il désire alors que l'objet ne vaut à son tour que par le sujet qui le désire. Le cercle peu vertueux de la valeur se referme sur lui-même, le sujet étant désormais le miroir de l'objet.

Et ce miroir ne renvoie qu'une image virtuelle qui renforce l'illusion de santé, de beauté ou de jeunesse qui abuse les adeptes du soin cosmétique et de la chirurgie esthétique. Mais la réalité, qui ne se soucie guère de la virtualité, a toujours le dernier mot et ménage des réveils douloureux aux patients qui se sont laissé tromper. Tel est le danger d'une commercialisation excessive, renforcée par une publicité mensongère, qui menace de ternir l'image de la chirurgie esthétique. On constate en effet que le marché de l'esthétique médicale est florissant et en promesse de fort développement avec le vieillissement de la population. L'industrie pharmaceutique, grâce aux ventes de produits biomédicaux comme la toxine botulique et l'acide hyaluronique destinés à combler les rides, se structure en grands groupes internationaux pour renforcer leur présence dans le domaine de l'esthétique médicale. L'interpénétration de la production industrielle et de la pratique chirurgicale, à laquelle la médecine ne saurait échapper, aura des effets bénéfiques si les partenaires parviennent à faire converger leurs intérêts. Aux uns, la production et la commercialisation de produits de grande qualité ; aux autres, l'acquisition et l'utilisation de matériels de haute sécurité.

Mais l'augmentation du nombre de praticiens tels que les chirurgiens plasticiens, les dermatologues, les ophtalmologues, les otorhinolaryngologistes et, de plus en plus, les médecins généralistes, tend à faire baisser le revenu des médecins. On voit déjà apparaître un risque de normalisation économique aux États-Unis et dans d'autres grands pays. Pour diffuser leurs produits, les entreprises spécialisées pourront créer des cliniques de soins médicaux non invasifs et engager des médecins et chirurgiens qui, faute de clientèle suffisante, ne pourront pas refuser. Ces sociétés se développeront grâce à une publicité intense, comme on le voit déjà sur Internet, et exploiteront les médecins salariés qui feront des actes standardisés dépourvus de la relation personnelle entre le médecin et son patient. Le souci éthique ne pèsera pas d'un grand poids en face des nécessités économiques.

Dans un monde voué à la production indéfinie de biens matériels, y a-t-il encore une place pour la démarche compréhensive du médecin ? La commercialisation à outrance de la chirurgie esthétique pose à nos yeux un problème éthique d'autant plus aigu qu'elle intervient dans un domaine médical où il y va de la santé physique et psychique du patient. Et, comme nous l'avons indiqué à plusieurs reprises, ce patient n'est pas un client, un usager ou un objet d'expérimentation, mais une personne dont la caractéristique première est la dignité. C'est la reconnaissance de celle-ci qui révèle en regard au chirurgien plasticien la dignité de son métier. Ce que nous qualifions de « dignité » dans le monde moderne ne se confond pas avec la *dignitas* latine qui caractérisait juridiquement une fonction, un statut ou un titre éminent, par exemple l'honorabilité d'un magistrat ou d'un sénateur. L'enseignement chrétien puis sa diffusion dans l'humanisme de la Renaissance nous ont conduits à en élargir le sens et à reconnaître dans la dignité un principe universel qui définit la condition humaine. Elle est en quelque sorte coextensive à la nature spirituelle de l'homme en tant qu'il n'est pas seulement un corps, à ce titre périssable, mais un esprit qui pense.

Pascal écrivait en ce sens que « l'homme est visiblement fait pour penser ; c'est toute sa dignité et tout son mérite, et tout son devoir est de penser comme il faut ». On pourrait dire, parallèlement, que « le médecin est visiblement fait pour soigner, c'est toute sa dignité et tout son mérite, et tout son devoir est de soigner comme il faut[17] ». Sa dignité morale ne se confond donc pas avec sa *dignitas* médicale, ce qui revient à dire que ce ne sont pas ses titres universitaires, sa fonction hospitalière ou son autorité professionnelle qui définissent à eux seuls la grandeur de son métier. C'est essentiellement son engagement éthique à l'égard des patients dont la demande témoigne d'une affliction. S'il soigne un corps affaibli, et parfois le modifie en adoucissant ou en supprimant ses défauts, c'est parce qu'il considère que ce corps n'est pas seulement une réalité matérielle, mais une chair souffrante qui est la manifestation d'une réalité spirituelle. Le corps altéré, fané ou déformé qui vient le consulter *pense* et c'est bien cette pensée incarnée qui, à travers un corps souffrant, est le support de cette dignité que le médecin doit reconnaître à travers son malaise.

Les penseurs médiévaux entendaient par le terme latin de *dignitas*, qui traduisait le grec *axioma*, un principe de la raison ou un « axiome », auquel l'être humain était soumis. C'est en ce sens que Thomas d'Aquin, dans la tradition d'Aristote, emploie l'expression « axiome ou conception universelle de l'esprit[18] ». L'axiome, ou *dignitas*, n'a pas à être démontré par le raisonnement, car c'est une maxime universelle que chaque homme possède naturellement dans son esprit. C'était déjà pressentir, au confluent de la philosophie grecque et de la religion chrétienne, que la dignité, précisément parce qu'elle est attachée à la pensée, concerne l'ensemble de l'humanité, même ceux qui en semblent exclus par les accidents de la vie. Un individu pourra se trouver diminué par la laideur, la maladie, la vieillesse ou d'autres maux qui l'affligent ; il ne perdra jamais une dignité qui est attachée à sa nature d'homme et que nul ne saurait lui retirer, serait-ce par la force.

C'est ce qu'a établi de façon définitive Kant dans ses réflexions sur la raison pratique, c'est-à-dire l'éthique. Si l'homme peut se réclamer des droits et des devoirs qui proviennent de la dignité de son être, c'est en tant qu'agent moral et non pas en tant qu'il participe à des fonctions économiques, politiques ou sociales. La renommée, la richesse, la beauté ou la santé ne font rien ici à l'affaire, car ce sont des biens qui relèvent de l'hétéronomie de l'homme, et par là, de sa dépendance, et non de son autonomie, et donc de sa liberté. Agir librement, c'est agir en fonction d'une fin que l'on s'est à soi-même donnée : la volonté humaine ne peut ainsi décider d'une action et la réaliser que dans cet espace que Kant nomme le « règne des fins ». Mais, dans ce champ commun que les individus investissent, chacun poursuivant sa propre fin, par exemple, pour le propos présent, le médecin et son patient, tout ce qui existe possède un *prix* ou une *dignité*. La distinction entre les deux ordres n'est pas simplement formelle, elle est vécue par chacun d'entre nous de façon substantielle en séparant rigoureusement le domaine économique et le domaine moral.

Ce qui a un prix, quelle qu'en soit l'importance, peut toujours être remplacé par quelque chose d'équivalent sous forme d'un échange ou d'un achat, peut-être même d'une action. Kant fait ici mention du « prix marchand » qui concerne les objets répondant aux besoins généraux des hommes, comme la nourriture, la maison, les vêtements ou les ustensiles qui nous sont nécessaires. Quant au « prix du sentiment », il concerne les objets répondant aux goûts particuliers des individus et qui leur apporte des satisfactions, comme les spectacles, les jeux ou les arts qui ont, eux aussi, un prix. Mais ce qui révèle que, dans le règne des fins, il existe des êtres supérieurs à tout prix et qui, par conséquent, n'ont pas d'équivalent, c'est la *dignité*. Un être humain n'est pas une chose qui pourrait être échangée contre un autre être humain, à l'image de ce que l'on appelle un « échange standard », car il est unique. Si nous parlons en termes de valeur, bien que ce mot ait une connotation essentiellement économique, nous devrons dire que l'être humain n'a pas une valeur relative, réglée par le marché de l'offre et de la demande, mais une valeur absolue qu'aucun marché ne peut évaluer. La dignité de l'homme ne peut être évaluée parce qu'elle est à la fois singulière, en tant qu'elle est inscrite dans cet individu unique, et universelle, en tant qu'elle est inscrite dans l'humanité tout entière. Pour le dire autrement, et de façon paradoxale, ce qui fait le prix de la dignité, c'est qu'elle n'a pas de prix.

Elle ne se mesure donc pas au règlement du contrat que les hommes établissent entre eux, même si les nécessités de la vie économique les contraignent à passer par des rapports contractuels. En ce sens, il y a bien un contrat entre le médecin et son patient qui est susceptible d'entraîner des actions juridiques en cas de conflit. Mais ce contrat économique qui établit le prix de l'intervention chirurgicale ne peut occulter, ou supprimer, ce qui ne relève même plus, comme on le dit, d'un « contrat moral », mais bien d'une « obligation éthique ». Et cette obligation consiste à faire passer au premier plan la dignité du patient dans sa relation avec le médecin plasticien. Dès lors que la dignité commune des deux parties, parce qu'elle est issue de leur humanité, est reconnue dans son indépendance à l'égard du prix de l'intervention, la relation médicale reprend le dessus et révèle la liberté de la personne. Comme le remarque encore Kant, l'habileté et la réussite dans le travail professionnel – pensons aux techniques efficaces d'un grand chirurgien – ont un prix marchand qui peut être élevé ; l'esprit et l'imagination dans la vie publique – pensons aux interventions d'un artiste renommé – ont un prix de sentiment. Mais la fidélité à un engagement et la bienveillance envers un être humain, dans le cas d'une consultation médicale, possèdent cette valeur absolue qui porte le nom de dignité.

Il en résulte que ce principe inconditionné qu'est la dignité se mesure au respect que l'on doit à tout être humain. Dans le domaine de la médecine, respecter la personne du patient, pour le praticien, c'est respecter sa liberté même si elle est entravée par la maladie, l'imperfection physique ou le trouble psychique qui lui est lié. S'il est vrai que l'éthique ne consiste pas à nous enseigner « comment nous devons nous *rendre* heureux », mais bien « comment nous devons devenir *dignes* du bonheur[19] », la dignité du chirurgien plasticien consiste à rétablir une dignité en souffrance en l'ordonnant à l'unicité de la personne et à son caractère irremplaçable.

CHAPITRE VIII

L'identité de la personne

On a pu juger sévèrement la chirurgie esthétique en raison de son aspect commercial, de l'outrance de certaines opérations médiatisées, ou du phénomène de mode que cette discipline médicale a entraîné. Il reste qu'elle a répondu dès l'origine, et qu'elle répond plus que jamais, à un espoir de réparation de défauts physiques qui sont une cause de malaise pour ceux qui en sont affligés. Les patients en demande de correction esthétique médicale, en chirurgie, en médecine ou en dentisterie, éprouvent dans leur vie quotidienne une insatisfaction de leur apparence qui a des effets néfastes sur la considération qu'ils s'accordent. Cette insatisfaction, parfois une souffrance à la limite de la névrose, entraîne une image de soi dépréciée qui, selon les personnes concernées, se reflète dans le regard que les autres portent sur elles. Rien n'est plus blessant, pour un être humain, que ce désaveu de soi qui, parti d'un défaut physique, se prolonge en un tourment psychique. Et ce tourment est d'autant plus accablant que, devenu aussi permanent que le défaut, mais plus lancinant encore, il interdit au sujet d'avoir confiance en lui-même. L'imperfection de l'apparence a entraîné, par le biais d'une carence d'estime de soi, une véritable déficience de l'être.

L'essence du désir

Qu'un trouble psychologique puisse être la conséquence directe d'une imperfection physique ne surprendra que ceux qui n'ont jamais souffert d'une image déplaisante d'eux-mêmes. Quand le défaut visible, par exemple les oreilles décollées, le nez trop long, la corpulence trop forte, devient le signe d'une difformité qui choque le modèle implicite que chacun se fait de l'être humain, l'attitude de rejet est immédiate. Le regard de l'autre est encore plus impitoyable que le reflet du miroir ; on ne peut pas ruser avec lui, ou détourner les yeux. Dans la personne qui se tient en face de lui, l'autre ne voit plus que le défaut qui a envahi son apparence tout entière. Il va alors la figer dans son identité et, plus encore, dans sa laideur. Non seulement l'enfant qui a des grandes oreilles va être comparé à un âne et susciter les quolibets de ses camarades, mais encore il va être identifié à la laideur en soi. Le défaut physique n'est pas seulement un défaut d'apparence, car l'apparence peut changer alors que le défaut demeure ; il se présente d'emblée comme un défaut de l'être. Celui dont je vois au premier coup d'œil le défaut *est* laid, ce qui est une autre façon de reconnaître qu'il est la *laideur* même. Cette stigmatisation du défaut esthétique, et de son corollaire la laideur, est amplifiée par l'avalanche d'images médiatiques dans les magazines, les télévisions, les publicités ou Internet qui normalisent le beau comme la valeur de référence à respecter.

Et contre la laideur, il n'y a aucun recours immédiat : on est laid comme on est nain, ou bossu, ou difforme, au point que la laideur se substantialise au même titre que son contraire, la beauté. Rappelons-nous la Belle et la Bête : les deux vont de concert, mais ce n'est que dans le conte que la Bête se transforme en Prince Charmant pour enlacer la Belle. On a parfois parlé de la tyrannie de la beauté et de son injustice[1]. C'est confondre l'emprise de la laideur avec celle de la beauté. Car la beauté, en elle-même, ne tyrannise personne ni, au premier chef, ceux qui la possèdent : elle règne sur les êtres, mais ne les humilie pas. Ce qui tyrannise, en revanche, c'est la laideur, en ce sens qu'elle impose une souffrance à ceux qui la subissent parce qu'elle n'attire pas le désir, mais le repousse. On s'en convainc en revoyant au cinéma ces monstres de la nature que sont les êtres difformes de *Freaks* ou le phénomène de foire d'*Elephant Man*, pour ne rien dire de Quasimodo dans *Notre-Dame de Paris* ou d'Erik dans *Le Fantôme de l'opéra*. Ils sont repoussants au premier regard, en dépit de la compassion d'Esméralda ou de Christine, parce qu'ils éveillent l'idée d'une monstruosité morale. C'est le mal qui se profile dans le laid, comme on le constate dans nos façons de parler : en français et en anglais, *vilain* ou *villain* est synonyme de « méchant ». Dans la peinture, que l'on pense à Bosch ou à Grünewald, les monstres apparaissent comme des créatures de l'enfer qui sont l'incarnation du Mal là où la beauté est la sublimation du Bien. Dans l'imaginaire collectif moderne, bien que nous pensions être libérés de la trinité platonicienne du Vrai, du Beau et du Bien, nous continuons à les identifier et à discerner dans la beauté ou la laideur des corps l'éclat du Bien ou l'ombre du Mal.

Dans son texte autobiographique, *Les Mots*, Sartre se souvient, alors âgé de 60 ans, du choc que lui a causé dans son enfance la découverte de sa laideur. À 7 ans, il gardait encore ses longs cheveux blonds et bouclés qui cachaient un visage enfantin. Quand on lui coupa les cheveux pour la première fois, et qu'il revint chez lui, « glorieux et tondu » mais inconscient de sa métamorphose, il révéla à toute sa famille, d'un seul coup, sa laideur et son strabisme. Sa mère s'enferma dans sa chambre pour pleurer, son grand-père, qui l'avait conduit chez le coiffeur, fut atterré. Comme l'écrit cruellement Sartre, après avoir intériorisé sa laideur et nourri son regard du regard des autres, on avait confié au grand-père sa « petite merveille » ; mais « il avait rendu un crapaud »[2]. Et Sartre de tirer la leçon de l'épisode du coiffeur en disant de l'enfant qu'il fut : « C'était saper à la base ses futurs émerveillements. »

Parlera-t-on encore, en pensant à l'expérience de Sartre, de la tyrannie de la beauté ? C'est la laideur, au contraire, qui asservit ceux qui y sont soumis en leur assignant un destin de souffrance. Sartre a peut-être cherché à exorciser ce traumatisme en le confiant à l'écriture qui est, comme chacun sait, délivrance. Mais aurait-il mentionné dans *Les Mots* ce déchirement de l'enfance, cette révélation, non de la beauté qui l'aurait dilaté à l'échelle du monde, mais de la laideur qui l'enfermait en lui-même, s'il n'en avait pas souffert et s'il n'en souffrait pas encore en écrivant son livre ? S'il n'avait pas été ce « crapaud » auquel lui-même s'identifie en reprenant la métamorphose des contes, aurait-il eu plus tard la « nausée » devant les « émerveillements » de la nature ? Aurait-il enfin été dans son œuvre l'homme du ressentiment, là où Camus, dont il enviait l'allure, était celui du consentement à la beauté du monde ? Si une opération de chirurgie esthétique avait pu améliorer les traits de Sartre et le guérir de son strabisme, la chosification n'aurait peut-être pas été le thème central de sa philosophie.

Il est donc naturel que, depuis les temps anciens, les hommes aient cherché à corriger les défauts apparents des visages pour les rendre moins disgracieux. Si l'on tient compte à la lettre de ce désir de beauté, la recherche esthétique commence par le **D** de la Demande et du **D**éfaut de **DÉSIRS**. Il s'agissait moins, pour les pionniers de la chirurgie esthétique, de donner une nouvelle beauté au visage opéré que d'en supprimer le défaut insupportable afin que le patient reprenne confiance en lui-même. La correction esthétique du défaut physique possède donc à la fois une signification psychologique, pour satisfaire la demande du patient, et morale, pour justifier le choix du praticien. Mais on comprend, en même temps, que le résultat opératoire soit parfois suivi d'une insatisfaction sur le plan psychologique, pour le premier, et d'une interrogation sur le plan moral, pour le second. L'expérience montre qu'un acte esthétique réussi sur le plan médical et impeccable sur le plan technique ne comble pas toujours le désir du patient lorsqu'il découvre le résultat. Pourtant l'opération a été effectuée sur les bases d'un accord avec le chirurgien après une étude approfondie du défaut à supprimer et une explication claire de la procédure à suivre. La réussite objective de l'opération n'a pas entraîné l'adhésion subjective de la personne opérée qui ne reconnaît plus son désir dans sa nouvelle apparence. Cette réaction négative souligne à quel point la demande du patient était motivée par des considérations psychologiques plus que physiques à proprement parler.

L'insatisfaction de la personne devant la modification d'un visage ou d'une silhouette qu'elle n'intègre pas à son propre désir pas plus qu'elle ne les intégrait auparavant révèle que son problème d'identité psychologique est plus important que son problème d'identité physique. L'apparence d'un être montre ici à la fois ses limites et sa force. Ses limites puisque, même transformée, et, dans les cas pathologiques que nous avons signalés, modifiée à des dizaines de reprises, la nouvelle apparence ne satisfait toujours pas la personne opérée. C'est le cas de cette chirurgienne chinoise qui a supporté une cinquantaine d'opérations, ou de Michael Jackson qui voulait toujours plus de transformations au point de dissoudre sa propre identité. Quelle pouvait bien être l'*imago* interne de Wacko Jacko (Jacko le timbré), alors que, ses différentes photographies en témoignent, il avait changé à plusieurs reprises de nez, d'arcades, de menton, de visage et de pigmentation ? Mais l'apparence montre en même temps sa force. Quel que soit en effet le résultat, positif ou négatif, c'est bien elle qui demeure l'arbitre ultime de l'opération : si elle est satisfaite, l'apparence veut se pérenniser au regard de la patiente ; si elle est déçue, l'apparence veut se supprimer au profit d'une nouvelle apparence. Il devient impossible de satisfaire ce désir inlassable de métamorphoses qui témoigne d'un malaise profond de l'être.

Quand la personne opérée refuse sa nouvelle image qui ne la contente pas, c'est parce qu'elle est un mélange d'apparence réelle et d'apparence rêvée. Cette situation témoigne d'une incompréhension entre le patient et le médecin qui remonte à leurs premiers échanges. Il en résulte, non pas une satisfaction partagée à laquelle on s'attendait, mais une frustration commune qui se renforce de l'échec réciproque des deux parties. Le patient est frustré dans sa demande de changer d'apparence et ne comprend pas que la chirurgie esthétique n'ait pas résolu son problème. Le chirurgien, à son tour, est frustré dans sa réponse professionnelle, parce qu'il a le sentiment d'avoir réussi l'acte médical souhaité, et dans sa responsabilité personnelle, parce qu'il a l'impression d'avoir échoué dans sa compréhension du patient. Cette situation délicate ne profite à aucune des deux parties et peut, comme dans tout contrat, avoir des conséquences juridiques regrettables. Elles sont dues à un malentendu entre le chirurgien et son patient dès les premiers échanges en raison de la difficulté, pour l'un comme pour l'autre, de s'accorder sur l'*imago* de la personne concernée.

Il convient donc, pour le chirurgien plastique, d'aider à cette construction identitaire sur le fond d'une demande sociale généralisée. Dans nos sociétés médiatiques qui exaltent chaque jour la réussite des personnalités en vue, acteurs de cinéma, présentateurs de télévision, sportifs de haut niveau ou responsables politiques, les individus sont à la recherche de tout ce qui peut leur permettre de valoriser leur vie. La beauté du corps est alors un facteur primordial de réussite dans cette compétition acharnée où la demande rencontre chaque jour de nouvelles offres. Cosmétiques, soins esthétiques, massages, techniques de relaxation, training autogène, médecine psychosomatique, thalassothérapie, hygiène, sport, gymnastique, musculation, Power Plate, aérobic, aquagym, gym-tonic, bodybuilding, stretching, fitness, jogging, yoga, danse, diététique, régimes amaigrissants, etc. : la déclinaison est aujourd'hui infinie, les modes succédant aux modes pour imposer de nouvelles techniques d'embellissement et de santé du corps. La chirurgie esthétique est l'une des réponses appropriées à cette demande sociale d'amélioration de l'aspect physique et de l'équilibre psychique des individus. Elle dévoilera une face vertueuse quand elle réussira une reconstruction identitaire de la personne à partir de l'amélioration de son apparence. Elle présentera au contraire une face douteuse quand elle confortera le patient dans son illusion en lui ôtant toute chance de retrouver une image de soi satisfaisante.

Comment le plasticien parviendra-t-il à révéler à la personne singulière qui fait une démarche esthétique son identité réelle ? Il doit partir du défaut physique que lui révèle son patient en analysant l'expression de son trouble émotionnel. Cette expression, nous l'avons souligné à plusieurs reprises, est à la fois somatique, dans la manifestation qu'elle présente sur le plan physique, et psychologique, dans le désir qui la conduit sur le plan mental. Tout tient, en effet, à l'investissement du désir qui témoigne chez le sujet humain d'un manque à lui-même. C'est la raison pour laquelle nous avons choisi l'acronyme DÉSIRS pour symboliser la méthode que nous utilisons depuis plusieurs années. Le terme français de « désir » met déjà en lumière l'insuffisance existentielle de l'individu qui se met en quête d'un objet jugé indispensable à sa satisfaction. *Désir* provient en effet du latin *desiderare*, « regretter l'absence de quelque chose », lui-même issu de *sidus, sideris*, qui désignait à Rome un groupement d'étoiles, une constellation.

Le *desiderium*, qui deviendra « désir », est donc l'absence d'une étoile, c'est-à-dire le manque essentiel de ce qui nous oriente en donnant un sens à notre vie. Si le besoin, en effet, est *mesuré* par ce qui le satisfait, le plus souvent sur-le-champ, comme la soif qui s'étanche dès que l'on boit de l'eau, le désir n'est mesuré par aucune satisfaction, précisément parce qu'il est d'emblée *démesuré*, ou, si l'on veut, à l'échelle du monde. Lorsque Baudelaire écrit, dans une formule célèbre : « Je n'ai soif que d'une liqueur inconnue sur la terre, et que la pharmaceutique céleste elle-même ne pourrait pas m'offrir[3] », il révèle que sa soif d'absolu n'est jamais étanchée puisque le ciel lui-même – la constellation *sidérale* qui appelle le *désir* – ne peut lui donner la liqueur absente. En termes moins poétiques, le désir est voué à un manque constitutif qui interdit à l'être humain de coïncider avec lui-même : jamais il n'atteindra l'idéalité d'un désir qui, dans sa magnitude, est aussi éloigné qu'une étoile.

Dans notre tradition philosophique et psychologique, le désir a toujours été interprété comme une tendance irrésistible vers un objet bon qui menace cependant d'affecter l'équilibre de l'individu. Pour la pensée grecque, il est toujours l'adversaire de la raison. Autant celle-ci est mesurée, autant celui-là est démesuré. La critique la plus rigoureuse se trouve chez Platon qui distingue dans notre psychisme trois parties distinctes et rivales qui concourent cependant à l'unité de la personne. La partie supérieure est commandée par un principe raisonnable, le *logistikon*, qui permet à l'homme de connaître le monde et de le penser sur un mode *logique*. Elle est située dans la tête. Mais la partie inférieure est soumise au principe du désir et de la concupiscence, l'*epithumetikón*, qui se révèle totalement déraisonnable, *a-logiston*. Elle se situe dans le ventre et le bas-ventre. On le constate dans l'expérience la plus courante : les individus qui sont soumis à une addiction quelconque, alcool, tabac, drogue ou tout autre produit, ne peuvent maîtriser leur désir bien qu'ils sachent pertinemment qu'ils mettent leur vie en danger. Cette dépendance définit un état pathologique qui interdit à l'organisme de fonctionner correctement en l'absence de la substance en cause. L'addiction à son désir est bien un *esclavage* puisque ce terme d'« addiction » définissait à Rome le statut des esclaves qui ne portaient pas de nom propre, mais « étaient dits à » leur maître (*ad-dicere*).

Platon remarque cependant qu'une troisième partie de l'âme fait la jonction entre les deux précédentes pour tenter d'assurer l'équilibre du corps et de l'esprit. Il s'agit de la sphère des affects, le *thumoeidés* ou principe du courage, qui se situe dans le cœur, et qui peut aider la raison à s'opposer au désir ou aider le désir à triompher de la raison. Tout se joue en un sens dans ce monde des émotions, le É de la méthode DÉSIRS, qui permettra à la personne en mal d'identité de maîtriser son désir et de trouver une issue raisonnable au conflit qui est le sien. L'analyse platonicienne convient parfaitement à l'analyse médicale quand elle cherche à résoudre la difficulté existentielle d'un patient incapable d'ordonner les tensions diverses qui l'animent. Platon enseigne qu'il faut que l'homme parvienne à harmoniser les trois parties de son âme à l'analogie d'un accord musical composé de trois notes, haute, moyenne et basse. Freud ne dira pas autre chose dans sa topique qui est une sorte de cartographie de notre appareil psychique. Il discernera en lui les trois instances du ça, du moi et du surmoi[4] où la partie principale, comme chez Platon, est le « ça » inconscient. En ce lieu insondable, la libido produit sans relâche sa salve de

désirs que le surmoi, juge des interdits sociaux, parvient difficilement à juguler même avec l'aide du moi.

On comprend que la morale ait prôné la soumission du désir, cette force motrice nécessaire à la vie de l'individu, à la raison, cette force régulatrice indispensable à la vie de la communauté. Précisément parce que le désir est perpétuellement en manque, il creuse dans l'être humain une sorte de vide impossible à combler. Aussi Descartes s'imposera-t-il, dans les règles de morale tirées de sa méthode, d'essayer plutôt de « changer [ses] désirs que l'ordre du monde[5] ». Mais pouvons-nous véritablement changer nos désirs quand nos désirs nous changent ou, à tout le moins, nous modèlent sans cesse en modifiant nos apparences ? Spinoza pren-dra sur ce point le contre-pied de la conception habituelle. Loin de voir dans le désir l'ennemi de la raison, il reconnaîtra en lui le principe de la persévérance de la vie. Tout être en effet, et l'être humain n'échappe à pas à cette loi, fait continuellement un *effort*, ou *conatus*, pour persévérer dans son être. C'est un tel effort, en quoi consiste la vie elle-même, qui prend le nom, rapporté à l'âme, de « désir ». « L'effort par lequel toute chose tend à persévé-rer dans son être n'est rien de plus que l'essence actuelle de cette chose[6]. » Le désir est donc l'actualisation immédiate de la vie. Quand sa pulsion biologique est interprétée en termes d'âme et de corps, elle est appelée « appétit » ou « désir », car le désir est un appétit accompagné de la conscience de lui-même, à la différence de l'appétit inconscient de l'organisme.

Spinoza en tire une conséquence importante sur laquelle peuvent aussi bien jouer les thérapies psychosomatiques que la chirurgie esthétique. Le désir fait partie, avec la joie et la tristesse, des trois émotions primitives de l'être humain qui correspondent à ce que nous avons appelé le É de DÉSIRS. Ce sont en effet les émotions éprouvées par les patients qui permettent au désir de se libérer de ses propres nœuds. On peut alors soutenir, toujours avec Spinoza, que l'homme ne désire pas une chose parce qu'il la juge bonne, mais il la juge bonne parce qu'il la désire. Si l'on admet cette stratégie dynamique du désir, dans laquelle la subjec-tivité de l'individu s'est investie pour persévérer dans son être, c'est-à-dire dans son identité, on comprend que la chirurgie esthétique traite essentiellement du désir et, par les modifications physiques qu'elle réalise, assure cette identité à travers une apparence nouvelle. Mais cette apparence devra résulter du désir profond d'un être qui est en recherche d'une *imago* satisfaisante. Le patient ne désirera pas une *imago* idéalisée parce qu'il la juge belle, il jugera cette *imago* belle parce qu'il la désire réalisée.

L'épreuve de la maïeutique

Au cours de ses consultations, en partageant par empathie les émotions de la personne affligée d'un défaut physique et en demande de réparation, le praticien l'aide à prendre conscience de ce qu'elle porte en elle et qu'elle ne parvient pas à exprimer. La relation dissymétrique du médecin et du patient n'est pas alors sans rappeler le procédé socratique de la maïeutique. En Grèce, *Maïa*, fille d'Atlas et mère d'Hermès, l'une des sept Pléiades, était liée à *maîa*, la « sage-femme », qui présidait à l'accouchement, *maïeusis*. Une ancienne tradition religieuse, que l'on rapporte au mythe d'Orphée, voyait dans la maïeutique l'art d'accoucher les esprits des connaissances acquises dans des vies antérieures. C'est sur cette tradition que Platon, en accordant la maïeutique à son maître Socrate, va fonder la méthode philosophique qui permet aux hommes ignorants de ce qu'ils possèdent en eux-mêmes d'accéder à la connaissance.

On sait que Socrate était le fils d'une sage-femme, Phénarète, qui, stérile comme toute femme après la ménopause, aidait les parturientes à accoucher dans le respect d'une pratique ancestrale. Au cours du *Banquet*, la prêtresse Diotime, dont Socrate rapporte les propos, enseigne que le dieu de l'amour, *Éros*, incarne un désir d'immortalité qui prend deux formes. Ceux dont la fécondité réside dans le corps cherchent à engendrer des enfants afin de se perpétuer après leur mort. Ceux dont la fécondité réside dans l'âme cherchent à engendrer des pensées qui seront immortelles. Mais tous deux se rejoignent parce qu'ils s'attachent, pour les premiers aux plus beaux corps, pour les seconds aux plus belles pensées, dans un enfantement qui exige un contact étroit avec la beauté. L'initiation érotique parfaite sera possible si celui qui veut accéder aux mystères de l'amour parvient au terme de sa démarche à engendrer « de beaux et de magnifiques discours » en contemplant l'océan du beau[7]. L'idée suprême de la beauté régit ainsi la recherche humaine dans son désir insatiable d'engendrer de beaux corps et de beaux discours, l'amour de la beauté ne s'épuisant jamais puisqu'elle vise dans les deux cas l'éternité.

C'est dans le *Théétète* que Platon développe sa pratique de la maïeutique en rationalisant l'ancienne tradition mythique sur laquelle il s'appuie. Socrate déclare à Théétète, un jeune mathématicien, que son art maïeutique peut l'aider dans son effort pour donner une définition satisfaisante de la science. Son partenaire est en effet en état de souffrance à l'image d'une femme qui ressent les douleurs de l'enfantement sans parvenir à expulser le fruit qu'elle porte. Socrate lui rappelle alors que, comme sa mère, il accouche ceux qui ont du mal à se libérer de ce dont ils sont gros ; mais, alors que la sage-femme accouche les corps, l'homme sage, c'est-à-dire le philosophe, accouche les âmes. L'épreuve décisive de cet accouchement intellectuel est la possibilité, pour le maïeuticien, de distinguer dans ce qu'il fait venir au jour ce qui est « viable et vrai » de ce qui est « simulacre et illusion[8] ». Mais, s'il a ce pouvoir critique de discerner le vrai du faux, et, par là même, de découvrir la vérité sous les apparences, lui-même, en tant qu'accoucheur, n'intervient pas dans l'enfantement de la sagesse.

Dans l'ordre philosophique, ce jeu de métaphores médicales révèle une réalité psychologique : chacun possède en soi la possibilité de découvrir la vérité de sa condition d'homme, ce que nous appelions plus haut la construction de son identité, en passant cependant par la médiation d'autrui. Certes, l'autre n'est à aucun moment l'auteur de mon identité, mais sa présence m'est nécessaire à travers ma famille, mes amis, mes collègues et, plus généralement, mes semblables. Dans la relation singulière entre un *Je* et un *Tu*, qui peut être celle de Socrate et de Théétète aussi bien que celle du médecin et de son patient, les fonctions ne sont à aucun moment symétriques. C'est Théétète qui est en demande d'aide, et non Socrate ; parallèlement, c'est le patient qui est en demande d'aide, et non le chirurgien. Mais, à l'inverse, c'est Socrate qui, bien qu'étranger aux douleurs de Théétète, est en mesure de lui venir en aide ; et, toujours de façon parallèle, c'est le médecin qui, bien qu'étranger à la souffrance du patient, est en mesure de répondre à sa demande.

Nous comprenons ici la signification véritable de la maïeutique qui justifie son emploi tant chez le philosophe que chez le médecin. Socrate fait en effet remarquer à son partenaire que l'aide qu'il lui apporte, en accouchant son esprit, est une obligation que lui impose le « dieu » en réparation de sa stérilité. Il y a là une sorte de déplacement imposé de la fécondité de l'un à l'autre des deux personnages et qui concerne aussi bien le philosophe que le médecin, ou, plus généralement, toute personne investie d'autorité sur une autre personne. Le philosophe comprendra que ce n'est pas parce qu'il n'a pas la puissance de procréer en matière de pensée, à l'image de Socrate, qu'il n'a pas puissance d'aider celui qui est en souffrance. Le médecin, semblablement, réalisera que ce n'est pas parce qu'il n'a pas puissance de souffrir en matière de corps, à l'image de Phénarète, qu'il n'a pas puissance d'aider celui qui est en demande. Et cette aide sera précisément la disparition du défaut physique que lui seul peut effectuer. Le médecin reprendra ainsi à son compte la remarque finale de Socrate sur « les douleurs d'enfantement que [son] art est capable d'éveiller aussi bien que de calmer » dès lors qu'il a compris que « l'accouchement, à la vérité, est l'œuvre de Dieu et la [sienne][9] ».

L'art du chirurgien esthétique est analogue à l'art de la maïeutique. Mais il apporte en plus de l'aide physique, dédiée à Phénarète, une aide psychologique, dévouée à Socrate, conciliant ainsi en une même écoute et en un même geste les deux libérations du corps et de l'esprit. La troisième étape **S** de la **S**ituation clinique avait préparé le terrain de la rencontre du praticien et du patient dans l'étape **I** de l'**I**maginaire de la méthode DÉSIRS.

L'accouchement de ce désir impliqué dans les traces mnésiques de l'inconscient du patient fait désormais sens dans son histoire personnelle. La maïeutique platonicienne se fonde sur l'hypothèse métaphysique de la réminiscence : si le répondant réussit à supprimer les causes de l'ignorance dont il souffre, c'est parce qu'il possède les ressources oubliées d'un savoir qui est réveillé par la parole de son partenaire. La chirurgie esthétique obéit à la même démarche à vocation éthique : si le patient réussit à supprimer les causes du défaut dont il souffre, c'est parce qu'il trouve en lui les éléments refoulés d'un traumatisme qui est réactivé par l'écoute du médecin. Il y a bien dans les deux cas un *double transfert* émotionnel entre le philosophe qui transmet son pouvoir de libération d'une ignorance à son partenaire après que celui-ci lui a transmis une inquiétude qui appelait une résolution. Et entre le médecin qui transmet son pouvoir de délivrance d'un défaut à son patient après que celui-ci lui a confié une souffrance qui appelait une suppression.

La réminiscence, pour le philosophe, et la reviviscence, pour le médecin, jouent un rôle similaire de *catharsis*, de purification des troubles que ressent la personne en demande d'aide ou de soins. Leur activité de réactivation d'un désir initial de connaissance permet aux patients, en allégeant voire en supprimant leur trouble, de reconstruire leur identité personnelle et de se reconnaître à travers leur *imago*. Pour reprendre la remarque de Socrate, les personnes concernées sont en mesure de séparer ce qui en elles est « viable et vrai » de ce qui est « simulacre et illusion ». Quand la démarche de la méthode DÉSIRS est accomplie correctement, la patiente *sait* maintenant ce qu'elle veut alors que, très souvent, elle hésitait sur la nature de son désir sans parvenir à clarifier ses intentions à ses propres yeux. Elle était donc en demande d'aide psychologique, et non seulement esthétique, auprès du médecin qu'elle est venue consulter. Les cas ne sont pas rares d'ailleurs où certaines patientes angoissées, incapables de parvenir au savoir d'elles-mêmes et en doute sur leur identité, renoncent à revenir au cabinet du médecin en dehors de toute raison financière. Elles sont tellement hésitantes sur l'objet de leur désir et sur leur image corporelle qu'elles ne parviennent pas à édifier, à l'aide d'une nouvelle *imago*, une construction satisfaisante de leur identité.

En réanimant leur désir et en travaillant sur leur imaginaire, les patients peuvent arriver à engendrer un processus bénéfique de résilience. On sait que ce terme emprunté à la résistance des matériaux aux chocs en est venu, grâce au psychiatre anglais John Bowlby[10] et surtout à Boris Cyrulnik[11], à désigner la possibilité pour des individus victimes de troubles traumatiques, comme les survivants des camps de concentration, d'inverser en quelque sorte le cours du temps pour annuler le traumatisme originel. La résilience est au fond le retour à l'état initial d'un psychisme déformé qui parvient à se reconstituer. En chirurgie esthétique, la prise en compte de l'acte chirurgical permet à la personne en souffrance, après qu'elle a reconstruit son identité, de parvenir à cette résilience attendue et néanmoins difficile puisque, selon l'image de Boris Cyrulnik, elle est l'art de naviguer dans les torrents. La présence du chirurgien est ici nécessaire, car il faut un bon moniteur pour apprendre à maîtriser un psychisme qui, à la différence d'un kayak, est inséparable du canoë, de l'homme qui le pilote, et du torrent d'émotions lui-même.

Le point d'inflexion de la recherche d'identité de la personne est l'étape de la **R**éflexion dans DÉSIRS. Elle lui permet, en se confrontant à son imaginaire, d'identifier plus clairement son désir profond et d'entamer sa reconstruction personnelle. La personne doit coïncider à nouveau avec une image de soi raffermie alors qu'elle était venue en consultation sans savoir ce qu'elle attendait d'une opération esthétique. Désormais en paix avec elle-même, elle peut aborder la dernière étape de la **S**olution **S** de la méthode DÉSIRS. Quand la patiente s'est accordée avec le médecin sur la solution de son problème esthétique, elle découvre alors la puissance de séduction qu'évoque l'attraction de sa nouvelle *imago*. Qu'attendait-elle en effet d'une opération sur son visage ou sur son corps, sinon de découvrir en elle cette qualité indéfinissable, et néanmoins primordiale, qu'on appelle le *charme*. Si le charme n'a guère de point commun avec la laideur qui repousse alors que le charme attire, il ne se réduit pas à la beauté. Il est des beautés froides et qui ne charment pas, alors que des visages irréguliers, avec des traits parfois ingrats, peuvent avoir un grand charme. Être charmant, chacun le ressent au premier regard, c'est plaire sans effort à autrui tout en prenant conscience du plaisir que l'on trouve à soi-même.

Il y a donc quelque sortilège dans le charme parce qu'il ne se laisse pas définir. Corneille avait raison de faire dire à son héroïne dans *Polyeucte* :

« Un je ne sais quel charme encore vers vous m'emporte[12]. »

L'expression importante ici, et le chirurgien plastique en fait l'expérience chaque jour, est le « je ne sais quoi » qui témoigne du mystère de l'enchantement. Quoi que l'on fasse, et même si l'on fait appel aux mesures classiques comme celle du Nombre d'or, le charme reste une expression de l'indéterminé. Alors que la beauté, si l'on en croit la tradition classique, est la manifestation de la rationalité depuis le *Canon* de Polyclète[13], le charme est l'effleurement, sinon la caresse, de l'irrationalité. Quand on parle en français d'un *je ne sais quoi*, on laisse entendre que l'objet dont on parle, qui peut être un visage, possède quelque chose de subtil et de mobile, comme une exhalaison impossible à fixer dans une définition. Si nous avons cité Corneille, c'est parce que les écrivains du XVIIe siècle ont beaucoup spéculé sur le « je ne sais quoi » qu'ils attribuaient au charme. C'est ainsi qu'un ouvrage savant de l'époque, le *Dictionnaire* de Richelet, définit le « je ne sais quoi » comme « une influence des astres et une impression secrète de l'ascendant sous lequel nous sommes nés. C'est le penchant et l'instinct du cœur pour un objet qui touche ». L'influence des *astres*, dont nous avons souligné le lien avec le *désir*, se retrouve dans cet appel mystérieux du charme qui a bien quelque chose de magique. Les *stars* de cinéma en sont le meilleur exemple.

Il est remarquable que les écrivains et les théoriciens de l'art aient tous reconnu cet ascendant du charme qui est d'autant plus inexplicable qu'il touche à la grâce et à l'amour. C'est à lui que les chirurgiens esthétiques s'attachent plus qu'à la création d'une beauté qui serait d'autant plus froide qu'elle serait artificielle.

Tout praticien sait d'expérience que, selon le mot de La Fontaine, le charme est une sorte de grâce, « plus belle encore que la beauté[14] ». Quand une patiente a retrouvé une estime de soi qui lui faisait défaut en s'identifiant à son *imago*, elle ne cherche plus à acquérir une beauté idéale en s'inspirant des plus belles femmes que le cinéma ou la publicité lui présentent chaque jour. Elle se satisfait, et nous sommes alors à l'étape **S** de la **S**atisfaction de **DÉSIRS**, du charme qui la fait renaître à elle-même. Tout chirurgien pourrait s'inspirer de la réflexion de Montesquieu dans son *Essai sur le goût*.

« Il y a quelquefois dans les personnes et dans les choses un charme invisible, une grâce naturelle, qu'on n'a pu définir, et qu'on a été forcé d'appeler le "je ne sais quoi". [...] Nous sommes touchés de ce qu'une personne nous plaît plus qu'elle nous a paru d'abord devoir nous plaire, et nous sommes agréablement surpris de ce qu'elle a su vaincre des défauts que nos cœurs nous montrent et que le cœur ne croit plus. Pourquoi les femmes laides ont souvent des grâces et qu'il est rare que les belles en aient[15]. »

Le charme auquel aspirent les personnes qui sont en demande de réparation esthétique ne tient donc pas à un canon figé de beauté. Il renvoie à un ensemble d'expressions, d'attitudes, de regards et de sourires qui attire l'attention sur soi et qui emprisonne autrui dans un cercle enchanté. Il y a bien en effet une sorte d'*enchantement* ou d'*incantation* qui émane de la personne charmante puisque « charme » dérive du latin *carmel* qui signifie « chant ». On comprend que les contes de fées aient joué sur les charmes et les sortilèges qui permettent à un Prince dont le nom révèle déjà la nature, le Prince Charmant, d'emporter l'amour de sa princesse. Il prend parfois l'apparence d'un crapaud ou d'une grenouille sous l'effet d'un sortilège jeté par une mauvaise fée ; mais le baiser de la princesse lui redonne son apparence initiale, et donc son charme. Celui-ci suffira, en retour, à réveiller la Belle au bois dormant assoupie depuis cent ans.

On notera cependant que le charme ne s'identifie à aucun moment à la séduction ; il est naturel et spontané, là où la séduction est artificielle et calculée. La patiente opérée ne cherche pas à se séduire, mais à se charmer, même si parfois elle croit pouvoir séduire les autres. Le processus d'attirance de la personne n'est pas dans les deux cas de même nature. La séduction essaie de duper autrui en le prenant au piège d'une illusion : on le voit dans le jeu des spectacles érotiques renforcé par le déshabillage ou la nudité, le maquillage, les postures suggestives et la scénographie ; mais, en même temps, elle prend à part l'autre et l'éloigne de soi, comme l'indique le sens premier du mot latin *se-ductio*. Là où le charme rapproche dans une même sphère, la séduction sépare en renvoyant l'autre dans la sphère du simulacre où il se rend complice de sa propre illusion. Aussi le risque auquel est exposée la chirurgie esthétique est celui de la séduction et de l'artifice là où son projet est de susciter le charme et le naturel. Encore une fois, la recherche de la beauté n'est pas ici en cause. Lorsque l'image de soi que l'on présente aux autres est le reflet d'une *imago* en paix avec elle-même, le charme opère immédiatement. Mère Teresa, avec son visage creusé et sa petite taille n'était sans doute pas une belle femme ; le charme qui se dégageait de son visage et de sa personne n'en était pas moins indiscutable. Elle n'a pas eu besoin d'une opération esthétique pour imposer sa personnalité au monde entier.

Arrivée au terme de sa reconstruction identitaire, la personne qui a pris conscience de son *imago* ressent une élévation non seulement psychologique, mais spirituelle. Les témoignages de nos patientes montrent, avec le changement de l'image qu'elles ont maintenant d'elles-mêmes, le changement de l'image qu'elles ont de la chirurgie esthétique. On passe de l'image d'une entreprise commerciale médiatisée dont la réputation est faite d'artifice et de futilité, à l'image d'une discipline chirurgicale ancrée dans la médecine qui possède une dimension humaine et, sans doute, une vocation humaniste dans son aide à la personne. Cette élévation est, quand on y réfléchit, singulière. Nous sommes tous constitués, en effet, d'être et d'apparence. La chirurgie esthétique a pour fin de rapprocher le plus possible l'être humain, tel qu'il s'apparaît intérieurement, de l'apparence qu'il présente extérieurement aux autres et à soi-même. Il faut ramener cette pratique médicale à son juste niveau : celui d'une aide temporaire, partielle et incomplète dans la construction d'une identité où le corps se conjugue avec l'esprit. Mais la révélation de la personne, quelle que soit l'issue de la maïeutique, ne sera jamais terminée. On ne dévoile pas le mystère de l'être quand on modifie son apparence. S'il y a quelque chose d'initiatique dans la recherche d'une identité psychologique qui passe par sa manifestation corporelle, le postulant n'atteindra cependant jamais ce que le stoïcien Épictète appelait sa statue ou sa beauté intérieure.

La reconstruction identitaire

Comment terminer cet ouvrage sans laisser la parole à nos patients ? Nous avons eu l'honneur de recevoir de nombreux témoignages qui expliquent en quoi la démarche esthétique des personnes concernées a fait sens dans leur existence. Nous ne les avons pas tous retranscrits, mais nous avons fait un choix, difficile et aléatoire d'autant que l'émotion dégagée par ces lettres est intense. Si les textes originaux n'ont pas été modifiés, ni dans le style, ni dans la ponctuation, nous les avons cependant reproduits en suivant pas à pas la méthode DÉSIRS.

Chaque cas clinique est particulier du fait que chaque patient a sa propre histoire, son *imago* personnelle et apprécie de façon différente le résultat de l'acte esthétique qu'il a choisi en fonction de son investissement psychologique. Il est toutefois possible de distinguer des types différents de reconstruction identitaire : la réhabilitation de l'image féminine, le changement existentiel du patient, la guérison d'un complexe, la réaction de résilience, et la réalisation de l'*imago*. Certes, il s'agit de témoignages de personnes qui ont vécu heureusement une chirurgie ou une médecine esthétiques. Mais nous avons aussi à affronter des échecs ainsi que des sujets insatisfaits et revendicateurs qui peuvent éventuellement se tourner vers une juridiction civile. Nous avons toujours cherché à comprendre l'échec d'une histoire et assumer ce qui relevait de notre responsabilité.

LE VISAGE

Cas de Christine

Demande et Défaut : chirurgie des paupières.

Émotion : « Je ne suis plus en accord avec mon visage, mais je suis parfaitement en accord avec ce que je suis devenue à 49 ans. »

Situation clinique : les paupières supérieures présentent un excès cutané avec des poches aux paupières inférieures. Le mode de vieillissement est le creusement avec des cernes marqués. Proposition thérapeutique : blépharoplasties supérieures et inférieures et lipostructure des cernes et des pommettes.

Imaginaire : « J'ai réalisé pourquoi j'étais là : je voulais redevenir la séductrice que toute femme est, et cela passait par une petite retouche esthétique ! »

Réflexion : « Ma démarche auprès du médecin était très physique et très abstraite. Notre conversation m'a interpellée, je venais pour un aspect extérieur plus rayonnant, le chirurgien m'a sondé pour chercher le mal-être en moi ou la nouvelle acceptation de ma vie, de ma personnalité, de mes faiblesses ou échecs. J'ai essayé de démonter sa stratégie psychologique et je me suis aperçue que je faisais un acte de séduction à son encontre. »

Solution et satisfaction : « Le 1er avril, et ce n'est pas un poisson, je réalise que demain, je change mon aspect physique, pour m'aimer davantage en me regardant dans le miroir car l'intérieur me semble pas mal.

« Le 2 avril (soir de l'opération et sortie de l'hôpital) : incroyable, l'angoisse d'avant l'opération a disparu, je me vois par hasard dans une glace (aucun choc, je me trouve avec des yeux de chatte, aucune douleur, aucun hématome, seulement gonflée). À ce jour, je n'ai pas encore la réponse, ma certitude se confirme, mon aspect physique va changer. Je vais m'aimer davantage en me regardant dans ce foutu miroir qui révèle la beauté intérieure (qui n'était plus en adéquation avec mon visage). Première soirée, une de mes amies reste avec moi, nous sommes joyeuses au point d'avoir un fou rire incroyable, mais là, une peur panique que tout explose, que les cicatrices craquent. Je m'aperçois que je suis pour un moment fragile.

« Le 3 avril (jour du premier pansement). Le suivi médical prévenant et attentif de l'équipe médicale me rassure. Tout va bien, j'accepte le handicap, certains des points de pansements.

« Le 4 avril. Je reprends un peu de vie, je sors dans la rue avec fierté, je me vois déjà belle. J'avais déjà le port de tête assez haut, là il est à son apogée, non par prétention mais par dignité. Comme me dit une amie qui me téléphone : "Alors la Momie, dans combien de jours tu seras la star ?" Ha ! ha ! ha !

« Mardi 8 avril. J'en ai marre des points, des stéristrips, ça me tire, c'est sec et puis j'ai hâte de voir sans ce masque blanc. Je deviens une femme angoissée et apeurée quand Louise me retire mon masque et mes points. Ça me fait mal, je suis une petite fille apeurée et pleurante.

« "Une petite fille", peut-être parce que je nais d'une décision et d'une chirurgie plastique. Finalement, je vois mon nouveau visage, mes yeux sont bleus, verts, jaunes, gonflés, fatigués.

« Premier choc : je suis convaincue que ce sera une réussite, que je serai physiquement la même en plus femme, plus lisse, plus fraîche, très naturelle et en adéquation avec mon mental ; mais ce matin je me trouve laide, fatiguée et le mot "malade" me vient à l'esprit.

« Deuxième choc : le médecin arrive, il est le personnage essentiel de mon expérience, une émotion confuse m'envahit, cet étranger est l'acteur de ma renaissance faciale. J'interprète son acte comme un acte d'amour et je suis touchée, émue et reconnaissante. L'émotion m'envahit, je n'ai aucune honte à la montrer car, par mes larmes, je prouve qu'une nouvelle Christine est née.

« Week-end du 5-6 avril. Je suis fière de ce masque de *farfalla* comme dit le médecin. Je sors sans pudeur, mes amies, mes clientes me posent mille questions. Je suis ravie, je me trouve déjà belle avec ces nouveaux yeux de "chatte", mes pommettes de *pretty woman*. Je sens déjà la future beauté arriver. Je vole, je rêve, je fais même la star avec ce masque blanc et mes lunettes noires dans une soirée avec des amis, les gens sont amusés par mon attitude conquérante et mon assurance joyeuse. »

La démarche de Christine est celle d'une réconciliation de son *imago*.

Cas de Colette âgée de 54 ans

Demande et Défaut : chirurgie de rajeunissement du visage et du cou.

Émotion : « Une intervention de chirurgie esthétique ne faisait pas partie de mes projets, je ne suis pas une adepte du bistouri. Il était même hors de question d'avoir recours à un lifting, ayant vu le résultat sur certaines actrices : visages creux, expressions défaites ou inexistantes. Je pensais que chaque âge a sa chance, son charme. Certes, vieillir n'est pas réjouissant, bien que normal, mais on peut accepter ce désagrément. Pourtant quelquefois, cela tend à devenir insupportable. En effet, après de nombreuses souffrances occasionnées par une suite d'accidents et par une fragilité de la peau, mon visage s'est mis à vieillir prématurément et cela est devenu peu à peu une sorte de "mal de vivre". Mes traits étaient tirés par la douleur, des poches sous les yeux se formaient et je ne voulais même plus être prise en photo. J'aurais aimé, pour mes petits-enfants, une mamie jeune aussi bien d'aspect que de caractère, mais, n'ayant pas le moral, c'était loin d'être le cas. »

Situation clinique : l'examen clinique met en évidence un mode de vieillissement par affaissement. Le regard s'arrondit et se creuse avec un excès à la paupière supérieure. Le relâchement de l'ovale et du cou est notable. La peau a perdu de son élasticité. Proposition : lifting cervico-facial, chirurgie des paupières et lipostructure du visage sans l'alourdir, c'est-à-dire n'intéressant que les dépressions.

Imaginaire : « Ce vieillissement causait en moi une sorte de traumatisme. C'est à ce moment-là, que le problème s'est posé comme un mal qu'il est urgent de soigner. Confier son visage à un chirurgien est une lourde démarche. Comment vais-je devenir ? Si cela rate ? Si ma peau réagit mal, produisant l'effet contraire ? et si ? et si ? Il faut être très motivé pour franchir le pas. »

Réflexion : « Mon mari et ma fille m'ont encouragée vraiment, et pour y parvenir je me suis accrochée à cette opération comme à une bouée de secours pour éliminer le fardeau qui pesait dans mon esprit. »

Solution et Satisfaction : « Ce n'est pas un caprice, ni un besoin de ressembler à un *top model*. À présent, j'ai retrouvé un deuxième élan, mon visage est bien le mien, celui qu'on aimait. J'ai retrouvé un bien-être intérieur. Les mauvaises empreintes des douleurs et de la tristesse ont disparu tout en me sauvegardant. »

La démarche de Colette est celle d'une conquête de son *imago*.

Cas de Marine âgée de 56 ans

Demande et Défaut : chirurgie de rajeunissement du visage et du cou.

Émotion : « Les critères de beauté diffèrent d'un individu à l'autre. Aussi loin que je m'en souvienne, j'ai toujours été sensible à l'harmonie, à la finesse des lignes d'un visage, d'un objet. J'aime la perfection, je ne sais pas si c'est inné ou acquis. Enfant, puis adolescente, j'aimais contempler ma mère, très belle, elle le devenait encore plus quand elle se maquillait. Quand le temps s'est écoulé, à l'automne de sa vie, j'ai eu beaucoup de peine à voir sa beauté s'évanouir et de sentir en elle comme un sentiment d'amertume ; voilà pourquoi par réaction à ce vécu, j'ai senti en moi le besoin de réagir afin de retarder cette dégradation. Il y a cinquante ans, les techniques de rajeunissement n'avaient pas les performances qu'on peut apprécier actuellement. Aujourd'hui, grâce aux progrès de la science nous vivons souvent jusqu'à

80 ans, alors pourquoi laisser les effets du temps qui passe nous convertir en épave ! »

Situation clinique : Marine a été opérée de blépharoplastie. Son mode de vieillissement est un affaissement de moyenne importance. Son ovale est légèrement relâché. Proposition thérapeutique : lifting *a minima* du bas du visage et du cou et pose de fils crantés permettant l'ascension des pommettes.

Imaginaire : « Je sais que dans mon raisonnement il y a une dose de narcissisme, mais n'est-ce pas nécessaire pour être en harmonie avec soi-même ? Si l'on est insatisfait et mal dans sa peau, on est malheureux et cet état peut engendrer des conflits avec son entourage. Par exemple certaines rides ou le relâchement des tissus nous changent complètement. En ce qui me concerne, les rides du front appelées rides du lion étaient très marquées, cela me donnait un air sévère. Eh bien, quelques piqûres ont résolu le problème. Mes paupières tombaient et cela me donnait l'air triste du cocker. Grâce à la chirurgie des paupières je me suis sentie redevenir moi-même. »

Réflexion : « Je ne rêve pas à la jeunesse éternelle, car même avec l'évolution de la chirurgie il faut être conscient de son âge. De plus chaque épisode de la vie a son charme, mais ce que je veux éviter c'est de me faire peur le matin en me regardant dans la glace. Je m'aime comme je suis, je n'ai jamais voulu changer quoi que ce soit, ni mon nez, ni ma bouche, ni la forme de mes yeux ; la seule chose que je souhaite c'est de retarder le vieillissement. L'ovale de mon visage et mon cou avaient perdu leur fermeté, alors mon chirurgien m'a conseillé la pose des fils pour tendre les tissus. »

Solution et Satisfaction : « Aujourd'hui la chirurgie esthétique n'est plus traumatisante comme il y a quelques années. Je la compare à un accouchement où l'on redoute de souffrir, et après quand on voit le résultat, on oublie tous les désagréments.

« Après l'intervention, c'est la première fois que j'ai ressenti pendant quelques jours un certain inconfort. Je suis un peu responsable car je suis contre la prise abusive de médicaments et pour soulager la douleur, j'attends toujours la limite du supportable. Réflexion faite, quand je constate que, deux jours après l'intervention, je pouvais faire ma vie presque normalement, cela relève du miracle ! »

La démarche de Marine est celle d'une réhabilitation de son *imago*.

Cas d'Henriette âgée de 62 ans

Demande et Défaut : rajeunissement du visage.

Émotion : « 9 août 1943, jour de ma naissance, c'est la déception. Il fallait un garçon pour succéder aux affaires de mon père. Mon frère naîtra deux ans plus tard, mais vivra six jours. Nous sommes deux filles, l'aînée est fragile, elle est née prématurée, on s'occupe beaucoup d'elle. À l'âge de 3 ans, on s'aperçoit que j'ai une forte myopie, on m'achète des lunettes, les moins chères. J'ai honte.

« L'école, c'est bien, mais vu ma corpulence, je dois aider à la maison et même à la scierie. À 14 ans, je mesure déjà 1,72 m pour 72 kilos. Je dois me cacher, on me dit que je suis laide. À cette époque, ce n'est pas la mode des grandes femmes, 1,62 m, c'est bien, et surtout je suis obèse. Alors, je vole dans le tiroir-caisse pour m'acheter en pharmacie des billes de buis pour me masser, il paraît que c'est révolutionnaire, des crèmes. Rien n'y fait.

« À 15 ans, mon père a un accident dans son exploitation forestière, il meurt le jour même. Je suis très triste, je pense à lui tous les jours, lui, il m'acceptait comme j'étais.

« L'exploitation ferme, ma mère garde son commerce, avec ma sœur et moi sommes toutes deux dans des lycées différents. On m'appelait la mère Coty (la femme du président de la République). Je ne pouvais plus rester comme ça, j'avais trop honte de moi et ma mère ne se gênait pas pour me le dire. J'ai subi une opération de la thyroïde et à partir de là, je n'avais plus ce goitre, j'ai décidé de faire un régime et de travailler durant les vacances pour m'acheter des lentilles. Les copines vont danser, mais moi je me cache, personne ne veut de moi et surtout je ne veux pas affronter les regards.

« Je maigris à vue d'œil et je porte des lentilles. À 19 ans je pèse 58 kg, j'ai réussi mes examens, je passe directement à un poste important, ma vie a changé, on me regarde, ma vie sentimentale est en berne, je reste haute sur jambes (une expression de la région). De toute façon chaque fois que j'ai un regard sur moi, c'est toujours un homme de quinze ans mon aîné et plus petit que moi.

« Je me marie avec un homme plus âgé que moi, c'est un grand sportif, il a beaucoup de succès, il aime les femmes, il est jaloux. Il est fier de moi. Commercialement, je fais des bonnes affaires, j'aime tout ce qui est beau, pas la belle vie, mais ce qui est agréable au regard, lui aussi. Nous ferons tout pour satisfaire nos envies. Je suis veuve à 43 ans, je veux rester séduisante, continuer à avoir ma cour (sans prétention). Je ne veux pas vieillir en me laissant aller, alors aidée de mon ami médecin qui soigna mon mari et qui est resté, à sa mort, dix ans mon ami, nous nous intéressons à cette médecine moderne qui retarde le vieillissement. Lui aussi aime les belles choses, la bonne cuisine, les belles femmes ; enfin lui, il aime la belle vie et ne se refuse rien, il travaille sans relâche.

« J'avais eu un accident de ski, et j'avais dû refaire la cloison nasale mais il restait toujours quelque chose. Avec son consentement, je fais ma première chirurgie esthétique. C'est formidable, je sens que je ne m'arrêterai pas là.

« Ensuite, un lifting suivi d'un laser (un petit problème avec le laser) sans gravité. Je veux rester correcte le plus longtemps possible, je n'ai pas envie de me transformer mais je veux me regarder dans une glace sans être trop déçue. Bien sûr que c'est aussi pour le regard des autres. Je sors très peu, j'ai un nouvel ami, nous ne vivons pas ensemble, mais nous sommes très proches et cette fois il est plus jeune que moi, il aime les femmes rondelettes, il n'approuve pas ce que je fais.

« Malgré tout, ma mère continuera à me dire : "Cache-toi, tu me fais honte, avec tes poteaux, tu ne peux pas mettre une autre tenue !" Jusqu'au jour où elle est atteinte de la maladie d'Alzheimer. À partir de ce moment, je suis la plus belle, je m'habille bien, elle m'aime. J'en suis totalement retournée, j'aurais préféré ne pas connaître ces derniers moments parce que je n'arrive pas à expliquer ce comportement. Ma sœur qu'elle aimait tant est devenue sa bête noire. Ma sœur en a beaucoup souffert. »

Situation clinique : visage, mode de vieillissement par creusement, excès cutané à la paupière supérieure et relâchement modéré du bas du visage. Proposition d'un lifting du bas du visage accompagné d'une lipostructure du visage.

Imaginaire : « Tant que je pourrai retarder cette laideur, ce mot que j'ai si souvent entendu et sur le conseil de médecins, je ferai ce qu'il faut pour rester agréable au regard. »

Réflexion : « Aujourd'hui l'esthétique est importante, quoi qu'on en dise, avec en plus un peu de charme tout en restant correcte, on arrive à régler des situations bien délicates, j'en suis convaincue. »

Solution et Satisfaction : la démarche d'Henriette est la guérison d'un complexe hérité depuis l'enfance. L'*imago* s'éloigne avec le vieillissement. Plusieurs solutions s'offrent à Henriette et sa décision est de faire des traitements progressivement.

Cas d'Ingrid âgée de 38 ans

Demande et Défaut : demande multiple de rhinoplastie, liposuccion, lipostructure du visage.

Émotion : « Issue de parents aimants, attentionnés, durant toute mon enfance jusqu'à l'âge d'environ 12 ans, je me suis sentie plutôt jolie, j'appréciais mon image dans le miroir, je me sentais bien, et forte, je m'aimais. Tout semblait pour le mieux dans le meilleur des mondes jusqu'au jour où j'ai entendu des paroles assez désagréables me concernant, je suis restée bouche bée de surprise et d'émotion.

« Certaines réflexions commencèrent à envahir mon champ d'écoute sur le fait que je n'étais pas belle, que mon corps grossissait, que je devais trop me nourrir, que je devais faire attention à mon poids, que je me trouvais sur la mauvaise pente, je devrais me bouger encore plus (je pratiquais pourtant les championnats de tennis départementaux...), et moins manger. Mes parents étaient adorables, mais ne savaient pas comment réagir face à tout cela. Ils ont préféré penser que ce serait passager, que tout rentrerait dans l'ordre rapidement, ils étaient gênés de la tournure des choses vis-à-vis de moi et le sujet est devenu tabou. Pour plusieurs personnes de ma famille, je suivais le chemin de ma grand-mère qui a été en surpoids toute sa vie, ce qui l'handicapait pour certaines choses. On disait que j'étais moche car mon visage se typait de plus en plus. Je ressemblais à une Maghrébine avec des traits assez grossiers, évidemment pas une jolie maghrébine, vous savez, ce terme qu'on employait il y a trente ans de façon si péjorative !

« La souffrance, la peur, les questions concernant mon aspect physique, mes origines fusent. Le pire reste le fait que la façon dont on me le dévoilait était de véritables reproches ; alors des sentiments de honte, de gêne, d'injustice se révélèrent en moi : pourquoi moi, pourquoi m'accable-t-on de cette façon ? Qu'ai-je fait de mal pour mériter cela ?

« Les régimes ont commencé à 13 ans, régimes qui n'ont fait qu'aggraver les choses car mal gérés en pleine croissance, ils étaient voués à l'échec. D'où un accroissement de mon poids au fur et à mesure de mes tentatives : la diète, le régime protéiné, le coucher à 6 heures du soir avec un demi-poulet dans le ventre pour toute la journée. Tout s'est empiré, le mal-être que je ressentais s'intensifiait, les échecs que je subissais aggravaient les choses, le mépris d'autrui m'achevait.

« J'ai vécu dans la laideur, la souffrance le surpoids (61 kilos pour 1,57 m) ce qui n'était pas dramatique lorsque je prends du recul. La méchanceté et la bêtise des gens peuvent détruire une partie de la jeune fille.

« Donc, toute mon adolescence jusqu'à l'âge de 20 ans fut horrible par rapport à mon physique, d'autant plus que la colère que je cachais en moi rejaillissait sur la façon dont je m'habillais ce qui n'arrangeait pas les choses.

« À 21 ans, mon corps ainsi que les traits de mon visage se sont affinés, je me suis sentie mieux, mais le mal était fait, je n'avais pas reçu de soutien suffisant dans toute cette période qu'est l'adolescence et le traumatisme était inscrit en moi.

« Je suis partie en croisade psychothérapeutique pour guérir ce mal qui me rongeait moins douloureusement mais sûrement, après plusieurs années de thérapies diverses (psychologie, psychiatrie, associées à tout un arsenal de médecine douce comme la sophrologie, le yoga, l'acupuncture, le sport pour évacuer, l'amour évidemment, et j'en passe). Rien ne changeait réellement, elles étaient trop ancrées en moi ces douleurs injustes, ce physique que l'on me reprochait et par lequel on me comparait sans cesse à ma sœur qui était le contraire de moi. »

Situation clinique : il fallait privilégier une intervention. Ingrid est en demande de résilience et la rhinoplastie est certainement celle qui répond le mieux à cette problématique. L'intervention sera suivie de plusieurs autres : liposuccion et lipostructure du visage avec blépharoplasties.

Imaginaire : « Pour moi, un retour aux sources ! »

Réflexion : : « Alors j'ai décidé de consulter des chirurgiens esthétiques pour améliorer mon image, une petite croisade là aussi. Heureusement que malgré tous mes défauts physiques, j'ai toujours été dotée d'un sens du discernement et de l'analyse plutôt intéressant... »

Solution et Satisfaction : « La chirurgie esthétique a réussi à me soigner de mes lourdes blessures que personne n'arrivait à estomper. Je mentirai en disant que je me sens extrêmement bien dans ma peau à chaque instant, mais je peux dire qu'aujourd'hui mon image me plaît vraiment. Je me plais et je plais beaucoup, le contraire de ce que je vivais avant, quel soulagement, quel poids on m'a enlevé, je n'ai plus ce boulet qui m'empêchait de m'envoler vers la réussite, l'amour, la sérénité, vers moi-même. Je ne prends aucune revanche sur la vie je ressens cela comme un retour aux sources, comme lorsque j'étais petite fille et que je me sentais bien avec mon corps, mon visage et mon cœur. »

Cas de Josyane âgée de 67 ans

Demande et Défaut : « Pour le moment, je réfléchis à la question d'une chirurgie ou d'une médecine esthétique possible à mon âge. Je suis tout à fait consciente du temps qui a passé et de ses conséquences sur mon visage et mon corps. En ai-je besoin ? Y a-t-il un effet préventif sur les effets de temps ? Autant de questions que je soumets au professionnel de l'art. »

Émotion : « Les petites rides se sont creusées tout autour de la bouche, l'ovale du visage a tendance à s'affaisser, les seins ne sont plus aussi fermes qu'avant. Mais cela ne me cause pas de grandes émotions. Il me semble que j'ai plutôt "bien vieilli" et je me sens parfaitement à l'aise dans mon corps comme dans mon esprit. »

Situation clinique : l'examen clinique n'a pas lieu d'être car Josyane n'exprime pas le désir de « subir » un acte médical. En outre, elle n'exprime pas de problème en relation avec son image.

Imaginaire : « J'ai l'impression de pouvoir encore plaire et, ce qui est le plus important à mes yeux, de me plaire telle que je suis. »

Réflexion : « Je n'ai aucune objection contre la chirurgie esthétique qui est toujours un peu réparatrice. Je pense qu'elle peut aider un grand nombre de femmes à se réconcilier avec leur moi intime. Si un jour, je ne me reconnaissais plus dans l'image que me renvoie le miroir, je suppose que je n'hésiterais pas à tenter une opération esthétique. »

Solution et satisfaction : « Mon image me satisfait et, tout compte fait, je n'ai pas besoin de la médecine. »

LA POITRINE

Cas de Suzanne âgée de 38 ans

Demande et Défaut : correction d'une poitrine trop petite et légèrement tombante. Perte de fermeté après deux grossesses.

Émotion : « C'est en regardant les photos d'il y a quinze ans que j'ai pris conscience de mon problème. Mes seins avaient changé, sûrement d'après moi, la conséquence de mes deux grossesses et régimes. Il est vrai que pendant des années, j'ai su profiter de "soutifs Wonderbra" qui valorisaient ma silhouette. Mais quelque part, ma poitrine me gênait, voire me manquait quand je la mettais a nu. »

Situation clinique : la ptôse est modérée, l'hypotrophie est intermédiaire (bonnet B). La poitrine manque de fermeté. Proposition de mise en place d'une prothèse anatomique sous le muscle grand pectoral par voie axillaire sous contrôle endoscopique. Souhait d'un bonnet C.

Imaginaire : « Je ne voulais pas me l'avouer avant mes grossesses, mais j'ai toujours désiré avoir une poitrine plus féminine. »

Réflexion : « J'ai, à ce moment-là, eu envie d'en parler à mon mari. J'ai attendu le temps de regarder des émissions relatives à la chirurgie esthétique et d'être rassurée par rapport aux témoignages et aux vécus de certaines personnes. Il fallait que j'affronte ce problème. J'ai décidé d'en parler à mon mari, celui-ci ne pensait pas que cela me préoccupait autant et il m'a donné son avis rapidement. »

Solution et Satisfaction : « Pour mon bien-être, il a compris que la chirurgie était une nécessité, il m'a laissée faire la démarche en février. Aujourd'hui, cela fait six mois que l'opération a eu lieu. Le résultat me satisfait pleinement. Si j'ai attendu jusqu'à maintenant, c'est parce que je suis certaine de ne plus vouloir d'enfant et qu'il est temps de penser à moi. »

La démarche de Suzanne est celle d'une réhabilitation féminine après avoir accompli son rôle de mère.

Cas de Caro âgée de 32 ans

Demande et Défaut : mise en place de prothèses mammaires pour correction d'une petite poitrine. Situation aggravée par deux grossesses.

Émotion : « Mon ami pense que c'est une grave erreur, lourde de conséquences, car pas sans danger : l'anesthésie, les maladies nosocomiales, le cancer, les prothèses percées, le renouvellement tous les dix ans, le coût de l'intervention. Et surtout quelle sera la réaction de nos enfants vis-à-vis de mon opération. Que pensera notre fille de 4 ans à l'âge de 16 ans ? Pour lui, tout ça, ce sont de mauvais chemins à prendre, qu'il faut s'accepter comme on est ou comme on devient (la femme subissant beaucoup de métamorphoses). Il n'est pas contre la correction d'un gros défaut (style nez mal formé, en plus, au milieu du visage). Mais les seins, personne ne les voit à part lui et moi. Il n'aime pas ce côté superficiel chez moi. Il souhaite, que par amour, j'y renonce, je lui ai répliqué que par amour, il accepte. Relation tendue et conflictuelle. Il voit que je n'en démords pas, alors il essaie par tous les moyens de m'en dissuader : menace, et mariage à la clé. »

Situation clinique : hypotrophie mammaire (bonnet A). Thorax plat. Pas de ptôse mammaire. Proposition de mise en place de prothèse anatomique sous le muscle grand pectoral par voie axillaire sous contrôle endoscopique. Souhait d'un bonnet C.

Imaginaire : la démarche de Caro est celle d'une réhabilitation féminine après avoir accompli son rôle de mère.

Réflexion : « Je me pose des questions sur son amour pour moi. Car j'estime que lorsqu'on aime quelqu'un, on doit l'aider à gérer ses complexes. La psychanalyse ne fait pas tout surtout lors de problèmes esthétiques, c'est tellement personnel, l'image que l'on a de soi, et puis le miroir est toujours là pour le rappeler. »

Solution et Satisfaction : « À une semaine de l'intervention le dialogue est revenu, car je n'ai rien changé dans mon comportement, ni mon amour vis-à-vis de lui. J'ai essayé de le rassurer sur le procédé de l'intervention, sur le chirurgien. Je lui ai fait comprendre que je ne faisais pas cela contre lui, mais pour moi, que c'était trop important et depuis longtemps, que je ne n'arrivais pas à accepter. Lui pense que par amour pour lui j'aurais pu renoncer. Je sais que c'est difficile pour lui, mais je reste positive. C'est un homme intelligent, ouvert, spirituel et qui m'aime, qui aime nos enfants et ce que nous représentons. Alors il finira par l'accepter à la vue de mon bien-être. Quinze jours se sont écoulés et me voilà avec une belle poitrine, plus belle encore que lorsque j'étais enceinte. Je suis contente et fière de la montrer devant mon mari, mes enfants, mes amies et surtout devant mon miroir. Finis les complexes : je me sens vraiment femme avec ce plus bel atout que sont mes seins. Mais quelle souffrance durant huit jours ! À chaque mouvement et surtout de la position couchée à celle de debout... Maintenant il reste quelques douleurs et quelques sensations étranges au toucher et au contact. Lorsque je frôle quelque chose. J'ai ressenti aussi des contractions mammaires. Je ne regrette rien, ça valait vraiment le coup. »

Huit mois après : « Je crois que je fais des envieuses... Toujours aussi satisfaite de ma poitrine, c'est tellement plus simple pour s'habiller ! Tout est mis en évidence, tout me va. Me voilà épanouie avec mes formes et si c'était à refaire, je le referai. Je le conseille d'ailleurs à mon entourage. »

La démarche de Caro est une réhabilitation de son statut de femme.

Cas de Carole âgée de 28 ans

Demande et Défaut : augmentation mammaire par prothèses.

Émotion : « Depuis l'adolescence mes seins m'ont toujours paru trop petits. Les premières formes arrivant je m'appliquais à les mettre en avant avec des balconnets, soutiens-gorge rembourrés et toutes les astuces inimaginables. Cela me permettait de me sentir mieux, plus féminine. Mais, déshabillée, il me manquait quelque chose. »

Situation clinique : le thorax est long, la taille marquée. La poitrine est légèrement asymétrique et hypotrophique. Décision : implants anatomiques de volumes différents par voie axillaire endoscopique et mise sous le muscle pectoral.

Imaginaire : « En effet, sans poitrine, à mes yeux, le symbole de féminité par excellence, je n'arrivais pas à m'accepter en tant que femme à part entière. Pourtant, les hommes étaient rassurants et trouvaient ma petite poitrine esthétique. Un jour, j'ai rencontré une femme mince comme moi avec des seins parfaits, d'un naturel surprenant. Sa poitrine généreuse en forme de poire était un régal pour les yeux et donnait envie d'y toucher. J'ai appris par la suite que la chirurgie esthétique faisait des merveilles et j'ai décidé de me lancer à mon tour. »

Réflexion : « Bien sûr, il n'a pas été facile de faire accepter à ma famille et mon entourage cette opération. Mes parents ne comprenaient pas mon mal-être, et ce qui leur paraissait un caprice portait atteinte à leur orgueil. Je n'étais plus la petite fille parfaite qu'ils avaient conçue. Quant à mon ami, il m'aimait telle que j'étais et il avait peur que cette expérience inconnue ne transforme notre relation, que des prothèses en plastique ne se mettent entre nous. »

Solution et Satisfaction : « Ma décision était prise. Quand je me suis réveillée avec ma nouvelle poitrine, le résultat était fabuleux, ni trop, ni trop peu, adapté à ma morphologie et en accord avec ce que j'attendais. Aujourd'hui, je suis comblée, je suis plus femme, je n'ai plus à tricher et mon chéri me trouve encore plus belle. J'ai beaucoup plus confiance en moi, épanouie comme jamais, une vraie renaissance. »

La démarche de Carole est celle d'une réalisation de son *imago* et de son statut féminin.

LA SILHOUETTE

Cas de Martine âgée de 55 ans

Demande et Défaut : correction du relâchement de la peau du ventre.

Émotion : « J'ai toujours regardé mon ventre comme un corps étranger, distendu, difforme, laid. J'avais honte. C'était comme si cette partie de mon corps avait emmagasiné mes chagrins, peines, douleurs, déceptions.

« L'adolescence, puis la première grossesse – celle qui m'a le plus abîmée physiquement – vécue dans tant de solitude, ma vie de femme ensuite, très difficile. Au fur et à mesure je voyais ce ventre se déformer, monstrueux, malgré le sport, les régimes, tous les efforts… »

Situation clinique : l'examen clinique met en évidence un relâchement de la peau de l'abdomen avec une cicatrice qui barre l'abdomen et d'un excès graisseux abdominal, des hanches et du dos.

Imaginaire : « Je le rejetais (la symbolique du ventre n'est pas anodine !). Je suis intimement persuadée que notre corps imprime et manifeste nos souffrances morales, d'une façon ou d'une autre (maladies, disgrâces, etc.), c'est aussi de ce fait un "avertisseur" lorsque l'on est attentif. »

Réflexion : « Je pars sur un nouveau chemin et pour cette raison j'ai aussi éliminé les traces physiques et matérielles qui me reliaient au passé. Je fais partie de ces êtres pour lesquels la guérison passe parfois par la mutilation de la chair et le dépouillement (sujet passionnant non ?!). J'ai donc décidé "d'effacer" ce ventre, de le reconstruire, de l'aimer enfin, surtout d'en prendre soin, de le faire vivre comme partie intégrante de mon corps. »

Solution et Satisfaction : « J'ai conscience que cette intervention est pour moi le maillon indispensable et ultime pour ma complète guérison morale et physique. Aujourd'hui, ma vie a beaucoup changé, en bien !

« Après un deuxième divorce que j'ai voulu, vécu dans un immense désarroi moral et affectif, de longues années de souffrance, j'ai guéri au fil des mois, je me suis retrouvée, j'ai beaucoup appris sur moi-même et la relation à l'autre. J'ai tourné les pages, lentement mais sûrement. Comme beaucoup j'ai fait le bilan de ma vie et j'ai décidé d'être enfin heureuse, en accord avec l'être que je suis profondément. Pour cela j'ai pris beaucoup de recul, j'évite les regrets car ces étapes étaient nécessaires à mon évolution, je regarde devant moi, sans amertume, j'ai commencé ma "troisième vie" sur cette Terre et… J'AIME la vie.

« Parfois je le tâte, le caresse en me disant est-ce bien vrai ? mais *oui*, et chaque fois c'est un bonheur de constater qu'il est plat, que ma taille a une courbe, que c'est bien la réalité…, que mon corps est regardable. Et comme je le disais plus haut c'est réussi ! »

Martine est en situation de résilience et a compris les enjeux de cette intervention.

Cas de Nathalie âgée de 38 ans

Demande et Défaut : amélioration de la silhouette.

Émotion : « On oublie sa propre personnalité, puis un jour, on perd son identité face aux épreuves de la vie puis on occulte, on perd l'estime de soi et on laisse son corps qui, semble-t-il, ne sert plus qu'à cacher une souffrance intérieure. Mais, malgré tout, un jour, on décide de faire marche arrière pour prouver aux autres, et surtout se prouver, que l'on est, que l'on existe aussi physiquement. Mais au bout du chemin se trouvent les restes, les ruines de cette destruction, et l'on fait appel à un chirurgien, sans penser que cela puisse être un SOS... »

Situation clinique : relâchement de la peau abdominale. Excès graisseux de l'abdomen, de la taille et des hanches. La paroi abdominale est bonne. Décision : abdominoplastie et liposuccion du tronc.

Imaginaire : « Lorsqu'on m'a demandé ce que je voulais, je n'avais pas encore conscience que je reprenais ma vie en main. »

Réflexion : « Si j'ai eu besoin de cet acte chirurgical, c'était pour effacer ce long moment d'égarement. »

Solution et Satisfaction : « Du voyage intérieur vers l'ouverture, il manquait finalement quelques coups de bistouri... Bien sûr le raccourci est volontaire, mais, sans cet acte je ne me sentirais pas totalement libérée. Puis l'espoir, l'opération, et on se réveille une autre, dans son corps, le vrai, celui que l'on aurait jamais dû quitter. »

La démarche de Nathalie est celle d'une résilience.

Cas de Michel âgé de 38 ans

Demande et Défaut : amélioration de la silhouette.

Émotion : « Je me suis retrouvé à 38 ans dans une impasse : beaucoup trop de kilos, pas d'activité sportive régulière et de grandes difficultés à faire un régime, car impossible de résister à une bonne bouteille de vin ou à un risotto... Je pense que ma prise de poids est le cocktail d'une prédisposition héréditaire à l'embonpoint, d'une alimentation déséquilibrée étant plus jeune, d'une franche orientation épicurienne (j'en ai fait mon métier!), d'une longue période où ma carrière et la naissance de mon fils n'ont laissé aucune chance au sport. En me regardant dans le miroir, j'ai vu mon père et je me suis senti vieux. Il me fallait un déclencheur, un tremplin... »

Situation clinique : Michel présente un excès pondéral qu'il n'arrive pas à perdre malgré des régimes répétitifs. Il présente un excès graisseux au niveau de l'abdomen et des hanches. Une liposuccion du tronc a été proposée avec pour contrat l'observance d'une discipline alimentaire.

Imaginaire : « J'ai trouvé cela très simple (du point de vue du patient bien sûr) et contemporain, un peu à l'image du zapping, on rentre le matin et le soir on a un corps différent... »

Réflexion : « Alors pourquoi ne pas utiliser cette méthode rapide, efficace et déjà éprouvée depuis de nombreuses années ? Le seul obstacle, c'est le prix... »

Solution et Satisfaction : « Mais dans ce pays, on s'entoure de toute la sécurité pour le patient et cela a un coût... Il vaut mieux payer un peu plus... Rendez-vous rapide pour l'opération (je n'ai pas voulu dire trop rapide), reprise possible du travail sous 48 heures, encouragement de mon épouse... C'est décidé, on y va ! Réveil très douloureux... l'infirmière est sympa et présente. Retour à la maison... C'est fini !

« Moralement, sentiment d'un renouveau, d'un "nettoyage". Plus de gêne à la plage, en chemise... J'ai repris dès le mois qui a suivi une activité sportive. Je surveille mon régime alimentaire. Je rentrerai dans mes 40 ans avec une nouvelle hygiène de vie qui va influencer ma vie quotidienne. Je n'ai aucun regret, au contraire, je conseille aux hommes dans mon cas (j'en connais) d'en faire autant. Je n'en ai pourtant pratiquement pas parlé autour de moi (il faut dire que ma femme s'en est chargée).

« Les détracteurs dans mon entourage pensent que c'est une faiblesse et donc un luxe. Ils pensent qu'il suffit d'un peu de volonté et de faire un régime. Peut-être… mais ce n'était pas mon cas. En lisant le livre d'or dans la salle d'attente, on s'aperçoit que les gens aspirent à être un autre ou plutôt à être soi mais sous une autre apparence. Cette apparence pouvait être acceptée par un long travail physique ou psychologique, aujourd'hui elle est balayée d'un geste technique. On peut passer à autre chose tout de suite et ne pas s'encombrer d'un long travail sur soi… »

La démarche de Michel est celle de la réalisation de son *imago* à un moment important de sa vie, le relais avec son père.

Cas de Perrine âgée de 21 ans

Demande et Défaut : liposculpture de la silhouette.

Émotion : « Pendant mon adolescence, j'ai été complexée par les formes de mon corps, j'avais ce qu'on appelle la culotte de cheval et j'avais beau faire tous les régimes existants pour essayer d'y remédier, je maigrissais de partout sauf d'où j'en avais vraiment besoin. Je ne pouvais pas m'habiller comme je le voulais, je n'aimais pas me montrer en maillot de bain ou en tenue moulante comme le faisaient mes copines, je m'interdisais des sorties ou activités pour ne pas me montrer en public et de ce fait, j'ai perdu confiance en moi. »

Situation clinique : la silhouette présente une dysharmonie de forme. Proposition d'une liposculpture de la silhouette.

Imaginaire : « Cela s'est particulièrement traduit quand je suis arrivée sur le marché du travail. En effet avant de sauter le pas et donc de me faire liposucer, j'avais beaucoup de difficultés à être crédible face à des employeurs, les entretiens d'embauche se déroulaient presque tous de la même façon : je me faisais toute petite au fond du siège, manquant d'assurance et attendant les questions pour y répondre timidement. »

Réflexion : « Je n'arrivais pas à me sentir à mon aise, j'étais toujours préoccupée inconsciemment par ce complexe que j'essayais de cacher par des pulls amples. »

Solution et Satisfaction : « La liposuccion est un moyen d'effacer ses complexes et d'optimiser l'estime de soi. Après l'intervention esthétique, j'ai passé trois entretiens consécutifs pour du travail et je me suis rendu compte que mon comportement avait totalement changé. Je me tenais droite sur la chaise, je n'avais pas peur de prendre la parole, je me sentais bien dans ma peau, j'avais repris confiance. Pour l'anecdote, suite à ces entretiens, les trois réponses furent positives, j'ai donc pu choisir la meilleure proposition. À ce jour, je fais toujours partie de la même entreprise et je n'ai plus de complexe. Je peux dire que la chirurgie a contribué à changer ma vie. »

La démarche de Perrine est celle d'une résiliation d'un complexe.

LE NEZ

Cas d'Ismaël âgé de 23 ans

Demande et Défaut : rhinoplastie.

Émotion : « Depuis que je suis petit, je suis complexé par mon nez, car je suis d'origine africaine, j'avais des traits écrasés et plus larges que mes amis européens. Ce n'est pas que je n'en sois pas fier, mais je me suis tout de suite senti différent et donc j'en ai fait un complexe qui m'a suivi pendant des années. Jusqu'à aujourd'hui pour parler aux gens, je le faisais de profil, alors qu'à mon âge, on sort et on s'amuse, on rencontre des gens. Mais moi, moins j'en voyais, mieux c'était. J'avais l'impression qu'on ne voyait que ça, surtout le matin au réveil. »

Situation clinique : le nez est large, la pointe épatée. Le projet est une rhinoplastie par apposition de greffes cartilagineuses prises dans le septum et d'une diminution de taille des narines.

Imaginaire : l'histoire d'Ismaël est celle d'une intervention pour cause ethnique.

Réflexion : « Parce que j'avais une image précise de sa forme et que ça devait être autrement. »

Solution et Satisfaction : « Alors je décide que lorsque j'en aurais les moyens, je me ferais opérer. Aujourd'hui, c'est fait. J'ai comme un boulet de moins attaché à mon visage. »

Cas de Maïté âgée de 32 ans

Demande et Défaut : rhinoplastie.

Émotion : « C'était souvent Cyrano qu'on m'appelait, ou bien pour les étrangers qui s'interrogeaient sur ma nationalité, c'était "Ah, Française ! Ça explique votre nez." Je n'ai jamais vu le lien, mais la pierre avait été jetée et chaque fois mon cœur se serrait de honte, de colère et d'impuissance. Pendant des années, j'ai tenté, difficilement, de cacher ce nez qui m'a tant pesé, à l'école, avec mes amis et dans mes relations. J'avais cette technique d'éviter de me montrer de profil, de faire en sorte que mes interlocuteurs ne voient que la face de mon visage. La prévision d'un repas entre amis me mettait dans un état d'anxiété... Toujours aux aguets, redoutant sans cesse le regard des autres, qu'il s'agisse d'un camarade de classe ou bien même de la boulangère du coin.

« Et puis un jour, à l'âge de 22 ans, je décide de rencontrer une spécialiste en chirurgie plastique. La consultation s'est ainsi déroulée : je prends place en face de cette dame, je suis très timide et surtout extrêmement gênée de parler d'un problème que je considère comme intime. Je remarque aussi cet accueil assez froid qui me met encore plus mal à l'aise. Je lui explique que je suis ici car mon nez est un obstacle à mon épanouissement dans la vie. Je précise qu'il s'agit d'un obstacle d'ordre psychologique et non pas physique. Cette dame me demande de placer mon visage de profil et me lance très sèchement un : "Je vous rassure tout de suite, il ne s'agit pas d'un problème psychologique, vous avez un réel problème." À sa demande je me lève, les jambes tremblantes, afin d'être examinée de plus près. Elle m'annonce avec la plus grande finesse du monde que mon nez présente, en plus d'une forte protubérance, une extrémité en forme de fesse. Je conclus cet entretien en l'informant que je vais réfléchir à la question. Ce que je sais, en revanche, c'est que ce sentiment de colère m'a amenée à ne pas avoir recours à la chirurgie esthétique et j'ai appris, petit à petit à accepter mon visage et son défaut.

« J'ai vécu dix années en mettant de côté cette obsession qui ne me laissait pas vivre sereinement. Je pense y être assez bien parvenue et très étrangement, les remarques gratuites et méchantes se sont faites de plus en plus rares. J'ai aussi appris à banaliser mon problème en pratiquant une certaine autodérision, par protection probablement et un peu comme une thérapie. En tous les cas, j'en ai fait un succès personnel. Je ne saurai jamais ce qui a poussé cette femme à faire usage d'aussi peu de tact. Peut-être a-t-elle cherché à provoquer une réaction de colère en moi dans l'intention de m'amener à m'accepter telle que je suis. Ou bien elle avait pour objectif de compléter son agenda... En tout cas, je l'ai interprété comme un "vous êtes vraiment laide, on ne peut pas vous laisser dans cet état". Très blessant. »

Situation clinique : il y a une bosse sur l'arrête, et la pointe est projetée. Proposition : rhinoplastie de diminution.

Imaginaire : « Depuis ces dix dernières années, je n'ai pas laissé mon nez être un obstacle dans ma vie professionnelle, sociale et amoureuse. J'ai regardé autour de moi, j'ai vu des gens très malheureux alors j'ai estimé que finalement je n'étais pas si mal lotie. Je me suis mieux acceptée, me suis sentie plus à l'aise avec moi-même et, par conséquent, les autres aussi. Et puis, si le monde des adultes peut être difficile, celui de l'enfance et de l'ado-lescence peut être bien plus ingrat. Je pense que cette acceptation de soi, dans mon cas, s'est aussi opérée plus facilement, puisque je basculais parallèlement dans un monde plus adulte. »

Réflexion : « J'ai maintenant 32 ans et je fais aujourd'hui appel à la chirurgie esthétique afin de corriger ce nez. Cela peut paraître un peu surprenant quand on vient de lire les lignes qui précèdent. Je suis revenue sur le problème de mon nez, de façon assez subite d'ailleurs, et j'ai tout d'un coup réalisé que son accep-tation pendant ces dix années ne s'était faite qu'à moitié ou de façon superficielle. Je ne peux expliquer ce problème oublié qui vient de resurgir sans évoquer un traumatisme de la route datant de l'an dernier et qui aurait pu m'être fatal. Je pense que ce désir de changement est en partie lié à cet accident. »

Solution et Satisfaction : « J'ai depuis ce souci permanent de profiter de la chance qui m'a été donnée d'être encore de ce monde, je suis à la quête d'un certain bien-être et d'une qualité de vie qui ne peut exister si je ne m'occupe pas d'abord de ma petite personne. Je suis en outre, convaincue que corriger mon nez apportera un nouvel élan dans ma vie et pourra contribuer à une plus grande confiance dans mes actions. »

La démarche de Maïté est celle d'une réconciliation avec son *imago*.

L'écrin et le joyau

Le développement considérable de la chirurgie esthétique depuis une cinquantaine d'années a été amplifié par l'expansion parallèle des médias qui ancrent nos sociétés dans un monde d'apparences. Le cinéma en premier lieu, depuis les années 1920 du siècle précédent, puis la télévision depuis les années 1950, nous ont habitués à vivre dans un flux de simulacres dont nous ne pouvons plus nous passer. Le récit de la caverne, que Platon utilisa pour décrire la condition de l'homme, n'est plus aujourd'hui un mythe, mais une réalité. Pouvons-nous, et voulons-nous même, échapper à cette prolifération d'images que nous consommons sur tous les supports, des écrans de cinéma aux écrans de télévision et des écrans d'ordinateur aux tablettes tactiles ? N'importe quelle association, n'importe quel groupe et n'importe quel individu peuvent diffuser ou enregistrer instantanément des torrents d'images provenant de films et de séries télévisées sur des millions de sites différents. Les plus consultés, YouTube, Dailymotion, Metacafe, Facebook, Twitter, mais également Youporn ou Mypornmotion, ont des centaines de millions, sinon des milliards d'utilisateurs quotidiens. L'image règne désormais sur un vidéomonde voué à la dévotion des apparences. Elle ne pouvait donc laisser à l'écart l'être humain qui est soumis à ce désir d'incessantes métamorphoses. Le monde virtuel devient réel quand le geste chirurgical modèle les visages et les corps pour entrer à son tour dans la ronde des apparences.

Le succès de la chirurgie esthétique se mesure ainsi, non seulement à son développement économique, mais à sa diffusion médiatique qui amplifie le désir de changer d'apparences de nos sociétés. L'une des séries télévisées les plus célèbres aux États-Unis, qui est diffusée dans le monde entier, est la série *Nip/Tuck* créée en 2003 sur le réseau FX Network[1]. Elle est consacrée au monde de la chirurgie esthétique. L'expression américaine *nip tuck* qui signifie « serré », « au quart de poil », est prise ici dans le sens chirurgical d'« inciser », *to nip*, et de « replier », *to tuck*, pour rappeler l'opération de la rhytidectomie. Elle consiste à corriger l'affaissement de la peau en la décollant afin de mieux la retendre. Il s'agit donc d'un *lifting* ou d'un *lissage* qui supprime toute ride par la tension de la peau. On peut aussi l'interpréter comme le lissage de la conscience des téléspectateurs qui sont absorbés par la mode dominante pour laquelle, selon le mot de Marshall McLuhan, « *the medium is the message*[2] », ce que nous pouvons traduire par « l'image médiatique est son propre contenu ».

Cette série télévisée est en effet emblématique d'un contenu idéologique indissociable de sa présentation formelle. Elle joue sur le dualisme habituel des héros, dans la lignée du bon Dr Jekyll et du méchant Mister Hyde, ou, si l'on préfère, dans l'opposition de la chirurgie esthétique vertueuse et de la chirurgie esthétique vicieuse. Sean McNamara et Christian Troy sont deux chirurgiens plastiques associés qui possèdent une clinique à Miami, plus tard à Los Angeles, où ils opèrent les patients les plus divers. Les deux hommes sont aussi dissemblables qu'on peut l'être, Sean étant le docteur exigeant qui suit une morale stricte, du moins en apparence, alors que son ami Troy n'hésite pas à côtoyer l'illégalité pour accroître sa clientèle. Tout un cortège de personnages étranges tourne autour de cette clinique chirurgicale, dont le Découpeur, un violeur masqué qui réduit ses victimes en tranches, une star du cinéma pornographique, des toxicomanes et des proxénètes, des scientologues et des trafiquants d'organes, et finalement les producteurs d'une série télévisée médicale, *Cœurs et*

Scalpels ! En devenant acteur pour cette série et en changeant d'apparence, Sean sortira du monde de la médecine et de la chirurgie pour entrer dans celui de la publicité et de la télévision. Les apparences sont d'autant plus sauves que des vedettes célèbres ont participé à certains épisodes en tant que *guest stars*, comme Catherine Deneuve, Vanessa Redgrave, Anne Heche, Jacqueline Bisset, Brooke Shields, Lauren Hutton ou Larry Hagman, l'inoubliable interprète du rôle de JR Ewing dans *Dallas*.

La chirurgie esthétique, aidée désormais par la fiction télévisée, réactive les plus vieux mythes de l'humanité. La conquête de la beauté et la préservation de la jeunesse témoignent du désir humain d'échapper au temps pour participer à l'éternité. Quand Spinoza écrivait que, à tout moment, « nous sentons et faisons l'épreuve que nous sommes éternels », il parlait, certes, de l'essence de l'esprit, mais en précisant que cet esprit « enveloppe l'essence du corps sous l'espèce de l'éternité[3] ». La recherche d'une pérennité du corps telle que l'exprime la jeunesse, dont l'éclat passager se nomme beauté, est donc naturelle et caractéristique de la nature humaine. Nous croyons implicitement, non seulement qu'il est *bon* d'être jeune et beau, mais que la beauté et la jeunesse sont le *bien* lui-même, c'est-à-dire un absolu dont il faut nous rapprocher. Même si nous n'avons pas lu une ligne de Platon, nous pressentons avec lui que la beauté a reçu « le pouvoir d'être ce qui se manifeste avec le plus d'éclat et ce qui suscite le plus l'amour[4] ». Mais est-il alors légitime de prendre des risques en tentant de forcer la chair à devenir beauté par l'incision du corps ? Si la beauté est bien un pur éclat de lumière, c'est-à-dire une apparence qui attire tous les regards, elle ne joue que sur un « apparaître » qui est voué à disparaître, et donc à échouer dans son désir d'éternité.

L'une des plus graves erreurs de la chirurgie esthétique a été de croire, un temps, à une forme parfaite de la beauté. Or c'est une illusion de croire que l'on pourrait accéder à cette beauté idéale en faisant l'abstraction du corps. Platon lui-même, pas plus que l'art grec, n'a enseigné cela. L'idée de beauté est toujours *incarnée* dans une chair sans pouvoir être atteinte dans cette chair ou au-delà de cette chair. L'apparence, c'est là son paradoxe, résiste à la révélation ultime de l'être. Elle demeure toujours une apparence, changeante certes, mais toujours manifeste sans livrer son secret. Il y a bien un secret que la chirurgie et la philosophie, mais aussi l'art et la science, tentent de pénétrer : c'est le secret de l'*être de l'apparence*. L'apparence n'*est*-elle qu'une *apparence*, c'est-à-dire une présence passagère qui va laisser la place à d'autres présences tout aussi passagères sans jamais se fixer en une *essence* pérenne ?

Quand on pèle un oignon, on enlève peu à peu une série de pelures qui diminuent à mesure jusqu'à ce que l'oignon ait disparu. On ne trouve jamais de noyau. L'apparence humaine aurait-elle une structure en pelure d'oignon telle que ses manifestations disparaîtraient au fil du temps jusqu'à l'anéantissement final ? L'être se serait alors évanoui sous le flux des apparences qui serait la seule vérité. Ce serait oublier que, comme la conscience est toujours conscience de quelque chose, l'apparence est toujours apparence de quelque chose même si elle demeure cachée. Et c'est ce quelque chose, ce *je ne sais quoi*, qui constitue ce que nous sommes. La chirurgie esthétique le montre doublement. D'une part, là où l'apparence reste à la surface, la chirurgie incise cette surface et pénètre le corps comme si elle cherchait l'âme, ou, à tout le moins, cette présence à soi que nous nommons l'*imago*. Et cette *imago* est bien intérieure en tant qu'elle commande toutes les apparences. D'autre part, en modifiant en surface le visage et le corps sans modifier les organes internes, parce qu'elle veut s'en tenir à la seule surface, c'est-à-dire à la peau, la chirurgie esthétique révèle, selon le mot de Valéry, que « *ce qu'il y a de plus profond dans l'homme, c'est la peau* ».

Le poète n'avait pas tort. Lors de l'embryogenèse, le premier feuillet ou couche de cellules à apparaître est celui de l'ectoderme, ou ectoblaste, qui va former l'épiderme de la peau, la cornée des yeux, l'émail des dents et le système nerveux central. *Ektos*, en grec, signifie « en dehors ». C'est le dehors, celui qui *apparaît*, qui va former le dedans, celui qui n'apparaît pas, comme si, pour suivre encore Valéry, toutes les choses qui nous composent

étaient des « *inventions de la peau*[5] » ! Nous sommes des ecto-
dermes dont notre profondeur humaine est issue et qui se manifeste d'apparence en apparence. Et c'est ce jeu incessant de
manifestations qui constitue insensiblement, à travers notre histoire, notre être intime. Il ne s'ensuit pas que celui-ci n'existe pas.
Bien au contraire, il est ce que notre *imago* tente à tout moment
de retrouver pour coïncider avec lui et se reconnaître soi-même
comme on veut être reconnu par les autres.

Quand Nietzsche avançait qu'« il n'y a pas de belle surface
sans une profondeur effrayante[6] », il prenait conscience que cet
effroi tient à l'impossibilité pour la surface de sonder sa profondeur. La chirurgie esthétique ne prétend pas révéler à chaque
patient son image ultime pas plus qu'elle ne peut modifier totalement son apparence. Elle peut cependant, en postulant que l'apparence est semblable à un écrin, dévoiler ce qui est à l'intérieur et
qui est semblable à un joyau. Ce joyau à protéger, nous n'y insiste-
rons jamais assez, est la dignité de la personne. Pour la rétablir,
quand elle a été mise en péril par une apparence défectueuse, il ne
faut pas laisser la parole à une chirurgie nommée excès. En accep-
tant les limites de cette spécialité médicale, comme nous accep-
tons les limites de toute technique, nous pourrons avoir prise sur
l'apparence comme sur l'être de la personne. Mais, pour cela, il
faudra écouter la leçon qu'évoque, pour chacun de nous, une chirurgie nommée *DÉSIRS*.

ANNEXES

Test de l'image du corps (*DFSI*[1])

Voici une série d'énoncés sur la perception de votre corps. Indiquez dans quelle mesure chaque énoncé vous concerne personnellement en inscrivant à côté de chacun le chiffre qui correspond le mieux à votre réponse d'après l'échelle suivante : pas du tout = 0, un peu = 1, assez = 2, beaucoup = 3, énormément = 4.

Partie A (pour les deux sexes) :

1. Je suis moins attirant(e) que je le voudrais.
2. Je suis trop gros(se).
3. J'aime que l'on me voie en maillot de bain.
4. Je suis trop maigre.
5. Je serais mal à l'aise que mon partenaire me voie nu(e).
6. Je suis trop petit(e).
7. Il y a des parties de mon corps que je n'aime pas du tout.
8. Je suis trop grand(e).
9. Je suis trop poilu(e).
10. J'ai un visage attrayant.

Partie B (pour les hommes seulement) :

11. J'ai un corps bien proportionné.
12. Je suis satisfait de la grosseur de mon pénis.
13. Les femmes trouvent que j'ai un corps attirant.

14. Je suis agile et athlétique.

15. Je suis satisfait de ma condition physique.

Partie C (pour les femmes seulement):

11. Je suis bien faite et bien proportionnée.

12. J'ai de beaux seins.

13. Les hommes trouvent que j'ai un corps attirant.

14. J'ai de belles jambes.

15. Je suis satisfaite de l'apparence de mon vagin.

Calcul du score: faire la somme de la valeur des chiffres, en modifiant la valeur des énoncés 3 et de 10 à 15 qui est inversée: pas du tout = 4, un peu = 3, assez = 2, beaucoup = 1, énormément = 0.

Le résultat s'échelonne entre 0 pour une excellente IDC et 60 pour une très mauvaise IDC, 30 constituant une moyenne.

Test de l'image de soi
(Échelle de Morris Rosenberg[2])

Voici une série d'énoncés sur l'estime de soi. Indiquez dans quelle mesure chaque énoncé vous concerne personnellement en inscrivant à côté de chacun le chiffre qui correspond le mieux à votre réponse d'après l'échelle suivante: Tout à fait d'accord = 3, d'accord = 2, pas d'accord = 1, pas du tout d'accord = 0.

1. En général, je suis satisfait(e) de moi.

2. Il m'arrive de penser que je ne suis pas bon(ne) du tout.

3. J'ai l'impression d'avoir un certain nombre de qualités.

4. Je suis capable de faire aussi bien que la plupart des gens.

5. Je crois que je n'ai pas grand-chose dont je puisse être fier(ère).

6. De temps en temps, je me sens totalement inutile.

7. Je pense que je suis quelqu'un de qualité, au moins égal aux autres.

8. J'aimerais avoir davantage de respect pour moi-même.

9. Finalement, j'ai tendance à penser que je suis un(e) raté(e).

10. J'ai une attitude positive envers moi-même.

Faire la somme des chiffres. Plus le score est élevé plus l'estime de soi élevée. Un résultat en dessous de 15 suggère une estime de soi basse.

Test de l'*imago* dans la chirurgie esthétique
(Delmar et Mattéi[3])

1) Répondez à l'item qui correspond le mieux à votre situation :
   a) J'ai toujours eu beaucoup d'amour autour de moi.
   b) Je m'aime bien.
   c) Ça pourrait être mieux.
   d) Je n'aime pas ce que je suis.
   e) On ne m'a jamais vraiment aimé.
2) Répondez à l'item qui correspond le mieux à votre situation :
   a) J'ai beaucoup de qualités et peu de défauts.
   b) J'ai plus de qualités que de défauts.
   c) J'ai autant de qualités que de défauts.
   d) J'ai beaucoup de défauts et peu de qualités.
   e) J'ai plus de défauts que de qualités.
3) Répondez à l'item qui correspond le mieux à votre situation :
   a) Je réussis toujours ce que j'entreprends.
   b) Je réussis parfois ce que j'entreprends.
   c) Je réussis de temps en temps ce que j'entreprends.
   d) Je réussis rarement ce que j'entreprends.
   e) Tout ce que je fais, je le rate.
4) Répondez à l'item qui correspond le mieux à votre situation :
   a) J'aime mon corps et je le montre facilement.
   b) J'aime peu mon corps, mais je le montre facilement.
   c) J'aime mon corps et je ne le montre pas facilement.
   d) Je n'aime pas mon corps et je ne mets jamais en maillot.
   e) Je n'aime pas mon corps et je ne me montre jamais nu(e).
5) Répondez à l'item qui correspond le mieux à votre situation :
   a) La représentation idéale de ce que je pourrais être n'entre pas dans mes préoccupations.
   b) La représentation idéale de ce que je pourrais être est impossible à obtenir.
   c) La représentation idéale de ce que je pourrais être n'est plus possible.

    d) J'aimerais bien être comme la représentation idéale de ce que je pourrais être.

    e) Je rêverais bien d'être comme la représentation idéale de ce que je pourrais être.

6) Quel est le motif de votre demande ?

    a) Améliorer un défaut.

    b) Me sentir bien dans ma peau.

    c) Améliorer ma vie.

    d) Améliorer une dépression.

    e) Changer ma vie.

7) Qu'est-ce qui vous a décidé de prendre une consultation de chirurgie esthétique ?

    a) Moi-même.

    b) Mon miroir.

    c) Mon (ma) conjoint(e).

    d) Un(e) ami(e).

    e) Mon travail.

8) Qu'attendez-vous de la chirurgie esthétique ?

    a) Me sentir plus beau (belle).

    b) Me sentir plus jeune.

    c) Me sentir plus attirant(e).

    d) Être une star.

    e) Me transformer.

9) Êtes-vous prêt(e) à avoir une opération de chirurgie esthétique ? (choisir 3 items)

    a) J'ai pris le temps qu'il fallait.

    b) J'ai peu de temps.

    c) Je n'ai pas de temps.

    d) Mon entourage est averti.

    e) Mon entourage n'est pas averti.

    f) J'ai compris les risques de l'intervention.

    g) Je ne veux pas connaître les risques.

Questions 1 à 8 : a = 4, b = 3, c = 2, d = 1, e = 0.

Question 9 : a = 2, b = 1, c = 0, d = 2, e = 0, f = 2, g = 0.

De 38 à 20 vous êtes prêt(e).

De 15 à 10 vous n'êtes pas encore prêt(e).

De 8 à 0 vous n'êtes pas prêt(e).

Test de dépression d'Hamilton

Le test de dépression, ou Échelle de dépression d'Hamilton[4], est l'un des plus utilisés par les professionnels de la santé pour évaluer le niveau de dépression des patients et son évolution après un traitement médicamenteux, une psychothérapie ou un acte de chirurgie esthétique.

Ce test permet également une autoévaluation de son niveau d'humeur. L'autoévaluation rend ce test moins fiable.

Le test comporte 17 propositions. Pour chacune d'elles, choisissez l'affirmation qui convient le mieux.

1 – Humeur dépressive (tristesse, sentiment d'être sans espoir, impuissant, autodépréciation) :

    0. Absent.

    1. Ces états affectifs ne sont signalés que si l'on interroge le patient.

    2. Ces états affectifs sont signalés spontanément lors de l'interrogatoire.

    3. Ces états affectifs sont communiqués de manière non verbale (par exemple, l'expression faciale du patient, son attitude, sa voix, sa tendance à sangloter).

    4. Le patient ne communique pratiquement que ces états affectifs dans sa communication spontanée verbale et non verbale.

2 – Sentiments de culpabilité :

    0. Absent.

Le patient s'adresse des reproches à lui-même, il a l'impression d'avoir causé un préjudice aux gens.

Idées de culpabilité ou rumination des erreurs passées ou des actes condamnables.

La maladie actuelle est une punition. Idées délirantes de culpabilité.

Le patient entend des voix qui l'accusent ou le dénoncent ; il a des hallucinations visuelles menaçantes.

3 – Suicide :

    0. Absent.

Le patient a l'impression que la vie ne vaut pas la peine d'être vécue.

Il souhaite être mort ou a des pensées de mort contre lui-même.

Idées ou geste suicidaires.

Tentatives de suicide.

4 – Insomnie en début de nuit :

    0. Pas de difficulté à s'endormir.

Difficulté occasionnelle à s'endormir (c'est-à-dire plus d'une demi-heure).

Difficulté quotidienne à s'endormir.

5 – Insomnie en milieu de nuit :

    0. Pas de difficulté.

Le sommeil est agité et troublé durant la nuit.

Réveils pendant la nuit (coter le nombre de réveils).

6 – Insomnie du matin :

    0. Pas de difficulté.

La personne se réveille de très bonne heure, mais se rendort.

La personne est incapable de se rendormir si elle se réveille.

7 – Travail et activités :

    0. Absent.

Pensées et sentiments d'incapacité, de fatigue ou de faiblesse lors d'activités professionnelles ou de loisir.

Perte d'intérêt pour les activités professionnelles ou de loisir, rapporté directement par le patient, ou indirectement par une attitude apathique, indécise et hésitante (impression de se forcer pour ces activités).

Diminution du temps réel consacré à des activités, diminution de productivité.

Arrêt de travail en raison de la maladie actuelle.

8 – Ralentissement (lenteur de pensée et du langage, difficulté de concentration, activité motrice diminuée) :

Pensée et langage normaux.

Léger ralentissement lors de la consultation.

Ralentissement manifeste lors de la consultation.

Entrevue difficile.

État de stupeur.

9- Agitation :

Aucune.

Le patient a des crispations, des secousses musculaires.

Il joue avec ses mains, ses cheveux.

Il bouge, il ne peut rester assis tranquille.

Il se tord les mains, se ronge les ongles, s'arrache les cheveux, se mord les lèvres.

10 – Anxiété psychique :
    0. Aucune.
Tension subjective et irritabilité.
Le patient s'inquiète pour des problèmes mineurs.
Attitude inquiète apparente dans l'expression faciale et le langage.
Peurs exprimées sans être questionné.

11 – Anxiété physique : les concomitants physiques de l'anxiété gastro-intestinaux (bouche sèche, troubles digestifs, diarrhée, coliques, éructations), cardio-vasculaires (palpitations, céphalées), respiratoires (hyperventilation, soupirs), pollakiurie, transpiration.
Absent.
Symptômes légers.
Symptômes modérés.
Symptômes sévères.
Symptômes invalidants.

12 – Symptômes somatiques gastro-intestinaux :
    0. Absent.
Perte d'appétit, mais le patient mange à peu près normalement sans s'y être incité.
Réduction marquée de l'appétit et de la prise de nourriture. Le patient a de la difficulté à manger sans être incité par d'autres. Demande de médicaments.

13 – Symptômes somatiques généraux :
    0. Absent.
Lourdeur dans les membres, le dos ou la tête. Douleurs dans le dos, la tête, les muscles. Perte d'énergie et fatigabilité.
L'un de ces symptômes est très marqué.

14 – Symptômes génitaux (tels que perte de libido, performance sexuelle altérée, perturbations des règles) :
Absents.
Légers.
Sévères.

15 – Hypocondrie :
    0. Absente.
Attention concernant le propre corps du patient.
Préoccupations sur sa santé.
Plaintes fréquentes, demande d'aide.
Idées délirantes hypocondriaques.

16 – Perte de poids :

    0. Pas de perte de poids.

Perte de poids probable associée à la maladie actuelle.

Perte de poids certaine selon le patient.

17 – Conscience de la maladie :

    0. Le patient reconnaît être déprimé et malade.

Il reconnaît être malade, mais l'attribue à la nourriture, au climat, au surmenage, à un virus, au besoin de repos.

Il nie être malade.

Plus la note est élevée, plus la dépression est grave :

De 10 à 13 : symptômes dépressifs légers.

De 14 à 17 : symptômes dépressifs légers à modérés.

Plus de 18 : symptômes dépressifs modérés à sévères.

Test de la sexualité

La sexualité est appréciée à travers un test *GSSI (Global Sexual Satisfaction Index)* tiré du *Derogatis Sexual Functioning Inventory*.

Il s'agit d'une échelle d'évaluation simple de la relation sexuelle du patient.

Il est demandé au sujet de choisir la situation qui lui semble la plus appropriée à sa relation sexuelle actuelle parmi les 9 propositions suivantes :

8. la relation sexuelle ne pourrait pas être meilleure.

7. excellente.

6. bonne.

5. au-dessus de la moyenne.

4. adéquate.

3. quelque peu inadéquate.

2. pauvre.

1. fortement inadéquate.

0. ne pourrait être pire.

Voici quelques énoncés concernant votre degré de satisfaction sexuelle. Indiquez si chaque énoncé convient ou non dans votre cas en encerclant *vrai* ou *faux* à chaque énoncé.

1. Habituellement, je suis satisfait(e) avec mon partenaire sexuel.
Vrai faux

2. Je crois que je ne fais pas l'amour assez souvent.
Vrai faux

3. Il n'y a pas assez de variété dans ma vie sexuelle.
Vrai faux

4. Après le coït, je me sens habituellement détendu(e) et pleinement satisfait(e).
Vrai faux

5. Habituellement, l'acte sexuel ne dure pas assez longtemps.
Vrai faux

6. La sexualité ne m'intéresse pas tellement.
Vrai faux

7. Habituellement, j'obtiens un orgasme satisfaisant en faisant l'amour.
Vrai faux

8. Habituellement, l'échange de caresses qui précède le coït m'excite beaucoup.
Vrai faux

9. Je me préoccupe souvent de ma performance sexuelle.
Vrai faux

10. Habituellement, mon partenaire et moi avons une bonne communication sur la sexualité.
Vrai faux

NOTES

INTRODUCTION

Le désir de beauté

1. C. André et F. Lelord, *L'Estime de soi. S'aimer pour mieux vivre avec les autres*, Paris, Odile Jacob, 1999.

2. M. Buber, *Le Je et le Tu*, Paris, Aubier, 1938. E. Levinas, *Totalité et infini*, La Haye, Nijhoff, 1961.

3. J. Benoist-Méchin, *Frédéric de Hohenstaufen ou le rêve excommunié*, Paris, Librairie académique Perrin, 1980.

4. J.-F. Amadieu, *Le Poids des apparences. Beauté, amour et gloire*, Paris, Odile Jacob, 2002.

5. M. Heidegger, *Chemins qui ne mènent nulle part*, Paris, Gallimard, 1962, p. 69.

6. P. Hazard, *La Crise de la conscience européenne 1680-1715*, Paris, Boivin, 1935.

7. Horace, *Satires*, I, cité par F. Nietzsche, *Le Cas Wagner*, 6, Paris, G-F Flammarion, 2005.

CHAPITRE PREMIER

La nature de la chirurgie esthétique

1. R. Svoboda, « Théorie et pratique de la médecine ayurvédique », *in* A. Aris et J. van Halphen (éds), *Médecines orientales*, Genève, Olizane, 1998, p. 73.

2. Celse, *De Arte Medica*, VII.

3. Voltaire, « Lettre XXII sur M. Pope et quelques autres poètes fameux », *Lettres philosophiques* (1733).

4. H. Chardak, *Tycho Brahé, l'homme au nez d'or*, Paris, Presses de la Renaissance, 2004.

5. J. F. Dieffenbach, *Chirurgische Erfahrungen*, Berlin, 1829-1834, vol. III, p. 39.

6. M. Maltz, *New Faces, New Futures. Rebuilding Character with Plastic Surgery*, New York, R. R. Smith, 1936.

7. B. Devauchelle, « Chirurgie esthétique », *in* D. Lecourt, *Dictionnaire de la pensée médicale*, Paris, PUF, 2004, p. 238.

8. Les cinéphiles la reconnaîtront dans un sketch des *Ziegfeld Follies* de Vincente Minelli (1946).

9. Dorothy Parker, muse de l'hôtel Algonquin à New York, fut la personnalité la plus influente du monde littéraire américain de l'entre-deux-guerres. *Cf.* D. Saint-Pern, *L'Extravagante Dorothy Parker*, Paris, Grasset, 1994. Elle était célèbre pour ses traits d'esprit : « J'ai été pauvre, et j'ai été riche ; mais croyez-moi : riche, c'est mieux ! »

10. Invité Scritch, le 12 mai 2005, sur le forum « Timidité, confiance en soi » du portail médical *Doctissimo*.

11. H. Delmar, « Analyse du vieillissement et traitement », Congrès d'hiver de la Société française de chirurgie plastique reconstructrice et esthétique, 27-29 janvier 1999.

12. V. Lambros, « Observations on periorbital and midface aging », *Plastic and Reconstructive Surgery*, 2007, 120 (5), p. 1367-1376.

13. Rapport du XXIIe Congrès de la Société française des chirurgiens esthétiques plasticiens, président Dr Henry Delmar, *Annales de chirurgie plastique esthétique*, octobre 2009, 54 (5), p. 397-496.

14. http://www.plasticiens.org

15. J. H. Sheen, *Aesthetic Rhinoplasty*, St Louis, QMP Edition, 1997.

16. F. Nahai et R. Saltz, *Endoscopic Plastic Surgery*, St Louis, QMP, 2e éd, p. 461-497.

17. K. L. Spalding, « Dynamics of fat cell turnover in humans », *Nature*, 5 juin 2008, 453, p. 783-787.

CHAPITRE II

La place de la chirurgie esthétique
dans notre société

1. Victor Hugo, *Post-scriptum de ma vie*, Neuchâtel, Ides et Calendes, 1961.

2. *Cf.* www.surgery.org/press/statistics-2004.php, et Élisabeth Mercier, « "Penser autrement" la chirurgie esthétique d'un point de vue communicationnel », *COMMposite*, 2008, 11 (1), http://commposite.org/index.php/revue/article/view/33

3. *Cf.* le film de Robert Z. Leonard, en 1941, *Ziegfeld Girl* (*La Danseuse des Folies Ziegfeld*), avec Lana Turner, Hedy Lamar et Judy Garland.

4. É. Barbeau, S. Joubert, O. Felician, *Traitement et reconnaissance des visages. Du percept à la personne*, Marseille, Solal, 2008.

5. M. Mauss, « Les techniques du corps » (1934), *Sociologie et anthropologie*, Paris, PUF, 1950.

6. A. Foustanos, « Representations in plastic surgery : The impact of self-image and self-confidence in the work environment », *Aesthetic Plastic Surgery*, 2007, 31 (5).

7. A. Klassen, « Patients' health related quality of life before and after aesthetic surgery », *British Journal of Plastic Surgery*, 1996, 49 (7), p. 433-438.

8. J.-D. Vincent, « Hypothèses sur l'avenir de l'homme », *La pensée de Midi*, n° 30, « De l'Humain. Nature et artifices », Actes Sud, mars 2010, p. 44-45.

9. B. Andrieu, « « Se "transcorporer". Vers une autotransformation de l'humain ? », *La pensée de Midi*, n° 30, « De l'Humain. Nature et artifices », *op. cit.*, p. 34.

10. P. Ariès, *L'Homme devant la mort*, Paris, Seuil, 1976.

11. Platon, *Le Politique*.

12. R. Vaneigem, *Traité de savoir-vivre à l'usage des jeunes générations*, Paris, Gallimard, 1967.

13. M. Featherstone, *The Body : Social Process And Cultural Theory*, Londres, Sage Publications, 1971, p. 174.

14. C. Lasch, *La Culture du narcissisme. La vie américaine à un âge de déclin des espérances* (1979), Paris, Flammarion, « Champs », 2006, p. 24.

15. A. Maslow, *Motivation and Personality*, New York, Harper and Row, 1970.

16. P. Coursier, « Bilan et perspectives du droit de la responsabilité médicale en matière civile et administrative », *Revue médicale de l'assurance-maladie*, 2000, 3, p. 55-63.

17. *Cf.* J.-F. Mattéi, *Pythagore et les pythagoriciens*, Paris, PUF, 3ᵉ éd., 2001 ; M. Ghyka, *Le Nombre d'or*, Paris, Gallimard, 2 tomes, 1931 ; M. Cleyet-Michaud, *Le Nombre d'or*, Paris, PUF, 1975 ; Vitruve, *Les Dix Livres d'architecture*, Paris, Errance, 2006.

18. S. Rousseau, « Arrêtez le massacre ! », *Marianne*, 18 au 24 juillet 2009.

19. I. Sansonetti, « Assez du Botox et du bistouri ! Les repenties de la chirurgie esthétique », *Elle*, 13 octobre 2008, 3276.

CHAPITRE III

L'objet de la chirurgie esthétique

1. G. Flageul, M. Godefroy, G. Lacoeuilhe, « La fonction thérapeutique de la chirurgie esthétique », *Annales de chirurgie plastique et esthétique*, 2003, 48, p. 247-256.

2. M. Godefroy, G. Flageul, « Bases psychologiques de la demande en chirurgie d'augmentation mammaire. Observations cliniques », *Annales de chirurgie plastique et esthétique*, 2005, 50, p. 371-377.

3. P. F. Schilder, *L'Image du corps*, Paris, Gallimard, 1968.

4. Lucrèce, *De la nature des choses*, livre III, vers 136-207.

5. En grec, *hylé* désigne la « matière » et *morphè*, la « forme ».

6. Thomas d'Aquin, *Somme théologique*, I q, 76 a. 3.

7. H. Wallon, *Les Origines du caractère chez l'enfant*, Paris, Boivin, 1934.

8. J. Lacan, *Le Stade du miroir comme formateur de la fonction du Je*, XVIe Congrès international de psychanalyse, Zurich, 17 juillet 1949.

9. F. Dolto, *L'Image inconsciente du corps*, Paris, Seuil, 1984.

10. En grec : d'*eruthros*, « rouge », et de *phobos*, « peur, fuite ». L'Érythrée est l'État bordé par la mer Rouge.

11. En grec : *dusmorphos*, « difformité », et *phobos*, « crainte ».

12. J. K. Thompson, L. J. Heinberg, M. Altabe et S. Tanleff-Dunn, *Exacting Beauty : Theory, Assessment, and Treatment of Body Image Disturbance*, Washington DC, American Psychological Association, 1999.

13. G. Bachelard, *L'Eau et les rêves*, Paris, José Corti, 1942, p. 214. J. L. Borges, *Fictions*, Paris, Gallimard, 1974.

14. Luc, 10, 29-37 et Paul, Épître aux Galates, 5, 14.

15. J. Abbadie, *L'Art de se connaître soy-même*, Rotterdam, 1692, II, 5.

16. *Ibid.*, II, 9.

17. J.-J. Rousseau, *Rousseau juge de Jean-Jacques*, premier dialogue.

18. M. Rosenberg, *Society and the Adolescent Self-Image*, Princeton University Press, 1965. Nous donnons ce test en Annexe.

19. C. André et F. Lelord, *L'Estime de soi, op. cit.*, chapitre premier.

20. B. Cyrulnik, *Autobiographie d'un épouvantail*, Paris, Odile Jacob, 2008.

21. B. Cyrulnik, *La Naissance du sens*, Paris, Hachette, 1991, et *Les Nourritures affectives*, Paris, Odile Jacob, 1993.

22. P. Valéry, « Ébauche d'un serpent », *Charmes*.

23. C. Spitteler, *Imago*, Paris, Navarin, 1984.

24. S. Freud, *La Vie sexuelle*, Paris, PUF, 1969, p. 57.

25. C. Jung, *Métamorphoses et symboles de la libido* (1911), Paris, Aubier-Montaigne, 1927.

26. J. Lacan, « Les complexes familiaux dans la formation de l'individu », *Encyclopédie française*, tome VIII, 1938.

27. M. Rufo, *Détache-moi ! Se séparer pour grandir*, Paris, Anne Carrière, 2005.

28. Ph. Roth, *Goodbye, Columbus* (1959), Paris, Gallimard, « Folio », 2001.

CHAPITRE IV

La relation du médecin et de son patient

1. H. Bergson, *La Pensée et le mouvant* (1934), Paris, PUF, 1975, p. 181.

2. G. Flaubert, *Lettre* d'août 1874 à Isabelle Cohen, *Correspondances*, tome IV, Paris, Gallimard, « La Pléiade », 1998.

3. M. Scheler, *Nature et formes de la sympathie. Contribution à l'étude des lois de la vie affective* (1923), Paris, Payot, 1971, p. 48.

4. F. de Waal, *L'Âge de l'empathie. Leçon de nature pour une société plus apaisée*, Paris, LLL, 2010.

5. C. Rogers, *La Relation d'aide et la psychothérapie* (1942), Paris, ESF éditeur, 2008.

6. C. Rogers, *Psychothérapie et relations humaines* (1959), Louvain, Béatrice Nauvelaerts, 1962, vol. 1, p. 197.

7. A. Smith, *Théorie des sentiments moraux* (1759), Paris, PUF, 1999, p. 44-45.

8. B. Cyrulnik et E. Morin, *Dialogue sur la nature humaine*, Paris, Éditions de l'Aube, 2004.

9. *Cf.* chapitre III, pages 108-109.

10. J. Patočka, *Essais hérétiques*, Lagrasse, Verdier, 1981, p. 93.

11. Platon, *Alcibiade*, 124 b ; 130 c-e ; 132 c.

12. Platon, *Apologie de Socrate*, 29 d.

13. J. Patočka, *Platon et l'Europe*, Lagrasse, Verdier, 1983, p. 45.

14. Chew M. Can, « Compassion survive 21st century ? », *Medical Journal of Australia*, 2003, 179.

15. B. Kiefer, « Malaise dans la compassion », *Médecine et Hygiène*, 18 février 2004, 2470.

16. E. Fuchs, « Hubris ou compassion ? Réflexions éthiques sur le développement de la médecine », *Le Supplément*, Paris, Cerf, 202, septembre 1997.

17. Pour une analyse de l'*hubris* ancienne et moderne, *cf.* J.-F. Mattéi, *Le Sens de la démesure. Hubris et Dikè*, Cabris, Sulliver, 2009.

18. H. J. M. Nouwen, *La Compassion*, Namur-Paris, Fidélité, 2003, p. 15.

19. G. Barrier, *La Communication non verbale. Comprendre les gestes et leur signification*, Paris, ESF, 2006.

20. H. Searles, *Le Contre-transfert* (1979), Paris, Gallimard, 2005.

21. F. Martens, « Effet placebo et transfert », *Psychoanalyse*, 1984, 1, p. 38-62.

22. H. Racker, *Études sur la technique psychanalytique. Transfert et contre-transfert*, Lyon, Cesura, 1997, p. 64.

CHAPITRE V

La méthode DÉSIRS,
une méthode à l'écoute du patient

1. L. Marinoff, *Plus de Platon, moins de Prozac !*, Paris, Michel Lafon, 2002.

2. J. Gray, *Les hommes viennent de Mars, les femmes viennent de Vénus*, Paris, J'ai Lu, 2003, et la série des ouvrages sur Mars et Vénus qui ont rendu cet auteur célèbre.

3. C. Rogers et G. Marian Kinget, *Psychothérapie et relations humaines*, 4ᵉ éd., Montréal, Institut de recherches psychologiques et sociales, vol. II, 1969.

CHAPITRE VI

L'être et l'apparence

1. C. Baudelaire, « Salon de 1846 », *Curiosités esthétiques*.

2. C. Baudelaire, « Le peintre de la vie moderne », *Curiosités esthétiques*.

3. J. Keats : « A thing of beauty is a joy for ever », *Endymion*, I.

4. *Laura*, d'Otto Preminger, avec Gene Tierney, 1944.

5. C. Baudelaire, « Notes nouvelles sur Edgar Poe », *Nouvelles Histoires extraordinaires* du poète américain, dans la traduction du poète français.

6. *Cf.* la *Véronique* de Memling à la National Gallery of Art de Washington DC.

7. Platon, *Le Banquet*, 215 a-217 a.

8. W. Benjamin, *L'Œuvre d'art à l'époque de sa reproductibilité technique* (1935), *Œuvres III*, Paris, Gallimard, 2000, p. 75-76. Benjamin écrit, à propos de l'art moderne indéfiniment reproductible par les techniques reprographiques : « Dans la photographie la valeur d'exposition commence à repousser la valeur cultuelle sur toute la ligne. Cette dernière pourtant ne cède pas sans résistance. Son ultime retranchement est le visage humain » (p. 285).

9. J.-F. Amadieu, *Le Poids des apparences, op. cit.*, p. 14.

10. J. S. Pollard, « Attractiveness of composite faces. A comparative study », *International Journal of Comparative Psychology*, 1995, 8, p. 77-83, cité *in* J.-F. Amadieu, *Le Poids des apparences, op. cit.*, p. 16.

11. Montaigne, *Essais*, I, chapitre XIX.

12. Platon, *Gorgias*, 493 a.

13. S. Cavell, *La Projection du monde* (1971), Paris, Belin, 1999, p. 14.

14. *Ibid.*, p. 110.

15. *Ibid.*, p. 268.

16. *Ibid.*, p. 70.

17. Spinoza, *Éthique*, III, LVI, démonstration.

18. Homère, *Odyssée*, chant IV.

19. E. Ionesco, *Rhinocéros*, et F. Kafka, *La Métamorphose*.

20. *Cf.* le film de Jean Cocteau en 1946, avec Jean Marais et Josette Day qui a inspiré le dessin animé de Walt Disney, *Beauty and the Beast*, en 1991.

21. A. Dwan, *Dark Passage (Les Passagers de la nuit)*, 1947, avec Humphrey Bogart et Lauren Bacall.

22. J. Woo, *Face/Off (Volte-Face)*, 1997, avec John Travolta et Nicolas Cage.

23. Orlan, « Conférence », *De l'art charnel au baiser de l'artiste*, Paris, Jean-Michel Place, 1977, p. 1.

24. A. Camus, *L'Envers et l'endroit*, Paris, Gallimard, « Essais », 1965, p. 48.

CHAPITRE VII

Quel est le sens de la chirurgie esthétique ?

1. Descartes, *Discours de la méthode*, VI.

2. *Cf.* le film de James Cameron, *Avatar*, 2009.

3. *Cf.* I. Asimov, *La Fin de l'éternité*, Paris, Denoël, 1965.

4. R. Kurzweil, *The Singularity is Near. When Humans Transcend Biology*, New York, The Viking Press, 2005. Traduit par J.-D. Vincent, « Hypothèses sur l'avenir de l'homme », article cité, *De l'Humain*, p. 47.

5. John O. Roe, « The deformity termed (Pug nose) and its correction by a simple operation », *The Medical Record* du 4 juillet 1887.

6. S. Thomson, « Facing up to a face lift », *The Irish Time*, 22 août 1994, cité dans l'excellent ouvrage d'Angelika Taschen, *La Chirurgie esthétique*, Cologne, Taschen, 2005, p. 113.

7. J. Joseph, « Operative reduction of the size of a nose (Rhinomiosis) », *Plastic and Reconstructive Surgery*, 1970, 46, p. 180 ; cité par A. Taschen, *La Chirurgie esthétique, op. cit.*, p. 116.

8. La formule est plus ancienne puisqu'on la rapporte à un médecin noir américain, John Sweat Rock, qui l'aurait utilisée en 1858 pour convaincre ses compatriotes de la beauté de leur race.

9. Source : http://www.chine-informations.com/actualite/-chinois-defigures-par-la-chirurgie-esthetique. *Cf.* le site nouvelobs.com, du 19.12.2004.

10. Source : http://wang888.skynetblogs.be/post/6456110/chirurgie-esthetique-en-chine.

11. P. Bourget, dans *Le Figaro* du 5 avril 1928.

12. Article 2 du Code de déontologie de la médecine française.

13. Adresse Internet : www.surgery.org

14. *Boulevard du crépuscule* (*Sunset Boulevard*) de Billy Wilder, 1950.

15. *Stedman's Medical Dictionary*, Hagerstown (Maryl.), Lippincott Williams & Wilkins, 2006.

16. A. Cordier, « Éthique et professions de santé », *Rapport au ministre de la Santé, de la Famille et des Personnes handicapées*, mai 2003 : www.ladocumentationfrancaise.fr/rapports

17. Pascal, *Pensées*, frgt. 146 Brunschvicg.

18. Thomas d'Aquin, « Communis animi conceptio vel dignitas », *Expositio in Post. Analyt.*, I lect. 18, § 3.

19. Kant, *Critique de la raison pratique*, *Œuvres*, II, Paris, Gallimard, « La Pléiade », 1985, p. 766.

CHAPITRE VIII

L'identité de la personne

1. J.-F. Dortier, « La tyrannie de la beauté », *Sciences humaines*, juillet 2008, 195.

2. J.-P. Sartre, *Les Mots*, Paris, Gallimard, 1964.

3. C. Baudelaire, projet de préface aux *Fleurs du mal*.

4. Freud, *Métapsychologie* (1915), Paris, Gallimard, 1986.

5. Descartes, *Discours de la méthode*, troisième partie.

6. Spinoza, *Éthique*, livre III, Proposition VI.

7. Platon, *Le Banquet*, 210 d.

8. Platon, *Théétète*, 150 c.

9. *Ibid.*, 150 d-151 a.

10. J. Bowlby, *Attachement et perte* (1969), 3 vol., Paris, PUF, 2002-2007.

11. B. Cyrulnik, *Un merveilleux malheur*, Paris, Odile Jacob, 1999 ; *Les Vilains Petits Canards*, Paris, Odile Jacob, 2001.

12. Corneille, *Polyeucte*, acte II, scène 2.

13. Le *Canon*, c'est-à-dire la « Règle », était à la fois un traité sur la sculpture et le nom d'une statue de bronze, le *Doryphore*, que Polyclète avait créée pour justifier les principes de son ouvrage. Le médecin romain Galien souligne les relations mathématiques qui gouvernaient le corps humain : « La beauté du corps est, selon tous les médecins et les philosophes, dans les rapports équilibrés entre ses parties », *De placitis Hippocratis et Platonis*, 5.

14. La Fontaine, *Adonis*, vers 78.

15. Montesquieu, *Essai sur le goût* (1757), « Du je ne sais quoi », paru dans l'*Encyclopédie* de Diderot et D'Alembert, tome VII.

CONCLUSION

L'écrin et le joyau

1. En France, cette série a été diffusée depuis septembre 2004 sur Paris Première et depuis janvier 2005 sur M6. Son centième et dernier épisode était daté du 3 mars 2010. Elle possède un site officiel anglais redoublé d'un site français, et se présente en ces termes : « Elle tranche, elle coupe, elle incise, elle taille dans le vif. Le sang gicle, le bistouri opère, le scalpel s'enfonce dans la peau. Elle, c'est la série *Nip/Tuck*... »

2. M. McLuhan, *Pour comprendre les médias. Les prolongements technologiques de l'homme* (1964), Paris, Seuil, 1977.

3. Spinoza, *Éthique*, V, « De la liberté humaine », XXIII, Scolie.

4. Platon, *Phèdre*, 250 d.

5. P. Valéry, *L'Idée fixe*, *Œuvres* II, Paris, Gallimard, « La Pléiade », 1960, p. 215 et 216. Les deux formules sont soulignées par l'auteur.

6. Nietzsche, *Fragments posthumes*, tome I, 7, [91], Paris, Gallimard, 1977, p. 277.

Annexes

1. *Derogatis Sexual Functioning Inventory* (*DFSI*) : L. R. Derogatis et N. Melisaratos, 1979, trad. fr. P. Gauthier et L. Garceau, 1982.

2. M. Rosenberg, *Society and the Adolescent Self-Image*, Princeton, Princeton University Press, 1965.

3. Dans le présent ouvrage.

4. M. Hamilton, « Development of a rating scale for primary depressive illness », *British Journal of Social and Clinical Psychology*, 1967, 6, p. 278-296.

Nos remerciements à

*Camilleanoukhadrienudechristianehélènedavidyvonnegeneviève
josianeodilecécilelouisesaïdlaurencemichèlerichardmireillesylvia
jacquesanniehervélauramartinecamilleisabelleflorencedanielle
gisèleantoinesuzanneévelyneisabellejosiannevalérielucymariehélène
jérominechristinecolettemarinehenrietteingridcarolejosyanesuzanne
caromartinenathaliemichelperrineismaëlmaïtéanne...*

TABLE DES MATIÈRES

PREMIÈRE PARTIE
La nature de la chirurgie esthétique

Ouvrage proposé par
Christophe André

Cet ouvrage a été transcodé et mis en pages
par IGS-CP (L'Isle-d'Espagnac)

N° d'édition : 7381-2653-Y
Dépôt légal : mai 2011